# 新编临床骨科疾病综合诊治学

杨坚 等 主编

江西科学技术出版社

江西·南昌

图书在版编目（CIP）数据

新编临床骨科疾病综合诊治学 / 杨坚等主编 .— 南
昌：江西科学技术出版社，2020.8（2024.1 重印）
ISBN 978-7-5390-7345-3

Ⅰ.①新… Ⅱ.①杨… Ⅲ.①骨疾病 - 诊疗 Ⅳ.
① R68

中国版本图书馆 CIP 数据核字（2020）第 094965 号

选题序号：ZK2019473

责任编辑：王凯勋　万圣丹

新编临床骨科疾病综合诊治学

XINBIAN LINCHUANG GUKE JIBING ZONGHE ZHENZHIXUE

杨坚 等　主编

| | | |
|---|---|---|
| **出版发行** | 江西科学技术出版社 | |
| **社　　址** | 南昌市蓼洲街 2 号附 1 号 | |
| | 邮编：330009　电话：（0791）86623491　　86639342（传真） | |
| **经　　销** | 全国新华书店 | |
| **印　　刷** | 三河市华东印刷有限公司 | |
| **开　　本** | 880mm×1230mm　1/16 | |
| **字　　数** | 300 千字 | |
| **印　　张** | 9.25 | |
| **版　　次** | 2020 年 8 月第 1 版　2024年1月第1版第2次印刷 | |
| **书　　号** | ISBN 978-7-5390-7345-3 | |
| **定　　价** | 88.00 元 | |

赣版权登字：-03-2020-182

# 编 委 会

## 获取临床医生的在线小助手

# 开拓医生视野
# 提升医学素养

微信扫码

| | | |
|---|---|---|
| 📋 **临床科研** | ❯ | 介绍医学科研经验，提供专业理论。 |
| 🧬 **医学前沿** | ❯ | 生物医学前沿知识，指明发展方向。 |
| 📋 **临床资讯** | ❯ | 整合临床医学资讯，展示医学动态。 |
| ✍ **临床笔记** | ❯ | 记录读者学习感悟，助力职业成长。 |
| 💬 **医学交流圈** | ❯ | 在线交流读书心得，精进提升自我。 |

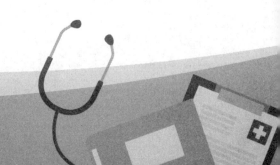

# 前　言

　　骨科学是研究运动系统疾病的学科，内容丰富、涉及面广，是一门多学科结合、专业性很强的综合学科。随着现代科学的发展，骨科新技术和新治疗手段日新月异，技术不断提高，特别是影像学和工艺学等学科的发展，直接促进了骨科学的诊断和治疗水平的提升，使骨科这一专科医学有了质的飞跃。因此，扩大骨科医师的知识面，提高救治患者的水平是对每一个骨科医师提出的新要求、新挑战。为了适应当今医疗新形势，我们特组织一批具有丰富经验的临床骨科医师、专家，结合目前国内外研究的趋向，编写了本书。

　　本书以科学性、先进性、实用性为原则，首先讲述了骨科的基础理论、骨科常用治疗技术，然后详细阐述了临床常见骨科疾病的诊断治疗方法，包括骨折概述、肩部疾病、肘部疾病、腕及手部疾病、髋部疾病、膝部疾病、颈椎疾病、胸腰椎疾病、感染性关节疾病以及非感染性慢性关节病。在本书的编写过程中，我们力求做到通俗易懂、深入浅出、突出重点，尽可能地满足各级医疗机构中医务人员的临床需要。

　　尽管在本书编撰过程中各位编者都做出巨大努力，但由于自身编校水平有限，加之编写人员众多，书中难免存在不足之处，敬请广大读者提出宝贵意见，以便再版时修订完善。

编　者
2020 年 8 月

# 目　录

# 第一章　骨科基础理论

## 第一节　骨的种类

### 一、解剖分类

成人有 206 块骨，可分为颅骨、躯干骨和四肢骨三部分。前两者也称为中轴骨。按形态骨可分为四类：

**（一）长骨**

长骨呈长管状，分布于四肢。长骨分一体两端，体又称骨干，内有空腔称髓腔，容纳骨髓。体表面有 1～2 个主要血管出入的孔称滋养孔。两端膨大称为骺，具有光滑的关节面，活体时被关节软骨覆盖。骨干与骺相邻的部分称为干骺端，幼年时保留一片软骨，称为骺软骨。通过骺软骨的软骨细胞分裂繁殖和骨化，长骨不断加长。成年后，骺软骨骨化，骨干与骺融合为一体，原来骺软骨部位形成骺线。

**（二）短骨**

短骨形似立方体，往往成群地联结在一起，分布于承受压力较大而运动较复杂的部位，如腕骨。

**（三）扁骨**

扁骨呈板状，主要构成颅腔、胸腔和盆腔的壁，以保护腔内器官，如颅盖骨和肋骨。

**（四）不规则骨**

不规则骨形状不规则，如椎骨。有些不规则骨内具有含气的腔，称含气骨。

### 二、组织学类型

骨组织根据其发生的早晚、骨细胞和细胞间质的特征及其组合形式，可分为未成熟的骨组织和成熟的骨组织。前者为非板层骨，后者为板层骨。胚胎时期最初形成的骨组织和骨折修复形成的骨痂，都属于非板层骨，除少数几处外，它们或早或迟被以后形成的板层骨所取代。

**（一）非板层骨**

非板层骨又称为初级骨组织。可分两种，一种是编织骨，另一种是束状骨。编织骨比较常见，其胶原纤维束呈编织状排列，因而得名。胶原纤维束的直径差异很大，但粗大者居多，最粗直径达 $13\mu m$，因此又有粗纤维骨之称。编织骨中的骨细胞分布和排列方向均无规律，体积较大，形状不规则，按骨的单位容积计算，其细胞数量约为板层骨的 4 倍。编织骨中的骨细胞代谢比板层骨的细胞活跃，但前者的溶骨活动往往是区域性的。在出现骨细胞溶骨的一些区域内，相邻的骨陷窝同时扩大，然后合并，形成较大的无血管性吸收腔，使骨组织出现较大的不规则囊状间隙，这种吸收过程是清除编织骨以被板层骨取代的正常生理过程。编织骨中的蛋白多糖等非胶原蛋白含量较多，故基质染色呈嗜碱性。若骨盐含量较少，则 X 线更易透过。编织骨是未成熟骨或原始骨，一般出现在胚胎、新生儿、骨痂和生长期的干骺区，以后逐渐被板层骨取代，但到青春期才取代完全。在牙床、近颅缝处、骨迷路、腱或韧带附着处，仍终身保存少量编织骨，这些编织骨往往与板层骨掺杂存在。某些骨骼疾病，如畸形性骨炎、氟中毒、原发性甲状旁腺功能亢进引起的囊状纤维性骨炎、肾病性骨营养不良和骨肿瘤等，都会出现编织骨，并且最终可能在患者骨中占绝对优势。束状骨比较少见，也属粗纤维骨。它与编织骨的最大差异是胶原纤维束平行排列，骨细胞分布于相互平行的纤维束之间。

**（二）板层骨**

板层骨又称次级骨组织，它以胶原纤维束高度有规律地成层排列为特征。胶原纤维束一般较细，因此又有细纤维骨之称。细纤维束直径通常为 2～4μm，它们排列成层，与骨盐和有机质结合紧密，共同构成骨板。同一层骨板内的纤维大多是相互平行的，相邻两层骨板的纤维层则呈交叉方向。骨板的厚薄不一，一般为 3～7μm。骨板之间的矿化基质中很少存在胶原纤维束，仅有少量散在的胶原纤维。骨细胞一般比编织骨中的细胞小，胞体大多位于相邻骨板之间的矿化基质中，但也有少数散在于骨板的胶原纤维层内。骨细胞的长轴基本与胶原纤维的长轴平行，显示了有规律的排列方向。

在板层骨中，相邻骨陷窝的骨小管彼此通连，构成骨陷窝 - 骨小管 - 骨陷窝通道网。由于骨浅部骨陷窝的部分骨小管开口于骨的表面，而骨细胞的胞体和突起又未充满骨陷窝和骨小管，因此该通道内有来自骨表面的组织液。通过骨陷窝 - 骨小管 - 骨陷窝通道内的组织液循环，既保证了骨细胞的营养，又保证了骨组织与体液之间的物质交换。若骨板层数过多，骨细胞所在位置与血管的距离超过 300μm，则不利于组织液循环，其结果往往导致深层骨细胞死亡。一般认为，板层骨中任何一个骨细胞所在的位置与血管的距离均在 300μm 以内。

板层骨中的蛋白多糖复合物含量比编织骨少，骨基质染色呈嗜酸性，与编织骨的染色形成明显的对照，板层骨中的骨盐与有机质的关系十分密切，这也是与编织骨的差别之一。板层骨的组成成分和结构的特点，赋予板层骨抗张力强度高、硬度强的特点；而编织骨的韧性较大，弹性较好。编织骨和板层骨都参与松质骨和密质骨的构成。

# 第二节 骨的基质

骨的基质简称骨质，即钙化的骨组织的细胞外基质。骨基质含水较少，仅占湿骨重量的 8%～9%。骨基质由有机质和无机质两种成分构成。

## 一、无机质

无机质即骨矿物质，又称骨盐，占干骨重量的 65%～75%，其中 95% 是固体钙和磷，无定形的钙 - 磷固体在嫩的、新形成的骨组织中较多（40%～50%），在老的、成熟的骨组织中少（25%～30%）。骨矿物质大部分以无定形的磷酸钙和结晶的羟基磷灰石 $[Ca_{10}(PO_4)_6(OH)_5]$ 的形式分布于有机质中。无定形磷酸钙是最初沉积的无机盐，以非晶体形式存在，占成人骨无机质总量的 20%～30%。无定形磷酸钙继而组建成结晶的羟基磷灰石。电镜下观察，羟基磷灰石结晶呈柱状或针状，长 20～40 nm，宽 2～3 nm。经 X 线衍射法研究表明，羟基磷灰石结晶体大小很不相同，体积约为（2.5～5）nm×40 nm×（20～35）nm。结晶体体积虽小，但密度极大，每克骨盐含 $10^{16}$ 个结晶体，故其表面积甚大，可达 100 m²。它们位于胶原纤维表面和胶原纤维之间，沿纤维长轴以 60～70 nm 的间隔规律地排列。在液体中的结晶体被一层水包围形成一层水化壳，离子只有通过这层物质才能达到结晶体表面，有利于细胞外液与结晶体进行离子交换。羟基磷灰石主要由钙、磷酸根和羟基结合而成。结晶体还吸附许多其他矿物质，如镁、钠、钾和一些微量元素，包括锌、铜、锰、氟、铅、锶、铁、铝、镭等。因此，骨是钙、磷和其他离子的储存库。这些离子可能位于羟基磷灰石结晶的表面，或能置换晶体中的主要离子，或者两者同时存在。

骨骼中的矿物质晶体与骨基质的胶原纤维之间存在十分密切的物理 - 化学和生物化学 - 高分子化学

结构功能关系。正常的羟磷灰石形如长针状，大小较一致，有严格的空间定向，如果羟磷灰石在骨矿化前沿的定点与排列紊乱，骨的矿化即可发生异常，同时也使基质的生成与代谢异常。

## 二、有机质

有机质包括胶原纤维和无定形基质（蛋白多糖、脂质，特别是磷脂类）。

### （一）胶原纤维

胶原纤维是一种结晶纤维蛋白原，被包埋在含有钙盐的基质中。在有机质中胶原纤维占 90%，人体的胶原纤维大约 50% 存在于骨组织。构成骨胶原纤维的化学成分主要是 I 型胶原，占骨总重量的 30%，还有少量 V 型胶原，占骨总重量的 1.5%。在病理情况下，可出现 III 型胶原。骨的胶原纤维与结缔组织胶原纤维的形态结构基本相同，分子结构为 3 条多肽链，每条含有 1 000 多个氨基酸，交织呈绳状，故又称三联螺旋结构。胶原纤维的直径为 50 ~ 70nm，具有 64 nm 周期性横纹。I 型胶原由 20 多种氨基酸组成，其中甘氨酸约占 33%，脯氨酸和羟脯氨酸约占 25%。骨的胶原纤维和其他胶原蛋白的最大不同在于它在稀酸液中不膨胀，也不溶解于可溶解其他胶原的溶剂中，如中性盐和稀酸溶液等。骨的胶原纤维具有这些特殊的物理性能，是由于骨 I 型胶原蛋白分子之间有较多的分子间交联。骨胶原与羟磷灰石结晶结合，形成了抗挤压和抗拉扭很强的骨组织。随着骨代谢不断进行，胶原蛋白也不断降解和合成。胶原的功能是使各种组织和器官具有强度完整性，1 mm 直径的胶原可承受 10 ~ 40 kg 的力。骨质含的胶原细纤维普遍呈平行排列，扫描电镜下胶原细纤维分支，形成连接错综的网状结构。

### （二）无定形基质

无定形基质仅占有机质的 10% 左右，是一种没有固定形态的胶状物，主要成分是蛋白多糖和蛋白多糖复合物，后者由蛋白多糖和糖蛋白组成。

蛋白多糖类占骨有机物的 4% ~ 5%，由一条复杂的多肽链组成，还有几个硫酸多糖侧链与其共价连接。多糖部分为氨基葡聚糖，故 PAS 反应阳性，某些区域呈弱的异染性。尽管骨有机质中存在氨基葡聚糖，但由于含有丰富的胶原蛋白，骨组织切片染色呈嗜酸性。还有很少脂质，占干骨重 0.1%，主要为磷脂类、游离脂肪酸和胆固醇等。

无定形基质含有许多非胶原蛋白，占有机物的 0.5%，近年来已被分离出来的主要有以下几种。

1. 骨钙蛋白或称骨钙素

骨钙蛋白是骨基质中含量最多的非胶原蛋白，在成人骨中约占非胶原蛋白总量的 20%，占骨基质蛋白质的 1% ~ 2%。它一是种依赖维生素 K 的蛋白质，由 47 ~ 351 个氨基酸残基组成的多肽，其中的 2 ~ 3 个氨基酸残基中含有 y- 羧基谷氨酸残基（GIA）链，相对分子质量为 5 900。一般认为骨钙蛋白对羟基磷灰石有很高亲和力，在骨组织矿化过程中，能特异地与骨羟基磷灰石结晶结合，主要通过侧链 GIA 与晶体表面的 $Ca^{2+}$ 结合，每克分子骨钙蛋白能结合 2 ~ 3 mol 的 $Ca^{2+}$，从而促进骨矿化过程。骨钙蛋白对成骨细胞和破骨细胞前体有趋化作用，并可能在破骨细胞的成熟及活动中起作用。骨钙蛋白还可能控制骨 $Ca^{2+}$ 的进出，影响肾小管对 $Ca^{2+}$ 的重吸收，提示它参与调节体内钙的平衡。当成骨细胞受 1, 25-（OH）$_2$D$_3$ 刺激，可产生骨钙蛋白。此外，肾、肺、脾、胰和胎盘的一些细胞也能合成骨钙蛋白。

骨钙素的表达受许多激素、生长因子和细胞因子的调节。上调骨钙素表达的因子主要是 1, 25-（OH）$_2$D$_3$。而下调其表达的因子有糖皮质激素、TGF-B、PGE$_2$、IL-2、TNF-A、IL-10、铅元素和机械应力等。

2. 骨桥蛋白

骨桥蛋白又称骨唾液酸蛋白 I（BSP I），分泌性磷蛋白。是一种非胶原蛋白，主要由成骨性谱系细胞和活化型 T 淋巴细胞表达，存在于骨组织、外周血液和某些肿瘤中。OPN 分子大约由 300 个氨基酸残基组成，分子量 44 ~ 375 ku，其突出的结构特点是含有精氨酸 - 甘氨酸 - 天冬氨酸（RGD）基序。骨桥蛋白具有 9 个天冬氨酸的区域，该处是同羟基磷灰石相互作用的部位，故对羟基磷灰石有很高的亲和力。骨桥蛋白浓集在骨形成的部位、软骨成骨的部位和破骨细胞同骨组织相贴的部位，它是成骨细胞和破骨细胞黏附的重要物质，是连接细胞与基质的桥梁。骨桥蛋白不仅由成骨细胞产生，破骨细胞也表达骨桥蛋白 mRNA，表明破骨细胞也能合成骨桥蛋白。此外，成牙质细胞、软骨细胞、肾远曲小管上皮细胞以及胎盘、神经组织及骨髓瘤的细胞也分泌骨桥蛋白。

OPN 能与骨组织的其他组分结合，形成骨代谢的调节网络。破骨细胞中的 OPN 与 CD44/αvβ₃ 受体形成复合物，可促进破骨细胞的移行。

3. 骨唾液酸蛋白又称骨唾液酸蛋白Ⅱ（BSP Ⅱ）

骨唾液酸蛋白是酸性磷蛋白，相对分子质量为 7 000，40%～50% 由碳水化合物构成，13%～14% 为唾液酸，有 30% 的丝氨酸残基磷酸化。BSP Ⅱ 在骨中占非胶原蛋白总的 15% 左右。BSP Ⅱ 的功能是支持细胞黏附，对羟基磷灰石有很高的亲和力，具有介导基质矿化作用。它由成骨细胞分泌。

4. 骨酸性糖蛋白 -75（BAG-75）

它含有 30% 的强酸残基，8% 的磷酸，是酸性磷蛋白，相对分子质量为 75 000。它存在于骨骺板中，其功能与骨桥蛋白和 BSP Ⅱ 一样，对羟基磷灰石有很强的亲和力，甚至比它们还大。

5. 骨粘连蛋白或称骨连接素

它是一种磷酸化糖蛋白，由 303 个氨基酸残基组成，相对分子质量为 32 000，其氨基酸末端具有强酸性，有 12 个低亲和力的钙结合位点和一个以上高亲和力的钙结合位点。骨粘连蛋白能同钙和磷酸盐结合，促进矿化过程。能使Ⅰ型胶原与羟基磷灰石牢固地结合，它与钙结合后引起本身分子构型变化。如果有钙螯合剂，骨粘连蛋白即丧失其选择性结合羟基磷灰石能力。骨粘连蛋白在骨组织中含量很高，由成骨细胞产生。但一些非骨组织也存在骨粘连蛋白，如软骨细胞、皮肤的成纤维细胞、肌腱的腱细胞、消化道上皮细胞及成牙质细胞也可产生。骨连蛋白还与Ⅰ型、Ⅲ型和Ⅴ型胶原以及与血小板反应素 -1 结合，并增加纤溶酶原活化抑制因子 -1 的合成。骨连蛋白可促进牙周组织 MMP-2 的表达，同时还通过 OPG 调节破骨细胞的形成。

6. 钙结合蛋白

钙结合蛋白是一种维生素 D 依赖蛋白，存在于成骨细胞、骨细胞和软骨细胞胞质的核糖体和线粒体上，成骨细胞和骨细胞突起内以及细胞外基质小泡内也有钙结合蛋白，表明钙结合蛋白沿突起传递，直至细胞外基质小泡。所以，钙结合蛋白是一种钙传递蛋白，基质小泡内的钙结合蛋白在矿化过程中起积极作用。此外，钙结合蛋白还存在于肠、子宫、肾和肺等，体内分布较广。

7. 纤连蛋白

纤连蛋白主要由发育早期的成骨细胞表达，以二聚体形式存在，分子量约 400 ku，两个亚基中含有与纤维蛋白、肝素等的结合位点，亦可与明胶、胶原、DNA、细胞表面物质等结合。纤连蛋白主要由成骨细胞合成，主要功能是调节细胞黏附。成骨细胞的发育和功能有赖于细胞外基质的作用，基质中的黏附受体将细胞外基质与成骨细胞的细胞骨架连接起来，二氢睾酮可影响细胞外基质中纤连蛋白及其受体的作用，刺激纤连蛋白及其受体 ALP、OPG 的表达。

# 第三节　骨的发生学

在解剖学上，人的骨分为颅骨、中轴骨和附肢骨，共 206 块，它们通过关节连成一个整体，构成机体重要的支撑和保护体系。此外，机体内的软骨，如分布于外耳、呼吸系统、胸廓的软骨，也具有支持作用；构成关节的软骨则具有连接、支持和保护的功能。每一块骨或软骨都是具有一定形态和功能的器官，它们分别由以骨组织或软骨组织为主体，外包骨膜或软骨膜及其分布其中的神经、血管和淋巴管所构成。

在胚胎学上，骨骼起源于外胚层及中胚层。其中，外胚层来源的骨骼只限于头部，由一群来源于脑神经嵴的间充质细胞迁入面部和下颌。身体其他部位的骨骼则起源于中胚层，包括体节的生骨节和其他间充质来源。间充质细胞是多能性的，可向不同的方向分化，在一定区域微环境下可以分化为成纤维细胞、成软骨细胞或成骨细胞。骨骼的发生在胚胎第 4～5 周时就已开始，但要到出生后 20～25 岁才最后完成，并且在此后还要不断更新和改建。

## 一、软骨的发生

### （一）软骨的组织发生

软骨来源于胚胎中胚层间充质的分化。人软骨的发生约从胚胎第 5 周开始，在将要形成软骨的区域，有突起的间充质细胞缩回其突起，细胞变圆，并增殖聚集成团，称为软骨形成中心。此时细胞分化为大而圆的成软骨细胞，可合成和分泌软骨基质及纤维。当基质的量继续增加时，细胞之间的距离越来越大，细胞被包埋在基质的陷窝内，并进一步分化为成熟的软骨细胞。软骨细胞能产生蛋白多糖，其中含有嗜碱性较强的硫酸软骨素，使细胞周围浓度高于其他部位，称为软骨细胞囊。囊内的软骨细胞可进一步分裂增多而构成同源软骨细胞群。基质内的纤维逐渐增多，根据纤维种类不同，可将软骨分为透明软骨、弹性软骨和纤维软骨。

包围在软骨组织周围的间充质，则分化为软骨膜。软骨膜内层细胞为骨原细胞，具有终身分化为软骨细胞的能力，但在成年以后，往往处于潜能状态。

### （二）软骨的生长

软骨的生长通常有两种并存的方式。

1. 软骨内生长

软骨内生长，又称间质内生长，是幼稚时期软骨生长的主要方式。此种方式表现为软骨细胞不断分裂增殖产生新的软骨细胞，新的软骨细胞产生新的基质，致使软骨从内部膨胀式扩展。细胞分裂所产生的子细胞通过分泌基质而相互分开，从而占据相互分开的软骨陷窝，子细胞进一步分裂所形成的成对的或 4 个乃至更多的软骨细胞相互靠近构成同源细胞群。由软骨内软骨细胞不断地长大，细胞增殖而产生新的软骨细胞，由新的软骨细胞产生新的基质和纤维，使软骨从内部不断向周围扩展。

2. 软骨膜下生长

软骨膜下生长，又称附加生长，即在整个胚胎时期，由软骨膜内的骨原细胞经过细胞分裂和分化而成为软骨细胞，由此产生新的基质和纤维。新生的软骨组织附加在原有软骨的表面，使软骨从表面逐渐增生。软骨膜这种形成软骨的能力可延续至出生后，并终身保持这种能力，但在成年期一般处于相对静止状态。

### （三）软骨的再生

软骨具有一定的再生能力。软骨受伤后，如果软骨细胞保存完好，软骨基质可以迅速再生。例如，将粗制的木瓜蛋白酶注射入年幼家兔的外耳，可见耳塌陷，此时软骨基质的嗜碱性消失。电镜观察可见弹性纤维消失，但在 48 h 后，基质再生，耳也恢复到原有的形态。不过，软骨的再生能力比骨组织弱。软骨损伤或被切除一部分后，一般未见有直接的软骨再生，而是在损伤处首先出现组织的坏死和萎缩，随后由软骨膜或邻近筋膜所产生的结缔组织填充。这种肉芽组织中的成纤维细胞可转变为成软骨细胞，后者进一步分化为软骨细胞，从而产生新的基质，形成新的软骨。因此，成年哺乳动物软骨损伤后的修复主要表现为结缔组织化生，这种化生可在机械力作用下的条件下产生，特别是在压力与摩擦相结合的部位。一般认为关节软骨的存在与关节运动时所承受的经常性机械作用有关；当这些机械影响消除时，例如脱臼，关节软骨便处于"解除分化"状态，即重新转变为结缔组织。

## 二、骨的发生

人体骨发生的基本方式可归纳为两类：大多数骨的发生都是先出现间充质细胞密集，形成透明软骨性雏形，继而经过软骨内成骨的方式骨化成骨；另有部分骨骼则通过膜内成骨方式直接发生于间充质。不论哪一种方式，在它们的发生和生长过程中都包括骨组织的形成和骨组织的吸收两种基本过程。

### （一）骨的组织发生

1. 骨的组织发生基本过程

骨的组织发生包括骨组织形成和骨组织吸收两方面，两者在骨发生过程中总是同时存在，相辅相成，保持动态平衡，使骨的生长发育与个体的生长发育相适应。成骨细胞与破骨细胞通过相互调控机制，共同完成骨组织的形成和吸收，骨形成和骨吸收之间存在耦联。两者在骨组织发生过程中总是同时存在，且不限于胚胎期，在成人骨组织仍继续进行，一方面在形成新骨组织；另一方面旧骨组织在不断被吸收和改建，以适应身体发育的需要。

（1）骨组织的形成：骨组织的形成经过两个阶段，首先是形成类骨质，然后是类骨质经过矿化为骨组织。由成骨细胞合成和分泌前胶原蛋白分子，并在细胞外转变为 I 型胶原蛋白分子，它们平行聚合而成胶原纤维。胶原纤维借黏合质连接组成胶原纤维，成骨细胞还分泌无定形基质，胶原纤维与无定形基质构成类骨质，当成骨细胞完全埋入类骨质就成为骨细胞。类骨质的矿化是无机盐有序地沉积于类骨质的过程。类骨质矿化包括细胞内和细胞外的复杂生物化学过程，其中最关键的是由无定形的磷酸钙形成羟基磷灰石结晶。一般认为，I 型胶原蛋向与骨钙蛋白等非胶原蛋白紧密结合，构成网格支架，为矿化提供结构场所，也就是说，如果没有骨有机质的形成，也就无从谈其矿化。$Ca^{2+}$ 和 $P^{3+}$ 是矿化的基本物质，其矿化形式是以羟基磷灰石结晶沉积于类骨质。$Ca^{2+}$ 由成骨细胞、软骨细胞或血液提供。$P^{3+}$ 主要来源于代谢产物焦磷酸的裂解，然后再与磷脂或磷脂蛋白相结合，构成血液循环中的 $P^{3+}$。

成骨细胞和软骨细胞通过膜芽生方式产生基质小泡，并以类似顶浆分泌方式向类骨质中释放。基质小泡近似圆形，大小不一，直径 25 ～ 200 nm，有膜包被，膜内层有钙结合蛋白和碱性磷酸酶。钙结合蛋白把钙运送至基质小泡内膜的起始钙化点，这与碱性磷酸酶把无机磷酸盐运送到同一部位一样，钙结合蛋白在基质小泡膜内钙结合蛋白的位置与结晶最早沉积在小泡膜内层的部位是一致的。基质小泡为结晶形成提供一个稳定的小环境。然后，基质小泡破裂，将晶体释放到有机基质中，成为最初的羟基磷灰石结晶的晶核，并使矿化范围逐渐扩大，导致类骨质迅速矿化。基质小泡可能与类骨质矿化的启动、维持和停止有关。但是基质小泡如何从细胞转移到有机基质，晶体是怎样转至胶原蛋白结合位点目前尚不清楚。某些非胶原蛋白对羟基磷灰石有高度亲和力，既能促进又能抑制结晶的形成和生长。例如，酸性磷蛋白包括骨桥蛋白、骨唾液酸蛋白和骨酸性蛋白 –75，通常仅分布于矿化组织，这些大分子是阴离子，能与钙和羟基磷灰石结合，参与结晶体形成。骨粘连蛋白能与羟基磷灰石结合，它与钙结合后本身构型发生变化，影响骨粘连蛋白与无机盐的相互关系。骨钙蛋白在二价阳离子（如 $Ca^{2+}$）的存在下对羟基磷灰石有极高的亲和力，它的作用很可能是调节无机盐形成。

类骨质经矿化便成为骨组织，在形成的骨组织表面又有新的成骨细胞继续形成类骨质，然后矿化，如此不断地进行。新骨组织形成的同时，原有骨组织的某些部分又被吸收。

（2）骨组织的吸收：骨组织被侵蚀或溶解，称为骨组织的吸收，它涉及骨矿物质溶解和有机物的降解。在骨发生和生长过程中，不仅有骨组织的形成，同时也有骨组织的吸收。骨在不断增大时，尚需变形以适应胚胎时期其他器官的发育，因此已形成的骨组织需要通过再吸收以适应新环境的要求。参与骨组织吸收过程的细胞是破骨细胞，它由多个单核细胞融合而成，其核不再分裂，但可以有新的细胞加入，故与巨噬细胞同源，属于单核 – 巨噬细胞系统。破骨细胞溶骨过程包括 3 个阶段：首先是破骨细胞识别并黏附于骨基质表面；然后细胞产生极性，形成吸收装置并分泌有机酸和溶酶体酶；最后使骨矿物质溶解和有机物降解。破骨细胞与骨基质黏附，是破骨细胞募集和骨吸收的关键步骤。功能活跃的破骨细胞，胞质亮区内肌动蛋白微丝的作用使细胞移向骨基质表面，并以皱褶缘和亮区紧贴骨基质表面，两者共同构成破骨细胞的吸收装置。目前认为，骨吸收装置的形成有赖于破骨细胞表面整合素与特异的骨基质蛋白成分之间相互作用。整合素为连接细胞外环境与细胞内骨架之间的重要结构，是细胞膜表面黏附分子，亦是细胞膜表面糖蛋白受体。整合素主要通过识别配体的"精氨酸 – 甘氨酸 – 天冬氨酸"三肽序列（简称 RGD）介导黏附的骨基质中的骨桥蛋白，骨唾液酸蛋白和纤维连接蛋白均含 RGD 序列。破骨细胞膜上已鉴定出来的整合素主要有 $\alpha v \beta_3$，$\alpha_2 \beta_1$ 和 $\alpha v \beta_1$ 3 种，其中以整合素 $\alpha v \beta_3$ 的表达水平最强，它是调节破骨细胞功能最重要的整合素，能介导破骨细胞与骨桥蛋白和骨唾液酸蛋白黏附，而膜内部分又可与 F–肌动蛋白结合，将细胞骨架与细胞外基质联系起来。此外，整合素参与破骨细胞的形成和募集过程。

破骨细胞通过皱褶缘排出大量有机酸，如碳酸、柠檬酸和乳酸，造成局部酸性环境（pH 为 4.5 ～ 5.5）使骨基质中的不溶性矿物质转变成可溶的酸性盐而被溶解。近年研究发现，破骨细胞存在泌 $H^+$ 体系，由液泡 $H^+$–ATP 酶（$V$–$H^+$ATPase）、碳酸酐酶 II（CA– II）和 $Cl^-$–$HCO_3^-$ 离子交换泵共同组成。破骨细胞存在碳酸酐酶Ⅱ异构体，它可催化 $CO_2$ 和 $H_2O$，产生 $H^+$ 和 $HCO_3^-$。该酶的表达随破骨细胞功能状态的不同而变化，如在骨吸收状态下，破骨细胞 CA-Ⅱ 呈高表达，若抑制该酶活性可降低破骨细胞性溶骨作用。细胞排泌 $H^+$ 后，胞膜上的 $Cl^- - HCO_3^-$ 离子交换将 $HCO_3^-$ 泵出细胞外，维持细胞内环境稳定，$V-H^+ATP$ 酶主要分布在破骨细胞皱褶缘区细胞膜上，细胞内外离子的主动转运主要由 $V-H^+ATP$ 酶完成，并参与 $H^+$ 的排泌。使用特异性抑制剂巴佛洛霉素 $A_1$ 和伴刀球霉素 B 可显著抑制破骨细胞骨吸收，表明 $V-H^+ATP$ 酶在骨吸收中起重要作用。

骨有机质中的 Ⅰ 型胶原，主要由破骨细胞分泌半胱氨酸蛋白酶（CP）和基质金属蛋白酶（MMP）降解。CP 分布于溶酶体，CP 类中起作用的是组织蛋白酶，它在酸性条件下可作用于 Ⅰ 型胶原蛋白分子交联处的调聚肽段，使胶原蛋白解聚、变性、降解；同时还参与有机质其他蛋白的降解。目前发现有多种组织蛋白酶能降解骨有机质，如组织蛋白酶 L、B 直接参与有机质降解；组织蛋白酶 D 可能通过激活胶原酶间接参与骨吸收；组织蛋白酶 K 在酸性环境下可降解 Ⅰ 型胶原。间质胶原酶（MMP）是参与降解有机质的另一类重要蛋白酶，包括胶原酶、明胶酶和基质分解素 3 类。胶原酶中的 MMP-1 直接参与 Ⅰ 型胶原降解。基质分解素中的基质分解素 -1（stromelysin-1，Sl-1，MMP-3）参与 MMP-1 和明胶酶（GL）的激活，从而加强骨吸收。破骨细胞中呈特异性高表达分子量为 92 000 的明胶酶（GL-B，MMP-9），它可降解 Ⅰ、Ⅲ、Ⅳ、Ⅴ 型胶原和明胶，且在酸性条件下仍可保持较高活性。因此，MMP-9 与 MMP-1 和 CP 共同参与 Ⅰ 型胶原及其片段（Ⅰ 型明胶）的降解吸收，亦可能降解 Ⅳ 型和 Ⅴ 型胶原，有利于破骨细胞在骨组织中聚集。

破骨细胞皱褶缘还能以胞吞作用摄取细胞外溶解的矿物质和降解的有机物，内吞小泡与初级溶酶体融合，成为次级溶酶体进行细胞内消化。研究发现，破骨细胞可通过细胞内转运，将降解的骨基质蛋白和无机盐运送到游离侧细胞膜顶端区并释放出，其机制可能是通过可溶性 N- 乙基马来酰胺敏感因子吸附蛋白受体（SNARE）实现的。这种胞内转运过程是细胞清除降解产物和骨吸收作用的重要调节机制。清除产物有利于维持骨吸收微环境的稳定，促进骨基质进一步降解，而且通过转运释放出骨基质的活性蛋白如 β- 转化生长因子（包括骨形态发生蛋白），调节成骨细胞活性和骨改建。

体外实验证明，在骨吸收中成骨细胞也具有重要作用。骨基质表面有一薄层未矿化的类骨质，被成骨细胞分泌的酶降解后，破骨细胞才能黏附在矿化基质上。成骨细胞可分泌破骨细胞刺激因子，使附近的静止破骨细胞活跃；成骨细胞还分泌前胶原酶和纤溶酶原激活剂，后者使血清胞质素原成为纤溶酶；同时前胶原酶转变为胶原酶。这两种酶使类骨质降解，因此，破骨细胞的活动似乎直接依赖于成骨细胞释放的破骨细胞刺激因子和分泌这些酶。

骨的形成和吸收之间存在耦联，例如成骨细胞产生的 IGF-Ⅰ，一方面以自分泌方式作用于成骨细胞前体细胞，分化为成骨细胞，并刺激成骨细胞分泌胶原蛋白分子，合成胶原纤维，促进骨形成；成骨细胞也合成 IGF-Ⅱ，其作用与 IGF-Ⅰ 相似，但较 IGF-Ⅰ 弱。另一方面 IGF-Ⅰ 还可刺激破骨细胞的分化、形成和功能活性。

在胚胎时期，甲状腺发生和分化的时间比较早，并出现一定的生理功能，即分泌甲状腺素和降钙素。前者可使骨化按正常时间出现而不延迟，后者能激活成骨细胞，促进其线粒体摄取钙和降低细胞外基质中游离钙，有利于骨基质的进一步矿化。

2. 骨的组织发生基本方式

由于骨的类型不同，骨的组织发生的方式有两种：从胚胎性结缔组织直接骨化形成骨组织，而不经过软骨阶段，称为膜内成骨；先由间充质形成软骨雏形，在此基础上再骨化形成骨组织，称为软骨内成骨。

（1）膜内成骨：只发生在扁骨，如顶骨、额骨、枕骨、颞骨等，以及上、下颌骨和锁骨的一部分。

在将要形成骨的区域，间充质聚集成富含血管的原始结缔组织膜，间充质细胞以细长突起相互接触。膜内某些部位的未分化间充质细胞，即骨原细胞分化为成骨细胞，彼此通过短突起互相连接。成骨细胞产生胶原纤维和基质，并包埋于基质中，即类骨质形成。嗜酸性的类骨质呈细条索状，分支吻合成网。不久类骨质矿化，形成原始骨组织，称骨小梁。最先形成骨组织的部位，称骨化中心。颅顶骨通常有 2 个骨化中心，出现在胚胎第 8 周。骨小梁形成后，来自骨原细胞的成骨细胞排列在骨小梁表面，产生新的类骨质，使骨小梁增长、加粗。一旦成骨细胞耗竭时，立即由血管周围结缔组织中的骨原细胞增殖、分化为成骨细胞。膜内成骨是从 2 个骨化中心各向四周呈放射状地生长，最后融合起来，取代原来的原始结缔组织，成为由骨小梁构成的海绵状原始松质骨。与此同时，骨小梁内的胶原纤维由不规则排列逐渐转变为有规律地排列。由于破骨细胞的溶骨活动，将初建的骨松质吸收，改建形成具有骨板的骨密质和骨松质，即在骨的内外表面构成骨密质，其间为骨松质。在松质骨将保留的区域，骨小梁停止增厚，位于其间的具有血管的结缔组织，则逐渐转变为造血组织，骨周围的结缔组织则保留成为骨外膜。从骨膜内面分化来的成骨细胞又不断形成骨板，使骨不断加厚。在扁骨，其外表面往往以骨形成为主，内表面则以骨吸收为主，以适应脏器的发育。

（2）软骨内成骨：是指在将要发生骨的部位，先由局部间充质细胞分裂增殖，并形成透明软骨，之后透明软骨逐渐退化。伴随血管的侵入，骨原细胞和成骨细胞自软骨膜进入软骨组织，在退化的软骨组织中成骨，并逐渐代替软骨组织的方式，为软骨内成骨。人体的部分颅底骨、脊椎骨、四肢骨和盆骨等，以软骨内成骨的方式发生。

其发生过程是，先由间充质形成透明软骨，其外形与将要形成的骨的外形近似，称软骨雏形。然后，在软骨雏形中段的软骨膜出现血管增生，血供丰富，软骨膜内层的骨原细胞分裂增殖、并分化为成骨细胞，进行造骨，在软骨膜下形成领圈样的环行骨组织，称骨领。此时，骨领外侧的软骨膜即改称骨膜。

在骨领形成后，由于软骨雏形中段的软骨组织一时缺乏营养而发生退化，软骨细胞肥大变性，细胞质呈空泡样，软骨基质钙化，继而软骨细胞退化死亡，残留互相通连的软骨陷窝。因此处为软骨内部最先成骨的部位，故称初级骨化中心。

初级骨化中心出现之初，外周的骨膜组织包括血管及骨原细胞和破骨细胞等，穿越骨领进入退化的软骨区。破骨细胞溶解钙化的软骨基质，形成一些较大的不规则腔隙，内含血管、骨膜组织和早期形成的骨髓，这些腔隙即称为初级骨髓腔。不久，腔隙内骨膜组织中的骨原细胞增殖分化为成骨细胞，细胞分布在残存的钙化软骨基质的表面进行造骨，形成许多初级骨小梁。在骨领和初级骨小梁形成的同时，破骨细胞也不断地溶骨。因此，骨领外表面的成骨细胞不断成骨，内表面的破骨细胞又不断溶骨，使长骨骨干部分不断增粗及骨髓腔横向扩大；与此同时，初级骨化中心从骨干中段向两端延伸，新形成的初级骨小梁又不断地被破骨细胞溶解吸收，使长骨不断增长及初级骨髓腔纵向扩大。初级骨髓腔逐渐融合扩大，形成较大的骨髓腔。

在初级骨化中心形成之后，在软骨两端，即骨骺，也相继出现新的成骨中心，称为次级骨化中心。次级骨化中心的发生时间因骨而异，大多在出生后数月或数年，少数在出生前。每个长骨有 2 个或 2 个以上的次级骨化中心，如胫骨、腓骨、桡骨和尺骨各有 2 个，股骨有 4 个，肱骨有 8 个。同一长骨各骨化中心出现的时间和骨化完成的时间均不相同，并且存在性别差异。次级骨化中心成骨的过程与初级骨化中心相似，但它们的骨化不是沿着长轴，而是呈放射状向四周扩展。待骨化完成后，表面残存的薄层软骨即为关节软骨。关节软骨终身存在，不参与骨的形成。而在骨骺与骨干之间也保存一片盘形软骨，称为骺板。

### （二）骨的生长和改建

在人体发生和发育过程中，骨不断生长和改建。骨的生长既有新的骨组织形成，又伴随着原有骨组织的部分被吸收，两者之间保持一种动态平衡。同时在生长过程中还进行一系列的改建活动，骨内部结构不断地变化。

1. 长骨的生长和改建

（1）长骨的生长：主要通过骺板的成骨作用进行，该处的软骨细胞分裂增殖，并从骨骺侧向骨干侧不断进行软骨内成骨过程，使骨的长度增加，故骺板又称生长板。从骨骺端的软骨开始，到骨干的骨髓腔，骺板依次分为 5 个区。①软骨储备区：此区又叫静止区或小软骨细胞区，位于骨骺的骨干侧，并与之相邻接。软骨细胞小，呈圆形，细胞数量少，散在分布。软骨基质呈弱嗜碱性，含有类脂和蛋白多糖，水分较多，胶原纤维交织排列。软骨储备区基本上不存在间质性生长，新生软骨源于周围软骨膜的附加性生长。②软骨增生区：位于储备区深面。软骨细胞迅速分裂并呈扁平形，细胞的长轴垂直于骨的长轴，形成多行并列的纵行软骨细胞柱。细胞在增殖的同时也产生一定量的基质。③软骨成熟区：位于增生区深面，又称软骨肥大区。软骨细胞呈圆形，体积明显增大，细胞仍呈柱状排列，但细胞不再分裂。细胞柱之间的软骨基质甚薄，纵切面上呈窄条状。由于软骨成熟区的软骨细胞增大，基质减少，成为骺板中最薄弱的部位。④软骨钙化区：此区紧接成熟区，软骨基质纵隔有钙盐沉积，呈强嗜碱性，软骨细胞死亡，细胞膜和核膜全部破裂，细胞膜和线粒体上的钙完全消失。退化死亡的软骨细胞留下较大的软骨陷窝。⑤成骨区：成骨细胞在残存的钙化软骨基质表面建造初级骨小梁，骨小梁表面附有成骨细胞和破骨细胞，表明此时骨组织的生成和骨组织的溶解吸收是同时进行的。初级骨小梁之间为初级骨髓腔。

上述骺板各区的变化是连续进行的。在正常情况下，骺板增生区内软骨细胞的增殖速度，与钙化区内软骨细胞变性和消除的速度相平衡。因此，骺板几乎保持稳定的厚度。骨干长度的增加，就是由于骺板增生区软骨细胞不断分裂增殖，并且当它们退化时又被骨组织所取代的结果。到17～20岁时，增生区内软骨细胞的增生减慢，最后停止，骺板软骨逐渐被骨组织取代，最终骺软骨完全消失，使骨骺的松质骨与干骺端的骨小梁连续，骨骺的骨髓腔与骨干的骨髓腔相通。骺板的消失过程称为骺闭合。骺板消失后，在长骨的干骺之间留下线性痕迹，称为骺线，此后，骨不能再进行纵向生长。一个长骨的两个骨骺的闭合时间可能并不相同，如胫骨的生长主要在近端骨骺，而股骨长度的增加主要发生在远端骨骺，这些知识对放射学和矫形外科学具有临床意义。

（2）长骨的增粗：长骨骨干横径的增大是由于骨外膜不断形成骨领所致。骨外膜内层骨原细胞分化为成骨细胞，以膜内成骨的方式，使骨领不断加厚，骨干变粗；与此同时，在骨干的内表面，破骨细胞吸收骨小梁，使骨髓腔扩大。骨领表面的新骨形成与骨干内部的骨吸收速度是协调进行的，故骨干增长迅速，而骨干壁厚度的增大则比较缓慢。长骨骨骺的增大则与骨干不同，早在软骨雏形阶段，其两端依靠软骨间质性生长，使其迅速伸长变粗，骨干的两端已变得较大。大约至30岁长骨不再增粗。

（3）长骨内部的改建：长骨生长过程中的重要变化之一是在骨干部形成骨密质，即骨单位的发生。胎儿长骨骨干部最初均为骨松质，以后通过骨小梁的增多和增厚，小梁间的腔隙变小，逐渐形成初级骨密质。随着骨的生长和改建，骨干部的骨外膜下逐渐形成多层至数十层的外环骨板，骨内膜下形成较薄的内环骨板，此时尚无骨单位。骨单位的形成开始于胎儿出生后1岁左右，它的形成是以破骨细胞和成骨细胞的功能保持平衡为基础的。即先由破骨细胞溶解吸收骨质，形成一些纵列的沟或隧道，来自骨膜的血管及骨原细胞进入其中，骨原细胞分化而成的成骨细胞排列在隧道或沟的内表面进行造骨，由外向内逐层形成同心圆排列的骨单位骨板（哈弗斯骨板），中央的纵行管道逐渐变窄，最终形成中央管，形成第1代骨单位。

在个体生长发育中，受支持、负荷和运动等因素的影响，骨单位不断地新生和改建，即原有的骨单位被溶解吸收，逐渐由新生的骨单位所取代。依此方式一代一代的骨单位逐次更新交替，前一代骨单位被溶解吸收的残余部分即为间骨板。在骨单位更新和改建过程中，内、外环骨板也同时进行改建，使长骨在增长增粗过程中，外形也不断变化和重塑。骨密质的更新和改建持续终身，但成年后其过程较为缓慢。

2. 扁骨的生长和改建

以颅顶骨为例，胎儿出生后，颅顶骨生长主要是通过骨外膜在骨外表面形成骨组织，同时在骨内面进行骨吸收。从顶骨的中心到外周，骨形成和骨吸收的速率不同，致使颅顶逐渐扩大，顶的曲度变小，顶骨变得扁平。此外，骨缝处的原始结缔组织形成骨组织，也是颅顶骨扩大的原因。因为骨组织可塑性很大，以适应脑的发育，形成大小适宜的颅顶骨。从出生至8岁，颅顶骨由单层初级密质骨改建成内外两层次级密质骨，即形成内板和外板及其间的松质骨板障。直至成年颅顶骨才发育完善，之后停止生长，但内部改建仍缓慢进行。

3. 影响骨生长的因素

影响骨生长的因素很多，如遗传基因表达、营养和运动，以及药物、激素、诸多因子和应力作用等。遗传因素和（或）环境因素所致的软骨和骨的先天畸形，如软骨发育不全、短肢畸形、先天性成骨不全和先天性髋关节脱位等。激素对骨发育的影响甚大，骨的生长和代谢受多种激素调节，其中较显著的是垂体的生长激素、甲状腺激素、降钙素、甲状旁腺激素以及性激素等。生长激素和甲状腺激素可促进骺板软骨细胞增殖，使骨不断增长。若这两种激素分泌不足时，身体生长缓慢甚至停顿，成为侏儒症；若生长激素分泌过多，可致身体超长生长，成为巨人症。甲状旁腺激素和降钙素参与调节机体的钙、磷代谢，它们对骨生长的影响已如前述。性激素对骨的生长和代谢也有重要作用。性腺发育不良可致生长障碍；妇女绝经后，雌激素分泌低下，骨盐分解吸收过多，可导致骨质疏松症。

维生素 A、维生素 D、维生素 C 对骨的生长和代谢有重要影响。维生素 A 对成骨细胞和破骨细胞的活动起协调平衡作用，以保证骨的正常发育和改建；维生素 A 严重缺乏，可使骨生长和改建失调，导致骨骼畸形。维生素 D 可促进小肠吸收钙和磷，当此种维生素摄入不足时，尤其在小儿和孕妇易发生钙盐沉积不良，而导致骨质软化，出现脊柱骨、盆骨、四肢骨的变形。维生素 C 在胶原纤维的生成中起重要作用，若维生素 C 严重缺乏，可导致骨基质生成障碍，骨生长停滞，骨折后也不易愈合。

**（三）中轴骨的发生**

中轴骨包括脊椎、肋骨和胸骨，前两者均来自体节的生骨节，后者则为局部间充质所形成。

1. 脊椎的发生

脊柱主要由椎骨组成，所有椎骨均由体节腹内侧的生骨节分化而来。在胚胎第 4 周，生骨节细胞向中轴 3 个方向迁移。向内侧迁移，包绕脊索，先形成软骨，最后骨化成椎体，被椎体所包围的脊索退化消失。向背侧迁移的生骨节细胞，包绕神经管，形成椎骨的左右椎弓，以后还发生了棘突和横突。向腹外侧迁移的细胞形成肋突，并发育成肋骨。脊柱仍保留着节段性起源的痕迹。生骨节细胞迁移形成的各细胞团块之间有疏松的间充质，其内有节间动脉。每个生骨节细胞团的尾端部分致密，头端部分则较疏松，上一生骨节尾端致密部分和下一生骨节头端疏松部分连接，构成前软骨椎体，含有节间动脉的节间组织也并入了前软骨椎体内。在 2 个前软骨椎体之间有来自下一个细胞团头端疏松组织发育而成的椎间盘，其中的一段脊索膨大构成髓核，并有环形纤维环绕。

在出生时，每个椎骨都由 3 个骨性部分构成，三者之间靠软骨相连。青春期开始后不久，每个椎骨内出现 3 个次级骨化中心：棘突顶端 1 个、左右横突尖端各 1 个。椎体上下两表面各有 1 个环状骺。25 岁左右，所有次级骨化中心相互并合，完成骨化。从整个脊柱的发生来看，椎骨的骨化时间有一定顺序。一般来说，椎体的初级骨化中心首先产生于下段胸椎，然后向上向下延伸。第 2 颈椎约在胚胎第 4 个月出现，次级骨化中心先出现于颈椎（除寰椎外），然后由上向下依次产生。腰椎约于胚胎第 3 个月出现。骶椎与尾骨地联合在青春期至 25 岁之间发生。

2. 肋骨的发生

肋骨是由椎骨原基形成的肋突发生而成，故来源于生骨节间充质细胞。在正常情况下，只有胸区形成长肋。由肋突形成的肋骨原基在胚胎第 7 周成为软骨性肋，再经骨化形成肋骨。一般于胚胎第 9 周开始出现骨化中心，共有 3 个，分别位于肋骨干、肋骨结节和肋骨头。所有肋骨的远端终身为肋软骨。肋骨在发生之初，即与椎骨相连，当椎骨与肋骨形成之后，两者之间的直接连接变成为滑液性关节连接。肋骨的腹侧端与胸骨连接。颈、腰、骶、尾部的肋骨，在开始发生后不久即萎缩退化。在颈部、肋骨的一部分与椎骨横突合并，一部分合并于椎骨体，两者之间遗留一孔，称为横突孔。腰部的肋骨完全合并于腰椎横突，以后已无痕迹。骶部的肋骨完全与骶椎两旁的扁平骨融合为一体。尾骨除第 1 尾椎有发育肋骨的痕迹外，其余完全消失。

3. 胸骨的发生

胸骨是由原位的间充质细胞密集、分化而成。开始发生于胚胎第 6 周，先形成左、右两条纵行的间充质细胞带，称为胸骨原基。以后从上而下彼此间在中线靠近融合。到胚胎第 9 周，两条胸骨原基完全愈合并软骨化，在此期间已有上位的约 6 对肋软骨附于其上。软骨化后，其头端出现一个细胞群，称为前胸骨柄，以后形成胸骨柄，并与两侧锁骨形成关节连接。其尾部演化为 7～8 个小段，称为胸骨段，形成胸骨体和胸骨剑突。胸骨体与肋骨形成关节连接。每一胸骨段各出现一个骨化中心，约始于胚胎第 5 个月，但全部出现骨化中心要到儿童时期，完成骨化过程则需到青春期。胸骨剑突在儿童时期才出现骨化中心。

**（四）颅骨的发生**

颅骨是由多块骨组合而成，在种系发生上来源于脑颅（神经颅）和咽颅（内脏颅），两者最初均属软骨。先由围绕脑的间充质形成雏形，脑颅的底部仍为软骨内成骨，尤在耳囊（听泡）和鼻囊周围所形成的软骨囊最为典型，而面部骨和颅盖骨则属膜内成骨。一般来说，位于颅底及直接由鳃弓演变来的骨骼均为软骨内成骨，而颅顶及面部侧上方的骨骼则为膜内成骨。

1. 脑颅（神经颅）的发生

脑颅具保护脑的功能，可分为软骨性脑颅和膜性脑颅。

（1）软骨性脑颅：包括颅底诸骨，先形成软骨，后经软骨内成骨而形成骨性颅底。在颅底发生中，脊索起着重要的作用。约在胚胎第 7 周，脊索两旁间充质形成左右一对软骨条，名为索旁软骨，又叫基底板，它与来自枕部生骨节的软骨并合，形成枕骨的基部。以后这一软骨向背侧伸展形成枕骨顶盖，包绕脊髓的上端，形成枕骨大孔。与此同时，在脊索头侧亦出现左右 2 条软骨条，称为颅梁软骨，其前端与鼻软骨囊相互并合形成筛板。位于颅梁软骨后端、索旁软骨之前方的垂体区出现垂体软骨，它一方面与前方颅梁软骨融合，同时也与后方的索旁软骨前端融合，构成顶索软骨，垂体软骨左右并合成蝶骨体。筛板与顶索软骨之间原有一个较大的间隙，以后封闭消失，其前端部分形成筛骨，后端部分形成蝶鞍，与前方的眶翼软骨、颞翼软骨融合，分别构成蝶骨小翼和蝶骨大翼。在耳囊周围的软骨形成颞骨的岩部及乳突部，它们在以后又与颞翼软骨和索旁软骨并合形成颞骨，但乳突要到出生后才发育。

在人胚第 9～10 周，软骨颅已可分出枕骨区、蝶骨区、颞骨区和筛骨区。随后各区出现骨化中心，每一中心代表一块小骨片，经愈合后分别形成枕骨、蝶骨、颞骨的岩部和乳突部以及筛骨。但枕骨有一部分为膜内成骨。

（2）膜性脑颅：顶骨和额骨为膜内成骨。被覆在脑表面的间充质先形成间充质组织膜，于胚胎第 9～10 周时出现多个骨化中心，分别形成顶骨、额骨、鼻骨、泪骨、犁骨、蝶骨大翼的眶部、颈部和翼突、额骨的鳞部等。到出生时，头颅的柱扁骨间有致密结缔组织膜构成的颅缝，即额缝、冠状缝、矢状缝和人字缝，形成纤维性连接。在胚胎晚期和婴儿期有 6 个较大的纤维性连接区，称为囟门，它们是左右顶骨与额骨之间的菱形的前囟，左右顶骨与枕骨之间三角形的后囟，前外侧方的左右蝶囟和后外侧方的左右乳突囟。这些结构有利于脑的进一步发育，亦适应于分娩时胎儿颅的形态变化，包括颅顶骨的重叠、额部变扁和枕部拉长等。一般情况下，后囟和蝶囟在出生后 2～3 月内闭合，乳突囟在出生后 1 岁左右闭合，而前囟要到出生后 2 岁半左右才闭合。颅缝的愈合在时间上亦有差异，如额骨的两半在生后第 2 年愈合，额缝在 8 岁时闭合，其他颅缝到成年时才闭合。

2. 咽颅的发生

来源于鳃弓中胚层，主要演变为上、下颌骨和咽后部诸骨。它们亦分为软骨内成骨和膜内成骨。

（1）软骨性咽颅：在前两对鳃弓中先形成一些软骨，再衍化为骨骼。第 1 对鳃弓形成 Meckel 软骨，其背侧端于胚胎第 4 个月开始骨化形成中耳的小骨，即锤骨和砧骨；其中部退化，软骨膜衍化为锤骨前韧带和蝶下颌韧带，腹侧端大部分消失。第 2 对鳃弓形成 Reichert 软骨，其背侧端骨化形成中耳的镫骨和颞骨的茎突，腹侧端骨化成舌骨小角和舌骨体上部；介于茎突与舌骨之间的软骨退化，其软骨膜衍化为茎突舌骨韧带。第 3 对鳃弓形成的软骨形成舌骨大角和舌骨体的下部。第 4 对鳃弓形成的软骨形成甲状软骨的一部分和楔状软骨。第 5、6 对鳃弓在人类不发达，尤其是第 5 对鳃弓有时可不存在，主要形成喉部诸软骨，包括小角状软骨、杓状软骨、环状软骨和甲状软骨的一部分。会厌软骨是由第 3 和第 4 对鳃弓衍生的鳃下隆起中的间充质发育而来。

（2）膜性咽颅：第 1 对鳃弓的上颌突经膜内成骨形成上颌骨、颧骨和颞骨鳞部，颞骨鳞部构成了脑颅的一部分，上颌突的一部分骨化成腭骨和犁骨。第 1 对鳃弓的下颌突内围绕 Meckel 软骨的间充质经膜内成骨形成下颌骨和下颌颞关节的关节盘，但下颌骨的颈部和下颌小头属软骨内成骨。

人类颅骨的发生也反映了种系发生过程。在低等动物，每一个骨化中心代表了一块骨片，相互分开。进化到高等哺乳类动物，包括人类，每个骨片可出现多个骨化中心，且有的骨片可由软骨内成骨和膜内成骨共同形成，如枕骨、蝶骨、颞骨和下颌骨等。

新生儿的头颅与身体其他部位的骨骼相比，体积相对较大，面颅与头颅相比较小，这是由于上、下颌发育尚差，面骨小，鼻旁窦基本上还未形成所致。随着这些骨骼的发育和牙齿的出现，脸面随之增大。7 岁前是颅盖和面部迅速生长的时期。

### 三、关节的发生

关节是骨与骨之间借结缔组织使相邻骨彼此连接或可以活动的连接结构。关节一般分为滑液性关节、纤维性关节和软骨性关节。前者属活动关节，后两者为不动关节。

#### （一）滑液性关节

由 2 块正在发生中的骨之间的间充质分化而成。周边的间充质分化为关节囊和关节韧带，中央的间充质退化消失而形成关节腔，被覆在关节囊内表面的间充质细胞分化为间皮，形成滑膜，但关节软骨表面不形成间皮。

#### （二）纤维性关节

由 2 块发生中的骨之间的间充质分化为致密结缔组织而形成，如颅骨缝。颅骨缝在发育期间和发育完成后为何能继续存在而不发生骨化，推测是因局部结缔组织内有一种抑制骨形成的因子，也可能与碱性磷酸酶的作用有关。骨缝结缔组织中含有胶原纤维、弹性纤维和网状纤维。

#### （三）软骨性关节

由 2 块发育中的骨之间的间充质分化为透明软骨或纤维软骨而形成，如椎体之间的关节和耻骨联合。

### 四、骨骼和关节的异常发生

#### （一）侏儒

侏儒是较常见的畸形。由于长骨骺板内的软骨内成骨过程受阻，致使上肢和下肢短小，而头颅相对较大，胸部往往脊柱后弯和腹部突出，颜面的中央区稍有发育不良。

#### （二）隐性脊柱裂

由于左、右两半椎弓未能愈合所致，易发生于腰椎和骶椎，颈椎亦可发生。一般只累及一个椎骨，其表面的皮肤完整，故只有 X 线摄片才能确定。有脊柱裂的表面皮肤上有一撮毛发，并有一凹窝。颈椎裂易发生于第 1 颈椎（寰椎）。

#### （三）脊柱裂

脊柱裂多发生在腰骶部，多为复合缺损，包括神经管和椎弓均未闭合，涉及范围大小不一。由于胚胎早期发育时神经褶缺乏其下方脊索和周围间充质的诱导作用或由于致畸因子的作用，造成了脊柱裂。

#### （四）半椎骨畸形

在正常情况下，发育中的椎体有两个骨化中心，以后融合在一起形成一个完整的骨性椎体。如果其中有一个骨化中心未发生，就会造成半椎骨畸形，它可引起脊柱侧凸。

#### （五）无颅畸形

无颅畸形是由于神经管的头端在第 4 周仍未能闭合，致使颅盖骨不能形成，常伴有无脑畸形和脊柱严重缺损。

#### （六）颅缝早闭畸形

颅缝早闭畸形又名颅狭小畸形，是由 1 个或几个骨缝过早关闭所引起的。

#### （七）小头畸形

小头畸形是一种由于脑发育不良而引起的头颅生长异常。出生时颅盖大小基本正常或略小，但囟门提早闭合，颅缝在出生后第 1 年内就闭合。这种畸形往往有严重智力障碍，但脸面大小正常。致病原因不甚明白，有的可能与遗传有关，有的则与环境因素有关，如电离辐射性损伤、胎儿期的感染等。

#### （八）副肋

副肋是由于颈椎或腰椎的肋突没有退化并继续发育所致，可能发育完好，也可能发育不全。腰肋比颈肋多见，有单侧副肋也有双侧副肋。当颈部副肋发生于第 7 颈椎时，有可能压迫臂丛神经或锁骨下血管而产生相应的症状。

### （九）并合肋

一个椎体的一侧可同时发生 2 个或 2 个以上的肋，这时 2 个肋的背侧部可以相互并合而形成并合肋，常伴有半椎骨畸形。

### （十）胸骨裂

严重的胸骨裂是由于左右 2 条胸骨原基未完全愈合所致，可伴有胸腔脏器如心脏的膨出。轻度的胸骨裂，如剑突区的裂孔或裂口，不影响机体生理功能，无临床意义。

# 第四节　骨的形态学

## 一、软骨

软骨由软骨组织和其周围的软骨膜构成。软骨组织由软骨细胞和细胞外基质构成，是一种特殊类型的结缔组织。软骨细胞被细胞外基质包埋，基质呈凝胶状态，其中含有纤维成分。依所含纤维成分的不同，可将软骨分为透明软骨、弹性软骨和纤维软骨 3 种类型。软骨内无血管、淋巴管和神经。软骨细胞的营养依赖基质的可渗透性从软骨外获得。

软骨具有一定的硬度和弹性，是胚胎早期的主要支架成分，但随着胚胎发育软骨逐渐被骨所取代。胎儿出生后，机体的主要支架是骨。至成年，永久性软骨所占比例极小，散在分布于外耳、呼吸道、椎间盘、胸廓及关节等处。软骨的作用依所处部位而异，如关节的软骨具有支持重量和减少摩擦的作用，耳和呼吸道的软骨可防止管状器官塌陷。此外，软骨对骨的发生和生长也有重要作用。

### （一）软骨膜

软骨外面所包裹的一层致密结缔组织，称为软骨膜。软骨膜分为内层和外层。外层纤维较致密，血管少，细胞疏散，主要起保护作用。内层纤维较少，血管和细胞较多，其中一些较小的梭形细胞，称骨原细胞，或称前成软骨细胞，细胞可增殖分化为成软骨细胞或软骨细胞，在软骨的生长和修复中起重要作用。

### （二）软骨组织

1. 软骨细胞

软骨细胞位于软骨基质的小腔——软骨陷窝内。新鲜软骨中的软骨细胞充满软骨陷窝内，软骨陷窝周围的软骨基质含较多硫酸软骨素，染色时呈强嗜碱性，称为软骨囊。在固定后的切片标本中，软骨细胞的胞质皱缩，细胞变形，软骨陷窝壁与细胞间出现空隙。软骨细胞的形态、大小不一。靠近软骨表面的软骨细胞是从软骨膜内的骨原细胞增殖分化而来，细胞较小而幼稚，呈扁平椭圆形，大多单个存在。渐至软骨深部，软骨细胞逐渐增大，呈圆形或椭圆形，并在软骨陷窝内继续分裂增殖，形成 2 ~ 8 个细胞为一群的同源细胞群，但每个细胞仍有自己的软骨陷窝和软骨囊。成熟或较成熟的软骨细胞的核呈偏心位，较小，圆形或椭圆形，有 1 个或数个核仁，胞质弱嗜碱性。处于生长期软骨细胞的胞质嗜碱性增强。软骨细胞具有分泌基质的能力，软骨基质中的胶原纤维和无定形基质成分均由软骨细胞产生。

2. 软骨间质

软骨间质由软骨基质和纤维组成。软骨基质呈凝胶状，具有韧性，内含由成软骨细胞或软骨细胞分泌的软骨黏蛋白，为蛋白多糖大分子物质。蛋白多糖由蛋白质和糖胺多糖组成，糖胺多糖中的透明质酸构成蛋白多糖的主干，干链上连接以蛋白质和其他糖胺多糖（硫酸软骨素和硫酸角质素等）构成的亚单位。软骨基质中的硫酸软骨素含量较多，故呈嗜碱性，且具有异染性，软骨囊的基质内含硫酸软骨素尤多。随着软骨细胞的不断增殖，软骨基质内的纤维也逐渐增多。

### （三）软骨的分类

根据软骨间质内纤维种类的不同，将软骨分为透明软骨、纤维软骨和弹性软骨 3 种类型。

1. 透明软骨

透明软骨主要分布在关节、肋软骨和呼吸道等处，是体内分布最广的软骨类型。新鲜的透明软骨呈半透明的乳白浅蓝色。光镜下，同源细胞群较明显，基质含量较多，基质中无胶原纤维，但电镜下观察可见许多细小的胶原纤维，无横纹，纤维相互交织成网。故其抗压性较强，有一定弹性和韧性。

2. 纤维软骨

纤维软骨主要分布在椎间盘、关节盂、关节盘、耻骨联合的连接处，以及关节软骨的肌腱附着处。纤维软骨与周围的致密结缔组织相连续，两者之间无明显界限。纤维软骨的结构特点是软骨间质内含大量呈平行或交错排列的胶原纤维束，基质少，呈弱嗜碱性。软骨细胞较小而少，常成行分布于纤维束之间的软骨陷窝内。

3. 弹性软骨

弹性软骨分布在耳郭、外耳道、咽鼓管、会厌和喉软骨等处。因有明显的可弯曲性和弹性而得名，新鲜时呈不透明黄色。弹性软骨的组成成分和结构形式与透明软骨近似，但弹性软骨的纤维成分以弹性纤维为主，胶原纤维较少。弹性纤维有分支，相互交织排列。软骨中心的弹性纤维排列密集，软骨膜下的弹性纤维排列疏松，并与软骨膜的弹性纤维相连续。软骨细胞呈球形，单个或以同源细胞群的方式分布，同源细胞群的细胞数量为 2 ~ 4 个。

# 二、骨

骨是有一定形状，并有多重功能的器官，由骨组织和骨膜构成。

## （一）骨组织

骨组织由细胞和矿化的细胞间质（骨基质）组成，是一种特殊的结缔组织。骨组织的特点是细胞间质有大量骨盐沉积，使骨组织成为人体最坚硬的组织之一。

1. 细胞

骨组织中的细胞有骨原细胞、成骨细胞、骨细胞和破骨细胞4种类型。其中骨细胞最多，位于骨组织内，其余3种均分布在骨组织表面或附近。

（1）骨原细胞：骨原细胞或称前成骨细胞，胞体小，呈不规则梭形，突起很细小。胞体内有一个椭圆形或细长形的核，染色质颗粒而分散，故核染色甚浅。胞质少，呈嗜酸性或弱嗜碱性，细胞器很少。骨原细胞具有多分化潜能，可分化为成骨细胞、成软骨细胞或成纤维细胞。

（2）成骨细胞：成骨细胞主要来源于骨原细胞，分布在骨组织表面，呈立方状或矮柱状，像单层上皮样地排列，并借细短的突起彼此连接。成骨细胞高 50 ~ 80 μm，核大而圆，核仁清晰。胞质强嗜碱性，高尔基复合体发达，线粒体丰富，大多呈细长形。胞质呈碱性磷酸酶强阳性，可见许多 PAS 阳性颗粒。当新骨形成停止时，这些颗粒消失，胞质碱性磷酸酶反应减弱，成骨细胞转变为扁平状。相邻成骨细胞突起之间以及与骨细胞突起之间有缝隙连接。在成骨细胞表面有甲状旁腺激素受体，雌激素受体，1，25-（OH）$_2$D$_3$ 受体，白细胞介素 -1（IL-1）受体，白血病抑制因子（LIF）受体和整合素等，它们影响骨组织的形成和吸收。

成骨细胞有活跃的分泌功能，能合成和分泌骨基质中的多种有机成分，包括 I 型胶原蛋白、蛋白多糖、骨钙蛋白、骨粘连蛋白、骨桥蛋白、骨唾液酸蛋白等；还分泌胰岛素样生长因子 I、胰岛素样生长因子 II、成纤维细胞生长因子、白细胞介素 -1 和前列腺素等，它们对骨生长均有重要作用；此外，还分泌破骨细胞刺激因子、前胶原酶和纤溶酶原激活剂，它们有促进骨吸收的作用。

（3）骨细胞：骨细胞是位于骨组织内唯一的一种细胞，是一种长寿命的、无增殖能力的细胞（终末细胞）。细胞呈扁椭圆形，较小，单个散在分布于骨基质的骨板内或骨板间。细胞有许多细长突起，相邻细胞突起以缝隙连接相连，相互沟通信息；骨细胞胞体所在骨基质内的空隙称为骨陷窝，突起所在的空隙称为骨小管。

骨组织内的骨陷窝借骨小管相互通连，其内含循环流动的组织液，为骨细胞提高营养和输出代谢产物。在甲状旁腺激素的作用下，骨细胞具有一定的溶骨作用，故在骨细胞周围可见薄层的类骨质。骨基质中的 Ca$^{2+}$ 释放入血，使血 Ca$^{2+}$ 升高。此外，骨细胞还具有感受骨组织局部应变的功能。

（4）破骨细胞：破骨细胞散布于骨组织表面，具有溶骨作用。破骨细胞体积大，直径 50 ~ 100 μm

不等，有多个细胞核，一般为 5 ~ 10 个，最多可多达数十个。较幼稚的破骨细胞的胞质呈嗜碱性，较成熟细胞的胞质则为嗜酸性，可呈泡沫状。电镜下，破骨细胞的胞质内含较多溶酶体和大小不等的吞饮泡，细胞贴近骨基质的一面有许多不规则的微绒毛，形成皱褶缘。在皱褶缘周缘的胞质呈一环形的亮区，局部略隆起，胞质内除含大量微丝、微管外，很少见其他细胞器。破骨细胞亮区的质膜紧密吸附在骨基质表面，形成一道如同堤坝似的围墙，使包围的区域成为封闭的微环境。破骨细胞移动活跃，细胞从皱褶缘面释放乳酸、柠檬酸和 $H^+$ 等，使骨矿物质溶解和羟基磷灰石分解。它还可分泌多种蛋白分解酶，主要包括半胱氨酸蛋白酶（CP）和基质金属蛋白酶（MMP）两类，可降解基质中的 I 型胶原蛋白。故破骨细胞具有很强的溶骨能力，破骨细胞完成吸收活动后，在原来骨组织边缘处留下一个吸收腔。同时，破骨细胞还可内吞分解的骨基质的有机成分和钙盐晶体。骨基质溶解后释放的 $Ca^{2+}$ 被吸收入血，使血 $Ca^{2+}$ 升高。研究表明，成骨细胞功能状态对破骨细胞有显著影响，在成骨细胞功能活跃时可抑制破骨细胞活性；成骨细胞有甲状旁腺激素受体，细胞在该激素的作用下可释放破骨细胞活化因子，刺激破骨细胞使其功能活跃。

破骨细胞是由多个单核细胞融合而成的。破骨细胞无分裂能力，寿命也较短，但可不断由单核细胞融合形成新的破骨细胞。破骨细胞与巨噬细胞同源，也归入单核吞噬细胞系统。

2. 细胞间质

骨组织的矿化细胞间质又称骨基质或骨质，由有机成分及无机成分组成，含水很少。有机成分是由成骨细胞分泌形成，占骨干重的35%，其中主要是胶原纤维（占95%），还有少量无定形凝胶状的基质（占5%）。基质含中性或弱酸性糖胺多糖，具有黏合胶原纤维的作用。基质中还含有钙结合蛋白（如骨钙蛋白），它与钙的运输及钙化有关。无机成分又称骨盐，占骨干重的65%，主要为羟磷灰石结晶 [$Ca_{10}$（$PO_4$）$_6$（$OH$）$_2$]。骨盐呈细针状，沿胶原纤维长轴排列，并与之紧密结合。骨盐含量随年龄的增长而增加。有机成分使骨具有韧性，无机成分使骨坚硬。

骨组织中的胶原纤维有规律地分层排列，各层的胶原纤维与基质共同构成薄板状的骨板，厚 3 ~ 7μm。同一骨板内的纤维平行排列，而相邻骨板的纤维则相互垂直，此种犹如多层木质胶合板似的结构，有效地增强了骨的支持能力。人体钙的99%存在于骨内，骨内还含有大量的磷，因此骨是机体内钙和磷的贮存库。血液中的钙与骨中的钙不断进行交换，每分钟血液中有 1/4 的 $Ca^{2+}$ 参与交换。

**（二）骨膜**

除关节面以外，骨的内、外表面均被覆一层致密结缔组织的骨膜。外表面的称为骨外膜，分为两层。外层较厚，胶原纤维粗大而密集，细胞较少，有的胶原纤维横向插入外环骨板，称为穿通纤维，起固定骨膜和韧带的作用。内层较薄，结缔组织较疏松，纤维较少，含有较多的骨原细胞或成骨细胞，还有较多的小血管和神经。这些血管连同骨膜组织经穿通管进入骨密质，分支形成骨单位中央管内的小血管。骨膜不仅营养、保护骨组织，而且在骨的生长、改建和修复中具有重要作用。骨内膜被覆在骨髓腔面、骨小梁表面以及中央管和穿通管的内表面，为薄层的结缔组织膜。骨内膜含纤维少，成骨细胞常在骨表面排列成一层，颇像单层上皮，细胞间有缝隙连接，它们与骨细胞突起之间也可有缝隙连接。

**（三）骨的结构**

骨可分为密质骨和松质骨两种类型。松质骨由大量针状或片状骨小梁相互连接的立体网格构成，骨小梁之间为相互通连的间隙，即骨髓腔，内含骨髓、血管和神经等。密质骨又称皮质骨，它与松质骨具有相同的基本组织结构，即均由板层骨构成，两者主要差别在于骨板的排列形式和空间结构，密质骨的骨板排列十分规律，并且所有的骨板均紧密结合，仅在一些部位留下血管和神经的通道，密质骨的主要功能是机械和保护作用，而松质骨主要起代谢作用。

1. 长骨的结构

长骨由密质骨、松质骨和骨膜等构成。典型的长骨，如股骨和肱骨，其骨干为一厚壁而中空的圆柱体，中央是充满骨髓的大骨髓腔。长骨骨干除骨髓腔面有少量松质骨，其余均为密质骨。密质骨的骨板有3种常见排列形式：环骨板、哈弗斯骨板和间骨板。

（1）外环骨板：环绕骨干表面并与骨干表面呈平行排列的骨板，约十数层或数十层，比较整齐。外环骨板的外面与骨膜紧密相接，其中可见横向穿行的管道，称为穿通管，又称福克曼管，骨外膜的小血管由此进入骨内。

（2）内环骨板：居于骨干的骨髓腔面，仅由数层骨板组成，不如外环骨板平整。内环骨板表面衬以骨内膜，后者与被覆于骨松质表面的骨内膜相接续。内环骨板中也有穿通管穿行，管中的小血管与骨髓血管相通连。

（3）骨单位骨板：又称哈弗斯骨板，位于内、外环骨板之间，是骨干骨密质的主要组成部分。骨单位骨板呈同心圆排列，中央的管道为中央管，又称哈弗斯管。骨单位骨板和哈弗斯管共同组成骨单位，又称哈弗斯系统。

骨单位是长骨干内主要起支持作用的结构和营养单位，呈长筒形，长 $0.6 \sim 2.5 \, mm$，直径 $30 \sim 70 \, \mu m$，由十数层骨板围成。长骨骨干主要由大量与骨长轴呈平行排列的骨单位组成。各层骨板间的骨陷窝和骨小管互相通连，最内层骨小管开口于中央管，管内有骨膜结缔组织及血管和神经，骨细胞从中央管内的组织液获得营养，并排出废物。相邻骨单位之间可见黏合线，它是一层含骨盐多、含纤维少的骨基质，构成骨单位的边界，相邻骨单位的骨小管在黏合线处互不通连。相邻骨单位的中央管相互间以横行的穿通管相通连。

（4）间骨板：为填充在骨单位之间的一些半环形或不规则的平行骨板，它是在骨生长改建中原有的骨单位或外环骨板未吸收的残留部分，其中除骨陷窝及骨小管之外，无其他管道。

2. 扁骨的结构

扁骨也有密质骨和松质骨。以颅顶骨为例，其内、外两层都是密质骨，两者之间夹一层厚度不一的松质骨。如中间的松质骨缺如，则两层密质骨融合。内、外两层密质骨分别称为内板和外板。外板厚而坚韧，弧度较小，耐受张力；内板薄而松脆，较易折损。内、外板之间的松质骨称为板障，有迂曲的板障管穿行，是板障静脉通行的管道。内、外板和板障及板障管有年龄性变化，一般在 6 岁以前和 50 岁以后，内、外板和板障不易分清；板障管在 2 岁后才可观察到，并随年龄增长逐渐明显，到 10 岁时，出现率可达 32%。扁骨的表面覆有骨外膜，颅骨外板表面的骨外膜叫颅外膜；内板表面由硬脑膜被覆，它们的结构和功能与长骨的骨外膜无明显差别。但成人的颅骨损伤后，往往不易愈合。

### （四）骨的再生与修复

骨组织的再生能力较强。骨折时，往往伴有周围软组织损伤和血管破裂出血，出现血块和软组织水肿，断端附近的骨细胞死亡。随即，中性粒细胞和巨噬细胞进入损伤处，吞噬坏死的组织碎片；同时，周围毛细血管分支伸入病变处。新生血管与增殖的成纤维细胞共同形成肉芽组织，逐渐取代血块，弥合骨折裂缝。不久，肉芽组织中出现致密结缔组织和软骨，随后又出现成骨细胞，开始形成新的骨组织，称为骨痂。骨痂将骨折的断端连接在一起，暂时起着固定和架桥的作用。

骨痂以膜内成骨和软骨内成骨的方式不断生成新的骨组织，最后完全变成新生的骨组织，骨折的断端遂牢固接合。新的骨组织大多是骨松质，经过溶骨和改建后逐渐形成骨密质，使骨的外部形状和内部结构恢复原状。骨痂周围的部分仍保留一层不骨化的结缔组织，成为骨外膜。在骨的修复与改建过程中，骨髓腔也随着形成。

## 三、关节

骨与骨之间借纤维组织、软骨或骨组织以一定的方式相互连接形成的结构称为关节。根据骨间连接组织的不同和关节活动的差异，可将关节分为动关节和不动关节两类。动关节是指那些具有明显活动性的关节，它包括两种：一种是滑膜连接，这种关节具有很大的活动性，一般情况下所说的关节即指这种关节；另一种是联合关节，如耻骨联合和椎间连接，这种关节具有一定程度的活动性，但活动幅度较滑膜连接要小，故也称为微动关节。不动关节是指那些没有活动性或活动性极小的关节，它包括纤维性连接、软骨性连接和骨性连接 3 种。

### （一）滑膜连接

滑膜连接也称滑膜关节，即平常所说的"关节"。它是一种高度特化的关节形式，分布广泛，活动性大，是肢体运动中最重要的关节类型。关节的基本结构包括关节面、关节囊和关节腔。关节面上有一薄层软骨覆盖,称为关节软骨。两骨间通过纤维性结缔组织即关节囊相连接,关节囊内层光滑,称为滑膜。滑膜产生滑液以润滑关节和营养关节内结构。除上述基本结构外,某些关节还有一些辅助结构,如关节盘或半月板、关节唇、滑膜壁和滑膜囊,以及关节内韧带等,它们具有维持关节面的相互适应、加强关节活动性或稳固性等作用。

1. 关节软骨

被覆于骨关节面的软骨称为关节软骨。除个别关节(如颞-下颌关节)的关节软骨为纤维软骨外,绝大多数关节软骨为透明软骨,但由于关节软骨所处的部位特殊,因而它在结构、功能、化学成分以及代谢活动等方面均有别于其他部位的透明软骨,具有明显的层次特点。关节软骨表面光滑,厚 2 ~ 7 mm,其厚薄因不同的关节和不同的年龄而异,即使同一关节,不同部位的厚度也有不同,使相对应的关节更相适应。关节软骨具有弹性,能承受负荷和吸收震荡。关节软骨与其下方的骨端骨组织(也称软骨下骨)紧密相连,其中有纤维成分从软骨下骨穿入关节软骨,加强了关节软骨的稳定性,亦可使关节软骨所承受的应力更易于向骨转移。关节软骨间的摩擦系数 < 0.002,为关节活动提供了一个极低阻力的润滑面。

2. 关节囊

在关节处包裹两骨端的结缔组织囊状结构称为关节囊,由关节囊封闭的腔即为关节腔。光镜下囊壁可分为两层:外层为纤维层,内层为滑膜层。纤维层为致密结缔组织,与骨端相接处的骨膜外层连续。纤维层富有韧性,可维持关节的稳定。在某些关节,纤维层为肌腱和(或)韧带所加强或取代。滑膜层通常简称滑膜,由薄层疏松结缔组织构成,衬贴于纤维膜内面,其边缘附着于关节软骨的周缘,包被着关节内除关节软骨、关节唇和关节盘以外的所有结构。滑膜内细胞成分较纤维层多,细胞分散排列,胶原性间质穿插其间。胶原的结构特征由内向外逐渐变化,最内层为细颗粒状,然后转变为无周期性横纹的胶原纤维,最后成为有周期横纹的胶原纤维,其中有些原纤维附着于滑膜细胞表面。滑膜的功能主要为产生滑液和排除滑液及其中的碎屑。

3. 关节液

关节液为关节腔内少量透明的弱碱性黏性液体,通称滑液。滑液的成分包括细胞和非细胞两类,以非细胞成分为主。非细胞成分包括水、蛋白质、电解质、糖、透明质酸等。细胞成分主要有单核细胞、淋巴细胞、巨噬细胞、中性粒细胞,还有一些脱落的滑膜细胞等。滑液维持关节面的润滑,减低两骨关节面之间或关节面与关节盘、半月板之间的摩擦,并为关节软骨提供营养。

滑液的水、电解质、糖和绝大部分蛋白质由滑膜血管的血浆渗透而来。有些部位滑膜的内膜下层毛细血管与细胞性内膜非常靠近,毛细血管为有孔型。加之滑膜细胞分散存在,使血管与关节腔之间无明显的屏障阻碍,有利于液体的渗透。透明质酸是滑液中的一种主要成分,一般认为由滑膜 A 型细胞和关节软骨细胞产生。

4. 关节盘与半月板

关节盘是位于关节腔内两关节面之间的纤维软骨板,外周较厚,与关节囊的纤维层相连,中间较薄,向两骨关节面间伸展。关节盘呈圆形,盘状,完全分隔关节腔。若为新月形,不完全分隔关节腔者称为半月板。关节盘与半月板可使两关节面更为适合,减少冲击和震荡,并可增强关节的稳定性。

**(二)椎间连接**

椎间连接为脊椎骨之间的连接结构。由软骨终板、纤维环和髓核 3 部分构成。软骨终板为覆盖在每个椎体上下两面的一层透明软骨、纤维环和髓核共同构成椎间盘。相邻两椎体通过椎间盘相连。

1. 软骨终板

软骨终板是椎间盘与椎体的分界组织,呈半透明均质状。周边较厚,中央较薄,平均厚约 1 mm。周围增厚区有从椎间盘的纤维环而来的纤维穿过,这些纤维经此而与矿化区软骨的纤维相连续,使相邻的两个椎体牢固地连接在一起。软骨终板有许多微孔隙,渗透性好,有利于椎体与椎间盘之间代谢物质的交流,在沟通纤维环、髓核与软骨下骨组织之间的液体中起半透膜作用。

2. 椎间盘

椎间盘是连接相邻两个椎体的纤维软骨盘,由两部分构成,即中央部的髓核和周围部的纤维环。髓核为柔软而富有弹性的胶状物质，是胚胎时期脊索的残留物。纤维环由多层纤维软骨板以同心圆排列而成，韧性大，牢固连接各椎体的上下面，保护髓核并限制髓核向周围膨出。椎间盘既坚韧，又富弹性，对压力具有较大的缓冲作用，允许脊柱做屈伸、旋转等多个方向的运动。

3. 髓核

髓核是软而具有弹性的高含水量的胶状物质，位于椎间盘的中央区。含有氨基多糖、胶原纤维、无机盐和水，以及分散于其间的细胞成分，正常髓核中含水量为80%～88%，40岁以后含水量逐渐减少，最后可减少至70%。髓核表面的胶原纤维全都锚在软骨终板上。髓核中的胶原类型80%为Ⅱ型胶原。此外，髓核表面也有弹性纤维网，将其与软骨终板相连接。髓核的细胞成分较少，主要为脊索细胞和软骨样细胞两种类型。脊索细胞是一种残余的胚胎性细胞，随年龄增长而不断减少。细胞小而少，核深染，胞质中含有丰富的糖原颗粒，细胞多散在分布，彼此借细胞突起相互连接。软骨样细胞为髓核中常见的细胞类型，一般认为它来自纤维软骨，其形态与功能大致和软骨细胞相同。

微信扫码
◆临床科研
◆医学前沿
◆临床资讯
◆临床笔记

# 第二章　骨科常用治疗技术

## 第一节　石膏固定

### 一、定义

熟石膏撒在绷带上做成石膏绷带，温水浸泡后聚合，放出热量。反应如下：

$$(CaSO_4)_2H_2O+3H_2O_2 \longleftrightarrow (CaSO_4+2H_2O) + 热量。$$

热量产生的多少与石膏用量和水温有关。石膏分子之间的绞锁形成决定了石膏固定的强度和硬度，在石膏聚合过程中如果活动将影响绞锁的过程，可使石膏固定力量减少77%。石膏聚合过程发生在石膏乳脂状期，开始变得有点弹性，逐渐变干、变亮。石膏干化的过程和环境的温度、湿度及通风程度有关。厚的石膏干化过程更长些，随着干化过程的进行，石膏逐渐变硬。

### 二、适应证

1. 用于骨折、脱位、韧带损伤和关节感染性疾病，用来缓解疼痛，促进愈合。
2. 用于稳定脊柱和下肢骨折，早期活动。
3. 用来稳定固定关节，改善功能，比如桡神经损伤引起的腕下垂等。
4. 矫正畸形。比如用于畸形足和关节挛缩的治疗。
5. 预防畸形，用于神经肌肉不平衡和脊柱侧凸患者。
6. 术后促进愈合及防止病理性骨折，如神经吻合术、肌腱移植、韧带修复、关节融合固定术、截骨术、关节移植、显微外科等术后。

### 三、禁忌证

1. 全身情况差，尤其是心肺功能不全的高龄患者，不可在胸腹部包扎石膏绷带。
2. 孕妇、进行性腹水者忌作胸腹部石膏。
3. 有直接妨碍病情观察的特殊情况时。

### 四、原则

尽管石膏作为广泛应用的一种治疗方法已经有100多年的历史了，但不能把它看作是万能的。石膏固定的原则有以下两点。

1. 三点固定原则

术者在肢体的两端用力塑形，第三个点则位于石膏定点的对侧。骨膜和其他软组织一般要求位于石膏夹板的凸侧来增加石膏的稳定性。

2. 水压原则

如果一桶水放在一个坚硬的容器内，容器可克服水自身的重力而保持水的高度不变。在胫骨骨折时，如果石膏强度足够的话，那么在复位固定后，利用水压原则，长度就不会丢失。

## 五、注意事项

1. 内置薄层内衬，保护骨突起部位。

2. 水温适宜，以 25 ~ 30℃最佳。

3. 待气泡完全停止排逸再排水，手握石膏绷带两端向中间挤，减少石膏丢失。

4. 石膏绷带贴着肢体向前推缠，边缠边抹，松紧适宜。

5. 100° ~ 90° 方法：如果欲将关节固定于90° 屈曲位，则绑缠石膏时应屈曲100° ，塑形前将其恢复至90° 。

6. 石膏厚度根据石膏绷带质量和性能而定，应掌握厚薄适宜。

7. 石膏固定应包括邻近上下关节，避免过长或过短；如胫骨骨折后石膏固定，应包括踝关节。

8. 留出肢体末端观察血液循环。

9. 一般固定关节于功能位，如髋人字石膏固定，个别骨折为了防止复位后再移位，需要将关节固定于非功能位，但在2周左右初步愈合后，需要及早改为功能位固定。

10. 石膏固定完毕，需在石膏上注明骨折情况和固定日期。

11. 交代患者注意事项，患肢抬高，锻炼未固定的关节、肌肉功能。如出现肢体肿胀、疼痛、麻木或感觉异常，及时随诊。

# 第二节 牵引技术

利用持续的作用力和反作用力来缓解肌肉及其他软组织的回缩和紧张、挛缩等，以达到骨折及关节脱位的复位、制动和功能锻炼的目的。牵引力通常由重锤提供，反牵引由人体重本身提供。下肢牵引时抬高床脚可加大反牵引力。两个成角的牵引力的合力的方向是其两边构成的平行四边形的对角线，牵引力大小则为两边牵引力的平方和的平方根值。此外，定滑轮用于改变力的方向，动滑轮可省力一半。

牵引的功能：①整复骨折、脱位，并维持复位后的位置。②防止与矫正关节畸形，解除肌肉痉挛与疼痛。③治疗颈椎病、腰椎间盘突出、坐骨神经痛等疾病。④术中、术后的辅助治疗，如脊柱侧弯术前牵引，防止水肿，方便护理的术后管理等。⑤骨关节感染的牵引以利于制动、止痛，防止病理性骨折等。

## 一、牵引的分类

### （一）按牵引用具及部位

1. 皮肤牵引。

2. 骨牵引。

3. 枕颌带牵引。

4. 骨盆悬吊牵引等。

### （二）按牵引力学设计

1. 固定牵引。

2. 滑动牵引。

3. 联合牵引。

### （三）按牵引的特殊名称

1. Brown 架的牵引。

2. Russell 牵引。

3. Bryant 牵引等。

## 二、牵引的用具

1. 牵引床。
2. 床脚垫：通常制成高约 20 ~ 40 cm 不等的方木块。
3. Brown 架、Thomas 架等特殊支架。
4. 骨牵引针，如克氏针（Kirschner 针）、斯氏针（Steinmann 针）、颅骨牵引弓（Crutchfield 钳）、马蹄形牵引弓等。
5. 滑车、牵引绳、牵引锤，各种特殊设计的牵引带，如枕颌带、骨盆悬带等。
6. 皮牵引用的胶布、撑木或称扩张板及涂擦皮肤的乙醚、复方安息香酸酊等。

## 三、牵引的适应证

### （一）皮肤牵引

1. 儿童、年老体弱或肌肉不发达者的骨折、脱位。
2. 稳定骨折或骨折已做内固定或外固定但尚需制动者。
3. 暂时制动。
4. 骨关节感染疾病的制动以期止痛，防止关节挛缩、病理性骨折等。
5. 术前、术后的辅助性治疗，如瘢痕挛缩、陈旧性关节内骨折、脱位等。

### （二）骨牵引

适用于不宜手法及手术复位的骨折、脱位，如：
1. 粉碎性骨折。
2. 肌肉发达者。
3. 严重软组织损伤，开放性骨折。
4. 肢体严重肿胀或感染等。
5. 颈椎骨折、脱位，骨盆骨折等。

## 四、牵引方法

### （一）皮牵引

1. 贴胶布区域皮肤剃毛，涂乙醚或苯甲酸酊。
2. 长宽合适的胶布纵向贴于肢体。
3. 扩张板置于肢体末端外 4 ~ 5 cm 胶布中央，与牵引绳相连。
4. 骨突起处垫少许棉花或纱布。
5. 胶布外缠绷带。
6. 牵引重量开始稍轻，后调整至治疗重量，一般不超过 5 kg。
7. 牵引时间不超过一个半月。

### （二）骨牵引

1. 颅骨牵引

①剃头、仰卧、头肩垫高，头略伸出床缘，扶正。②两乳突经颅顶额状线与鼻梁至枕骨粗隆连线的交点为中心，于其两旁 5 cm 处做额状切口。③消毒、局麻后用颅骨钻与额状线成 45° 角钻穿颅骨外板。④安置牵引弓。⑤调整螺丝及牵引方向，牵引重量 3 ~ 12 kg 不等（视情而定）。

2. 胫骨结节牵引

①适用于股骨粗隆间骨折、股骨干骨折、髋关节脱位、骨盆骨折等。②穿针点为胫骨结节下、后一横指交叉点。③由外向内进针，以免伤及腓总神经。④牵引重量为体重的 1/10 ~ 1/7。

3. 股骨髁上牵引

①适应证同胫骨结节牵引，但牵引力大于之。②穿针点为髌上缘与腓骨小头上缘纵线交点。③由内向外进针以免伤及股血管。

4. 跟骨牵引

①适用于胫腓骨骨折。②穿针点为内踝下、后各两横指交叉点。③由内向外进针以免伤及胫后神经血管。④牵引重量 3 ~ 6 kg。

5. 尺骨鹰嘴牵引

①适用于肱骨干或髁上骨折。②穿针点为曲肘 90° 时尺骨鹰嘴下一横指处。③由内向外进针以免伤及尺神经。④牵引重量为 2 ~ 3 kg。

## 五、注意事项

1. 牵引 2 ~ 3 d 内应使骨折复位，以后维持牵引于此位置。
2. 测量肢体长度或摄片以了解复位情况，过度牵引或牵引力不够均有害于骨折复位和愈合。
3. 牵引下的护理。
4. 调整牵引方向、力量，牵引器具的位置等。
5. 牵引下的功能锻炼。

# 第三节　支具治疗

## 一、作用

1. 防治畸形。
2. 制动。
3. 稳定关节。
4. 有利于功能锻炼。

## 二、常用支具

1. 上肢常用支具

（1）腕托：稳定腕关节。在腕托基础上附加弹性装置，使手指或腕关节被动伸直，可用于伸肌瘫痪患者的功能锻炼。

（2）对掌支具：制动拇指于对掌位。

2. 下肢常用支具

（1）长腿支具或护膝装置：稳定膝关节，防止畸形。

（2）踝足支具：稳定踝关节，防止畸形。

（3）病理鞋：矫正足部畸形，稳定踝关节，补偿下肢短缩。

3. 脊柱常用支具

（1）颈椎支具：常用塑料围领或头颅环装置，用于颈椎骨折脱位、颈椎不稳或颈椎术后固定。

（2）胸腰椎支具（Boston 支具）：常用硬塑料制作，用于脊柱侧弯矫形或脊柱术后维持脊柱稳定性。

（3）颈 – 胸 – 腰支具（Milwaukee 支具）。

# 第四节　小夹板固定术

小夹板固定术是中医对骨折治疗的伟大贡献。它经历了从多个相连的窄小而坚硬的竹片到目前的 4 ~ 5 块软质木夹板、从单纯的夹板到加有各种压垫的演进历程，逐步地符合生物力学的原理，备受医生和病人的欢迎。通过 4 ~ 5 块夹板和压垫以及被固定肢体肌肉及上、下关节的活动，动态地帮助骨折复位，且有利于骨折的愈合而少有关节的僵硬发生。它操作简单、调整方便、经济实惠，不足之处是对关节附近的骨折不便使用。广义的小夹板还包括铁丝夹板、石膏夹板、塑料夹板等。

## 一、适应证

1. 四肢骨折和损伤的治疗性固定和制动。
2. 四肢骨折和损伤的临时性固定和制动以便转运。
3. 四肢骨折内固定术后辅助性外固定。
4. 四肢陈旧性骨折复位后的固定。
5. 纠正畸形，如足内翻等畸形。

## 二、禁忌证

1. 关节内或关节附近的骨折。
2. 极不稳定的四肢骨折。
3. 严重的开放性骨折以及有严重的软组织感染的骨折。
4. 脊柱骨折。
5. 软组织过度肿胀时暂时不宜。

## 三、小夹板的种类及制作

### （一）制作材料

1. 木制夹板：以柳木、杉树皮为佳，具有可塑性以利制成适应肢体的外形，有韧性抗折，有弹性以利肌肉的收缩。其厚度多为 2.5 ~ 4 mm，边缘光滑圆钝，接触皮肤的一面粘一毡垫，外包棉绳套或灯芯绒，可根据常规成批生产或临时修剪。

2. 铁丝夹板：用直径 4 mm 左右的铁丝制成矩形，矩形间用较细的铁丝缠绕成网状。用时衬上厚实的棉花，用绷带缠绕。此类夹板可临时塑成各种形状，多用于临时性固定。

3. 石膏夹板。

4. 厚纸板、竹片、铝片等制成的夹板。

### （二）压垫

1. 作用

夹板的力点。

2. 材料

吸水、散热、无刺激的毛头纸为佳。

3. 类型

①平垫。②塔垫。③梯垫。④高低垫。⑤抱骨垫。⑥葫芦垫。⑦横垫。⑧合骨垫。⑨分骨垫等。

### （三）横带

横带宽 1.5 ~ 2 cm，长短以绕肢体 2 周能打结为度，亦可用 4 ~ 6 层绷带包扎，其作用是固定夹板并给夹板合适的压力。

## 四、小夹板操作

1. 骨折手法复位。
2. 通常对患肢进行松软的绷带包扎。
3. 选择必要的压垫，如分骨垫、高低垫等，以利骨折复位及充填夹板与肢体间的较大空隙。
4. 选择 4 ~ 5 块大小长度合适的夹板贴附于肢体表面。
5. 于夹板上等距地搁上 4 ~ 5 条横带，松紧度以保持横带上下移动 1 cm 为宜（此时压力为 0.8 kgf）。

6. 小夹板亦应使用灵活，可有超关节夹板、特形夹板等。

## 五、注意事项

1. 绑扎松紧适宜：太松固定无效，太紧可能导致肢体血循环障碍。因此，开始一周应随时调整夹板的松紧度。

2. 鼓励肢体功能锻炼。

3. 必要时定期拍片复查，以排除骨折移位。

## 六、小夹板固定术举例

1. 前臂小夹板。

2. 上臂小夹板。

3. 大腿小夹板。

4. 小腿小夹板。

# 第五节  外固定架技术

## 一、定义

将骨折的远近端用骨针或钉穿过，在皮肤外将穿过骨折两端的骨针固定在外固定架上，从而达到使骨折复位和固定的目的，即外固定架技术。

## 二、作用

1. 能保持骨折端的良好对位。

2. 可牵开骨折两端以延长肢体。

3. 可利用加压技术，促进骨折愈合。

4. 可以纠正早期的成角畸形与旋转畸形。

## 二、适应证

1. 开放性骨折及开放性骨折患者的转送，方便伤口处理。

2. 治疗骨折不连。

3. 肢体延长术。

4. 多段骨折。

5. 不稳定的粉碎骨折。

6. 关节融合术。

## 四、种类

1. 单边式半针外固定架。

2. 双边式骨外固定架。

3. 四边式骨外固定架。

4. 半环、全环与三角式骨外固定架。

## 五、注意事项

1. 熟悉解剖，避免损伤重要血管与神经。

2. 严格无菌操作，针口处应用酒精敷料包扎。

3. 慎选穿针的粗细及穿针部位，不能离骨折端太近或太远。

4. 穿针在局麻下进行，穿针时宜使用慢速钻进针。

5. 应每天检查外固定架连接部位有无松动以及针眼处有无感染。

6. 根据骨折情况，指导患者早期进行功能锻炼。

# 第六节　骨折内固定术

## 一、内固定的发展

早在 16 世纪就有人陆续用金、铁、铜、银、铂等金属材料和硬质玻璃、象牙、牛骨等非金属材料来植入体内，用以固定或填补骨缺损。19 世纪，Thomas Gluck 用象牙设计了各种骨折内固定物、关节和骨的替代物。后来虽然失败了，但他提出的一些应用植入物固定的原则至今仍有实用价值。1886 年，Hansmann 报道了应用接骨板治疗骨折的方法，以后 Lambotte（1909）、Sherman（1912）及 Inane（1914）陆续进行了报道，但多不成功。这些学者对内固定用具的形状、强度和组织相容性做了一些改进，这可称为第一代接骨板，现今很少使用。在此基础上，Tounsend 和 Gilfillan（1943）、Eggers（1948）以及 Collison（1952）设计了槽式钢板，他们认识到骨折断端的接触及加压对骨折愈合有利，利用肌肉的强力和收缩力来消除因骨折断端骨折坏死、吸收形成的间隙以保持骨折端持续接触，以利于骨愈合。但由于接骨板不够牢固，未能推广使用。这是第二代接骨板。第三代接骨板，即加压接骨板，是受到 Key（1932）和 Charnley（1948）膝关节加压融合术的影响而设计的。Damis 是真正加压接骨板的先驱，他所设计的接骨板，是利用接骨板内的一个附件装置，形成骨折端的互相压缩。其后，Venable（1951）、Boreau（1952）和 Bagby（1956）对其提出了一些改进，到 1961 年 Muller 骨板的应用，使 Damis 接骨板发生显著变化。其压缩力足而可靠，至今仍在应用。又有不少学者对 Bagby 设计的自动加压型或自身加压型接骨板进行了改进，如 Denham 自身加压接骨板，Kendo 和 Marumo 加压板和动力加压型接骨板（D.C.P）。

内固定的发展还包括髓内钉和加压螺钉的应用。1932 年，Smith-Petersen 用三翼针治疗股骨颈骨折，近年来有不少学者报道应用加压骨松质螺钉或滑行钉板治疗股骨颈骨折取得了较满意的结果，有取代三翼钉之势。髓内钉的应用是从 1940 年 Kuntscher 用它治疗股骨干骨折开始的，随后有许多形式的髓内针出现，近年又有加压髓内针的设计。

20 多年前，以瑞士 Muller 为首的 AO 学派在不断改进中研制出一套完整的内固定原则、方法和设备，取得了良好效果，使骨折的内固定术趋于完善，已在欧美各地广泛使用。

## 二、内固定原则

AO 学派制定了四项手术原则：①骨折特别是关节内骨折的解剖复位。②用无创性技术保留骨折块和软组织的血液循环。③设计牢固的内固定，使之能满足局部生物力学的要求。④骨折附近的肌肉和关节早期主动和无痛地活动，以预防"骨折病"。这四点中，良好的内固定最重要。AO 派认为只有骨折达到解剖复位和加压内固定后，骨折处间隙很小，中央管才可以直接增生、塑型，经由活的骨皮质跨过死的皮质骨在骨折处直接架桥，形成"一期愈合"。若固定物与骨之间有活动，则骨被吸收而致内固定松动不利于骨折愈合。

## 三、内固定的适应证和禁忌证

1. 骨折治疗是手法复位还是切开复位内固定，需结合病人全身情况、局部病变以及技术力量、物质条件、经验教训等综合因素考虑，以下内固定的适应证可供参考：

（1）凡是手法难以复位或复位后难以固定的骨折，最终难达到功能复位的标准而严重影响功能者。

（2）骨折端有肌肉、肌腱、骨膜或神经等软组织嵌入，手法难以复位者。

（3）有移位的关节内骨折，手法复位很少能达到解剖复位，如不行内固定，日后必将严重影响关节功能。

（4）有严重移位的撕脱骨折，一般因有肌肉、韧带、关节囊等软组织牵拉，复位较困难，如髌骨、鹰嘴、肱骨大结节等处骨折。

（5）有严重移位的骨骺分离或骨折，必须正确复位、紧密接触、牢固固定，否则易发生不愈合，畸形愈合及骨骺发育停止。某些骨折甚至进行内固定也不愈合，应事先解释清楚。

（6）骨折并发主要的血管或神经损伤（包括断肢再植），需先内固定骨折部，而后吻合血管、神经。但 Conndly 和一些学者认为，开放复位内固定不但费时，且增加了手术创伤、术后感染的概率，应先集中精力修复血管损伤。如有可能应用牵引、外固定架、石膏托等处理，这种意见恐怕只能提供参考，再根据具体情况酌情使用。

（7）一骨多折或多处骨折为便于护理和治疗，防止并发症，可选择适当部位切开复位内固定。此外，骨折合并身体其他部位或器官的损伤特别是严重的颅脑损伤，为了治疗和护理的方便，也需行内固定。

（8）无论是开放还是闭合方法治疗后发生的骨不连接或骨延迟愈合者。

（9）病理性骨折：特别是大肢体的长骨病理性骨折，切开复位即可治疗骨折又可清除病灶。

（10）开放性骨折：在内固定处理上意见不一致，一般不超过 6 ~ 8 h。损伤部位轻、技术设备条件好，可以施行内固定，否则延期固定，但火器伤和电击伤禁忌内固定。

2. 禁忌证

（1）手法复位即可达到功能复位或解剖复位而无须切开内固定者，如无移位骨折或对位好的嵌入骨折等。

（2）难以应用内固定或内固定不牢固者，如骨折片太小或骨质弱、软等。

（3）伴有活动性感染或骨髓炎者。

（4）局部软组织条件不佳，如严重烧伤、瘢痕和软组织感染者。

（5）全身一般情况差，不能耐受麻醉或手术者。

## 四、骨固定的时机选择

切开复位内固定的时机视病情和局部骨折情况而定。某些骨折病人常伴有颅脑损伤或胸腹伤，合并严重休克，应优先处理危及生命的损伤，然后再处理骨折。开放性骨折或脱位或伴有血管损伤的骨折均应紧急手术。对一般的闭合性骨折则可择期手术。因骨折早期一般伴有皮肤水疱、水肿、青紫、瘀斑，甚至裂伤，应待皮肤创面愈合，水疱、水肿、瘀斑消退后再行手术，可延迟 3 ~ 4 d 甚至 2 ~ 3 周。不少学者认为，延迟 1 ~ 2 周实行内固定，不但可增加愈合的机会，而且可增加愈合的速度，但有时延迟过久、卧床时间过长会使全身一般情况很快变差。如髋部骨折的老年病人，应争取在 24 ~ 48 h 内手术。一般的骨折，如延迟至 4 ~ 6 周手术，则骨折已初步愈合，已有部分骨痂形成，局部损伤的肌肉发生纤维化，使复位更为困难，同时晚期手术对骨折愈合干扰很大，应当尽量避免。

## 五、内固定的选择与使用方法

1. 螺钉

有普通螺钉和加压螺钉之分。

（1）普通螺钉：普通螺钉螺纹致密，其前端多有一纵形沟槽，使用时一般需先用钻头在骨面钻孔，然后再施入螺钉。骨内螺纹是自行攻出的，因而也称"自攻螺钉"。使用普通螺钉时应注意所选钻头应稍小于螺钉，在骨皮质太大则不起固定作用，太小则难以旋入或使螺帽破碎；在骨松质可更小或不钻孔以便增加螺钉的固定作用。此外，普通螺钉也可作为加压螺钉应用，只是近侧骨皮质扩孔要够大，使螺钉在近侧骨皮质无作用，只抓住远侧骨皮质而起到加压固定作用。

（1）加压螺钉：又称 AO 螺钉或 ASIF 螺钉。标准加压螺钉一般较粗，螺纹比普通螺钉更水平、更深，其前端无沟槽，螺纹不能自行攻出，因而又称"非自攻螺钉"。在放入螺钉前，必须用螺丝攻旋出阴螺纹，然后才能旋入螺钉。加压螺钉钉帽呈六角形凹槽，需用六角形螺丝锥。加压螺钉一般又分为：①骨皮质螺钉：全长螺纹可做一般内固定用，如近侧皮质扩孔过大，则可起加压螺钉作用，用于断端间的加压固定。
②骨松质螺钉：半螺纹，能牢固抓住骨松质，常用于干骺端。钉尾需有一宽垫圈，否则钉尾将陷入骨质。
③踝部螺钉：主要为内踝骨折而设计，其尖端锐利，不用预先钻孔即能旋入，也可应用于干骺端。

螺钉必须穿过双侧骨皮质，钉头露出 2 ~ 3 mm 为好，上钉前需用探测器测量深度，选用长短合适的螺钉。螺钉旋入时，螺丝刀需紧压钉尾，与钉成一直线，然后旋入。与接骨板一起使用时，螺钉先不完全拧紧，待全部螺钉拧入后，再逐一拧紧，但不可拧过头以免滑丝，反而失去了固定作用。使用骨松质螺钉时，远端螺纹全穿过骨折线方能起到加压作用。

2. 接骨板

接骨板分为普通接骨板、带槽接骨板和加压接骨板。

（1）普通接骨板：多由铬镍不锈钢制成，包括 Lane 板，Sherman 板和一般直形板，而以直形板最常用。直形板其横断面略有弧度，强度较高，骨板长度需为所固定骨干直径的 4 ~ 5 倍。目前国产钢板规格基本为五种，即 8 孔、长 6 孔、短 6 孔、长 4 孔和短 4 孔，分别用于股骨、胫骨、肱骨及尺骨、桡骨。对掌指骨骨折还有特制的小型 2 孔钢板及螺钉。

（2）滑槽接骨板：其上、下段各有一沟槽，特别设计的螺钉经沟槽固定于骨折两段，由于肌肉的收缩和张力，使断端不断接触和压缩，消灭间隙，促进愈合。但固定不牢靠，可造成螺钉和钢板松动，滑脱或折断。现已为加压钢板所代替。

（3）加压接骨板：多选用强度较高的植入材料，较一般钢板宽、厚、短，根据其使用的加压机制，可分为两型：①加压器型：骨折复位后钢板一端先以螺钉固定，然后在另一端使用加乐器使两骨折端加压，然后用螺钉固定钢板。②自动加压型：将钢板钉孔做成一定形状的斜面，随着拧紧螺钉的过程，钉帽檐钉孔的斜面向骨折端方向滑动，在断端产生加压作用。

3. 髓内针

种类较多，而应用较广的是 "V" 形和梅花形两种，皆是根据其横断面不同而分的。髓内针有的是三个角，可打入髓腔内，有三个点卡在髓腔内壁，骨折断端不易发生旋转，固定牢靠。其最好的适应证是发生于髓腔峡部的横形、短斜形或短螺旋形以及一骨多处骨折，还可用于骨折延迟愈合、畸形愈合、不愈合以及病理性骨折。长骨畸形截骨术后、长管状骨良性肿瘤切除术后或骨折后需大量植骨者。选择使用髓内针时还应考虑病人的年龄，年老或年幼均不宜使用。年老骨质疏松，髓内针固定后易松动，不易达到牢固固定之目的，且在操作过程中易发生劈裂。年幼患者骨骺生长快，一旦未及时拔针，髓内针相对短缩，针缩至骨内会造成拔针困难，且操作时有可能伤及骨骺。髓内针的使用方法有闭合性和开放性两种：

（1）闭合性髓内针固定：需在电视 X 线机监视下进行，髓内针经骨折端的小切口进入髓腔，经骨折处直达远折端足够深度固定骨折。此法无须切开骨折部，不剥离骨膜，对骨折愈合有利，但技术难度大。

（2）开放性髓内针固定：在骨折部做切口，暴露骨折端，直视下复位。分逆行法和顺行法：①逆行法开放髓内针固定：暴露骨折端后，将针尾插入上折段髓腔，针尖套上嵌插器，将髓内针打入上折段至针尾穿出近折端骨质至皮下，切开皮肤把髓内针向上打出至针尖露出骨折端外仅 0.5 cm 左右，将下折端套在髓针尖上，复位后将嵌插器套在针尾将髓内针打入下折段，针尾留 1 cm 左右有孔部于骨外。②顺行法开放髓内针固定：与逆法不同的是，针尖从骨折近端上端打入越过骨折线进入下折段。

使用髓内针时应注意：①髓内针的长度和粗细：使用前应精确测量长骨骨髓腔的长度及峡部的宽度，选择合适的髓内针，太细固定不牢靠，太粗往往 "卡壳"，进退两难。②针的方向："V" 形针和梅花针都应开口向内，背崤向外，便于以后拔针。③针尾：原则上在不影响拔出时越短越好，一般留置 1 cm 左右。④注意打入时发生骨质劈裂、骨折端分离。

4. 不锈铜丝

不锈钢丝可用于以下各种情况：

（1）髌骨、尺骨鹰嘴、股骨大转子等处骨折，可用不锈钢丝环扎固定或与克氏针联合应用。

（2）粉碎性长骨干骨折，在髓内针固定后，也可用钢丝环绑大的碎片。

（3）某些短管状骨如指骨、掌骨、跖骨，可用不锈钢丝缠绕骨折部。

（4）$C_1$、$C_2$脱位行切开复位，可用钢丝将寰椎后弓与$C_2$或$C_3$棘突固定。

使用不锈钢丝时应将其拉直，不应扭曲、打褶。为增强张力可绞成双股或多股。钢丝环扎时要有张力，将其拧紧，剪去多余部分，将残端弯成圆圈使其紧贴骨面，埋入软组织内，以免损伤组织，产生疼痛。

5. 骨针

以骨圆针多见，少有呈三棱形。有粗细长短不同的规格，细的用于固定掌指骨，粗的可用于做骨牵引，小于 1.5 mm 直径的称为克氏针，粗于 1.5 mm 的称斯氏针。骨针在骨科应用很广，除可用做骨牵引外，尚可单独使用固定骨折，如指骨、掌骨、距骨、尺骨、桡骨、肱骨颈与股骨颈等的骨折。

# 第七节  关节穿刺及引流

## 一、定义

关节穿刺及引流是一项有创检查和治疗的方法。在局麻下进行，需根据需要准备不同型号的穿刺针、套管针及注射器，在严格无菌操作下进行。

## 二、适应证

1. 四肢关节积液、积脓须行关节腔穿刺抽液检查或引流，或注射药物进行治疗。
2. 需行关节腔造影术以了解关节软骨或骨端的变化。

## 三、各关节穿刺部位及方法

1. 肩关节穿刺术

患肢轻度外展外旋，肘关节屈曲位，于肱骨小结节与喙突之间垂直刺入关节腔。也可以从喙突尖下外侧三角肌前缘，向后外方向刺入关节腔。

2. 肘关节穿刺术

肘关节屈曲 90°，紧依桡骨小头近侧，于其后外方向前下进针。也可在尺骨鹰嘴顶端和肱骨外上髁之间向内前方刺入。还可经尺骨鹰嘴上方，经肱三头肌腱向前下方刺入关节腔。

3. 腕关节穿刺术

经尺骨茎突侧面下方，垂直向内下进针，也可在桡侧进行，但需注意避免损伤桡动脉。

4. 髋关节穿刺术

在髂前上棘与耻骨结节连线的中点，腹股沟韧带下 2 mm，股动脉的外侧垂直进针，也可取下肢内旋位，从股骨大转子上缘平行，经股骨颈向内上方刺入。

5. 膝关节穿刺术

髌骨四周无重要血管和神经. 均可穿刺，标准穿刺点在髌骨外上方及髌骨内外侧下方，可通过此三点做穿刺及经套管针安置引流冲洗管。

6. 踝关节穿刺术

紧贴内外踝尖部，向内上方进针，经踝部与相邻的距骨之间刺入关节腔。

## 四、操作注意事项

1. 应边进针，边回抽，如抽到新鲜血液，应退针少许，改换穿刺方向再进针。
2. 对抽出的关节液作肉眼观察，各种镜下及细菌培养检查。
3. 关节腔有明显积液者，应尽量抽尽积液，局部加压包扎，适当予以固定。
4. 关节腔内注射激素不应超过 3 次。

# 第三章  骨折概述

## 第一节  骨折定义与分类

### 一、定义

骨折即骨的完整性或连续性的中断，它也包括骨骺分离和骺板折断。骨折常合并周围的软组织损伤，如皮肤、肌肉、肌腱、血管、神经、韧带以及关节囊损伤等。这些损伤与骨折的治疗、修复以及功能恢复均有密切关系。骨折的成因主要包括：

1. 直接暴力

骨折发生在暴力直接作用的部位。例如，车轮撞击小腿，胫腓骨骨干在被直接撞击的部位发生骨折。

2. 间接暴力

暴力通过传导、杠杆或旋转作用使远处发生骨折。例如，走路滑倒时，以手掌着地，根据跌倒时上肢与地面所成之不同角度，可发生桡骨远端骨折、肱骨髁上骨折或锁骨骨折。

3. 肌拉力

肌肉突然猛烈收缩，可拉断肌肉附着处的骨质。例如，在骤然跪倒时，股四头肌猛烈收缩，可发生髌骨骨折。

4. 积累性劳损

长期、反复、轻微的直接或间接伤力（例如，远距离行军时）可集中在骨骼的某一点上发生骨折，如第二、三跖骨及腓骨干下 1/3 的疲劳骨折。骨折无移位，但愈合慢。

5. 骨骼疾病

以上 4 种均系健康骨骼受各种不同暴力作用而断裂，称为外伤性骨折。病变骨骼（例如，骨髓炎、骨肿瘤等）遭受轻微外力即断裂时，称为病理性骨折。

### 二、骨折分类的原则

在完全应用这一系统时，首先必须按照 Muller 的描述清楚地了解及判读骨折的本质，因为这将决定骨折的特性并成为其分类的基础。第二步便是将骨折的根本特征以文字的方式记录下来，接下来的挑战便是如何处置该骨折及对可能的疗效作出预测。解读这一分类的关键在于对骨折的准确描述。按照创伤骨科学会（OTA）系统，每一块骨及每一区域的骨均被编号，每一长骨被分成 3 个节段。

1. 分类计划

首先将每一骨骼的骨折分为 3 型，再进一步分为 3 组及其亚组。形成一个 3-3-3 的递进式等级结构。

而将骨折由组进一步分为亚组的工作，通常只有在手术中对骨折的细节进行充分了解后才能建立。根据骨折形态的复杂性、治疗的难易度及预后将这些组及其亚组按照从易到难的顺序进行排列。在此分类中，任何骨折均可通过对以下问题的解答得出其所属类型：

（1）哪一块骨？

（2）骨的哪一节段？

（3）哪一型骨折？属于哪一组？

（4）属于哪一亚组？

2. 骨、节段、分型及分组

亚组代表了同一组内3种不同的特征。每一组骨折可以再细分为3个亚组，分别以编号1、2、3表示。这样每一骨节段共有27个亚组，而每一块骨可分为81个亚组。

在其二元式概念里，依然保存现在的三阶段式结构，但在每一层次都必须在2个答案中做出1个选择。例如，当一个长骨骨折被确认为骨干骨折后，首先要回答关于其严重程度的双选题："这是一个单纯骨折，还是多碎片式骨折？"如果骨折被确认为单纯骨折，即A型，下一个问题是有关损伤机制的："骨折由螺旋引起，还是由弯曲引起？"如果由螺旋引起，该骨折被分类为A。双选题的另外一个好处在于如果无法对此2个答案做出选择，则提示影像学资料可能不够完善，需要提供更多信息。

3. 骨折诊断编码

在此系统中，按照解剖部位及形态学特征对骨折做出诊断。通过回答以上提出的问题，使用一种五元字母数字编码描述骨折：口口－口口.口。此五元编码由代表解剖部位的首2位数字（骨及骨节段）、其后代表骨折类型的字母及最后代表骨折形态学特征的2位数字组成。使用此系统时，首先应清楚了解各个字母及数字所代表的意义。各个骨的数字代号已被制定并可在图中查到。需要特别注意的是桡骨和尺骨、胫骨和腓骨分别被作为一个长骨处理。

（1）骨的节段：一个长骨通常可被分为1个骨干部，2个骨骺部和2个干骺部。长骨中段与端段的分界由以下方法决定：以骨骺部最宽的部分为边长画一个正方形，其范围内为端段，范围外为中段。

在此分类中，干骺部与骨骺部被作为一个节段，因为干骺部骨折的形态学特征会影响关节骨折的治疗和预后。

在此，需要特别提出骨折中心这一重要概念。按照这一概念，即使当一个无移位的骨裂贯穿关节时，也有可能根据其中心所在将其分类为中段（骨干部）骨折。在决定骨折的解剖部位前，必须先确定其骨折中心。

（2）骨折中心：单纯骨折的中心很容易确定。楔形骨折的中心是指楔形最宽处。而一个复杂骨折的中心通常只有在复位后才可判断。

当列出所有骨折后，便可以对其进行编码。虽然骨折的类型及分组均很易确定，但是对亚组的判定则多在复位后才可做出。

（3）长骨：骨折的解剖部位由2个数字代表，1个代表骨，另1个代表骨节段。

①骨：尺桡骨与胫腓骨一样被看作一个骨干，因此全身共有4处长管状骨。1=肱骨；2＝桡尺骨；3＝股骨；4＝胫腓骨。

②骨折类型：在骨近段（－1）或远段（－3），所有骨折都可分为A、B及C 3型。

③组、亚组、限定及修改：不管哪一个骨的节段发生骨折，当它被确定为A、B及C型后，均可通过回答双选题来将其分组（1，2，3）。需要时，这些组又可细分为亚组（.1，.2，.3）。在特别复杂的情况下，这些亚组还可细分下去，称为限定。

（4）软组织损伤的分类：在对开放性或闭合性骨折进行分类时，有许多不同的变数，包括皮肤损伤（IC、IO）、肌肉及韧带损伤（MT）及神经血管损伤（NV）。

（5）脊柱损伤的分类：与AO Muller对长骨的分类相同，脊柱损伤也依其严重性及解剖位置按等级划分。

骨折的严重程度由A型到C型渐增，同样的方式也适用于组及组以下亚组分类中。脊柱损伤的分级首先由其稳定性决定，同时尽可能地考虑其预后。

对脊柱骨折进行分类应充分照顾到不同的脊柱水平所具有解剖特性的差异。脊柱（编号 5）主要分为 4 个节段，除骶骨作为一个整体外，其他的锥体各自构成 1 个亚节段。通常依照放射学所见的典型损伤特征将之进行分型。对不同分型的主要损伤机制可大致叙述如下：

①A 型：压力负荷，引起压缩性或爆裂性骨折。

②B 型：张力负荷，引起横向牵拉性损伤。

③C 型：轴向扭力，引起旋转性损伤。

因为在下部颈椎（51.03 到 51.05），由张力负荷引起损伤远较轴向扭力严重，所以张力负荷引起的损伤被归为 C 型，而轴向扭力则被归类为 B 型。

（6）骨盆环损伤的分类：骨盆损伤的分类是在 M.E.Muller 等人所提议的通用 AO 分类命名法，及 M.Tile 等人提议的分类命名法的基础上做出适当调整而制定的。此分类同样分为骨（6），节段（1，2），分型（A，B，C）及分组（1，2，3）。此分类还可依照专科医师或临床研究的特殊需要，进一步分为 3 个亚组（.1，.2，.3）及其限定。

骨盆环损伤可按解剖部位分为前部损伤、后部损伤及前后部联合损伤。

骨盆前部或前支损伤可表现为：

①耻骨联合分离。

②单侧或双侧耻骨支骨折，可能伴有耻骨联合分离。

③腹直肌起点撕脱。

④复合损伤。

骨盆后部或后支损伤可以为单侧或双侧，它可能包括：

①髂骨：髂骨骨折通常由坐骨大切迹延伸至髂嵴，但也可延伸至髋臼的后柱部分。

②骶髂关节：骶髂关节损伤可以是单纯关节脱位，但更常见的是伴有部分骶骨或髂骨骨折。

③骶骨：骶骨骨折可以是垂直骨折，或骶臀线以下的横向骨折。垂直骨折在骨盆环骨折时常见，横向骨折则为真正的脊柱损伤。

判断骨盆环损伤稳定性的最重要因素是后部结构有无移位。所有骨盆环损伤，可根据其后部骨或韧带损伤的程度分为稳定、旋转不稳定，但垂直稳定或旋转及垂直均不稳定。任何使骶臀线连续性中断的损伤均表示骨盆后部有复合移位。

（7）髋臼损伤的分类：我们对髋臼骨折及其分类的了解主要来自 Judet 及 Letournel 的工作。在日常处理髋臼骨折时，Letournel 所提倡的分类得到了广泛的应用。

解剖上，髋臼损伤一方面可被分为部分关节或全关节骨折，另一方面又可分为单柱或双柱（前柱及后柱）骨折及横向骨折。

（8）足部骨折的分类：AO 足及踝部专业组建立足部骨折的分类的工作已接近完成。

# 第二节  骨折的愈合

## 一、骨折的愈合

骨折愈合的过程就是"瘀去、新生、骨合"的过程，整个过程是持续的和渐进的，一般可分为血肿机化期、原始骨痂期和骨痂改造期。

### （一）血肿机化期

骨折后，因骨折本身及邻近软组织的血管断裂出血，在骨折部形成了血肿，血肿于伤后 6～8 h 即开始凝结。骨折断端因损伤及血循环中断，逐渐发生坏死，约有数毫米长。断端及邻近组织细胞发生坏死，在骨折区很快引起一个急性炎症反应，血管扩张充血，血浆渗出，导致局部急性水肿，同时急性炎性细胞、多形核白细胞和巨噬细胞向骨折处迁移。急性炎症反应时间大约在 1 周左右。继之，血肿逐渐机化，肉芽组织再演变成纤维结缔组织，使骨折断端初步连接在一起，这就叫纤维性骨痂，约在骨折后 2 ~ 3 周内完成。在这一时期若发现骨折对线对位不良，尚可用手法再次整复、调整外固定或牵引方向加以矫正。此期应内服活血祛瘀药物，以加强骨折断端局部血液循环，并清除血凝块以及代谢中分解产物。

**（二）原始骨痂期**

骨折后 24 h 内，骨折断端处的外骨膜开始增生、肥厚，外骨膜的内层即生化层，成骨细胞增生，产生骨化组织，形成新骨，称骨膜内骨化。新骨的不断增多，紧贴在骨皮质的表面，填充在骨折断端之间，呈斜坡样，称外骨痂。在外骨痂形成的同时，骨折断端髓腔内的骨膜也以同样的方式产生新骨，充填在骨折断端的髓腔内，称内骨痂。充塞在骨折断端之间由血肿机化而形成的纤维结缔组织，大部分转变为软骨，软骨细胞经过增生、变性钙化而骨化，称软骨内骨化。这种位于骨折断端间的骨痂，称桥梁骨痂。内外骨痂与桥梁骨痂的形成速度并不一致，往往在骨折处呈一个梯度的变化，即在骨折中心含有血肿，血肿周围是松软的纤维软骨，软骨岛周围是塑形较好的软骨，在软骨外层是新生骨。这样，力学性能最差的位于中心，力学性能最好、塑形能力最强的位于外周。由此可见，外骨痂生长最快，作用也最大；桥梁骨痂生长缓慢，作用也较弱，所以在骨折治疗中要注意保护骨膜和防止较大的血肿。当内外骨痂与桥梁骨痂自骨折两端向骨折线生长，彼此会合后，又经过不断钙化，其强度足以抵抗肌肉的收缩、成角、剪力和旋转力时，则骨折已达到临床愈合，一般约需 4 ~ 8 周。此时，骨折处无压痛，沿患肢纵轴叩击时亦无疼痛，自动或被动活动患肢时，骨折处也无异常活动，如 X 线照片显示骨折线模糊，周围有连续性骨痂，则可解除外固定，加强患肢的活动锻炼。但若此时发现骨折对位对线不良，则手法整复已相当困难，调整外固定亦难以改善。这一时期内服药物以接骨续筋为主，佐以活血化瘀。

**（三）骨痂改造期**

骨折部的原始骨痂进一步改造，成骨细胞增加，新生骨小梁也逐渐增加，且逐渐排列规则和致密，而骨折端无菌坏死部分经过血管和成骨细胞、破骨细胞的侵入，进行坏死骨的清除和形成新骨的爬行替代过程，骨折部位形成了骨性连接，一般需要 8 ~ 12 周才能完成。此期内服药物应以补肝肾、养气血、壮筋骨为主。

随着肢体的活动和负重，在应力轴线上的骨痂，不断地得到加强和改造；在应力轴线以外的骨痂，逐渐被清除；使原始骨痂逐渐被改造成永久骨痂，后者具有正常的骨结构。骨髓腔亦再沟通，恢复骨之原形。成人其所需时间一般为 2 ~ 4 年，儿童则在 2 年以内。

## 二、骨折的临床愈合标准和骨性愈合标准

掌握骨折的临床愈合和骨性愈合标准，有利于确定外固定的时间、练功计划和辨证用药。

**（一）骨折的临床愈合标准**

1. 局部无压痛，无纵轴叩击痛。

2. 局部无异常活动。

3. X 线照片显示骨折线模糊，有连续性骨痂通过骨折线。

4. 功能测定：在解除外固定情况下，上肢能平举重量 1 kg 达 1 min，下肢能连续徒手步行 3 min，并不少于 30 步。

5. 连续观察 2 周骨折处不变形，则观察的第一天即为临床愈合日期。2、4 两项的测定必须慎重，以不发生变形或再骨折为原则。

**（二）骨折的骨性愈合标准**

1. 具备临床愈合标准的条件。

2. X 线照片显示骨小梁通过骨折线。

## 三、影响骨折愈合的因素

认识影响骨折愈合的因素，以便利用对愈合有利的因素和避免对愈合不利的因素。

**（一）全身因素**

1. 年龄

骨折愈合速度与年龄关系密切。小儿组织再生和塑形能力强，骨折愈合速度较快。老人骨质疏松，机能衰减，骨折愈合速度缓慢。如股骨干骨折的临床愈合时间，小儿需要1个月，成人往往需要3个月左右，老年人则需更长的时间。

2. 健康情况

身体总是动员体内一切力量来促进骨折愈合的。身体强壮，气血旺盛，对骨折愈合有利；反之，慢性消耗性疾病，气血虚弱，如糖尿病、重度营养不良、钙代谢障碍、骨软化症、恶性肿瘤或骨折后有严重并发症者，则骨折愈合迟缓。

**（二）局部因素**

1. 断面的接触

断面接触大则愈合较易，断面接触小则愈合较难，故整复后对位良好者愈合快，对位不良者愈合慢，螺旋形、斜形骨折往往也较横断骨折愈合快。若有肌肉、肌腱、筋膜等软组织嵌入骨折断端间，或因过度牵引、内固定不恰当而造成断端分离，则妨碍骨折断面的接触，愈合就更困难。

2. 断端的血供

组织的再生，需要足够的血液供给。血供良好的松质骨部骨折愈合较快，而血供不良的部位骨折则愈合速度缓慢，甚至发生迟缓愈合、不愈合。例如，胫骨干下1/3的血供主要依靠由上1/3进入髓腔的营养血管，故下1/3部骨折后，远端血供较差，愈合迟缓；股骨头的血供主要来自关节囊和圆韧带的血管，故头下部骨折后，血供较差，愈合迟缓，甚则发生不愈合。腕舟骨的营养血管由掌侧结节处和背侧中央部进入，腰部骨折后，近段的血供就较差，愈合迟缓。

3. 损伤的程度

有大块骨缺损的骨折、严重的粉碎性骨折、一骨数段骨折或软组织损伤严重、断端形成巨大血肿者，骨折的愈合速度缓慢。骨痂的形成，主要来自外骨膜和内骨膜，故骨膜的完整性对骨折愈合有较大的影响。骨膜损伤严重者，愈合也较困难。

4. 感染

感染可引起局部长期充血、脱钙，使骨化过程难以进行，感染未有效控制，骨折难以愈合。如果感染停止，骨折是可以愈合的。

5. 骨疾病

某些骨病和骨肿瘤造成的病理骨折，在其原发病未处理好前，骨折愈合较困难。如果原发病处理好，骨折可以愈合。但恶性肿瘤患者，往往预后不良。

6. 固定

恰当的固定可以维持骨折整复后的位置，防止软组织再受伤和血肿再扩大，保证骨折愈合过程顺利进行。而固定不足，如固定范围过小、固定强度过弱、固定时间过短等，可增加骨折断端的剪力或旋转力，干扰骨痂生长，或破坏愈合中的骨痂，使骨折迟缓愈合或不愈合。反之，固定太过，使局部血运缓慢、骨代谢减退、骨质疏松、肌肉萎缩，对骨折愈合也不利。

7. 运动

在有效固定保证骨折不再发生移位的条件下，进行肢体恰当练功活动，能加速骨折局部血液循环，增加骨折断端的垂直压应力，从而促进骨折愈合；而不恰当的运动，如超过固定强度的活动，与创伤机制一致的活动，以及某些骨折应禁止的活动等，都对骨折愈合不利，甚至发生迟缓愈合或不愈合。

8. 药物

骨折三期辨证，早期活血化瘀，消肿止痛；中期接骨续筋和营生新；后期补肝肾，养气血，强壮筋骨。通过正确的内外用药，能增加骨折局部的血液循环，促进血肿的吸收和机化，加速骨折愈合过程。误治则影响骨折的愈合。

# 第四章　肩部疾病

## 第一节　肩袖损伤

肩袖损伤是肩关节外科的常见病，其发病率依据不同的文献报告为 5% ~ 39%。作为上肢的活动枢纽，肩关节决定了整个上肢的活动范围和活动的空间精确度。而肩袖肌群作为肩关节空间位置精确控制的主要动力因素之一，对肩关节的功能发挥起着至关重要的作用。因此肩袖损伤会使肩关节产生不同程度的功能障碍并伴有疼痛，严重影响患者的日常生活能力和生活质量。然而，目前在国内对于该疾病的认识还处于相对滞后的阶段。本文将就肩袖损伤的解剖、病因、诊断和治疗进行概述。

### 一、肩袖的解剖和功能

1. 解剖

肩袖由前方的肩胛下肌（止于肱骨小结节），上方的冈上肌（止于肱骨大结节的上部，superior facet），后方的冈下肌（止于肱骨大结节的中部，middle facet）和小圆肌（止于肱骨大结节的下部，inferior facet）构成。它们在接近止点的位置与关节囊相愈合并相互融合形成袖套样结构包绕在盂肱关节的周围。

2. 功能

同髋关节相比，肩关节活动度更大，但内在稳定性低。肩袖的存在为肩关节提供了良好的内在稳定性和精确的空间位置控制能力。在进一步谈肩袖的功能之前，我们先来认识一下 Inman 在 1944 年提出并由 Burkhart 在 1993 年进一步完善的力偶平衡理论。

力偶平衡包括了两个方面的内容：

（1）在冠状面上的平衡：位于肩关节旋转中心下方的肩袖肌肉，包括肩胛下肌的下部、冈下肌的下部和小圆肌的全部，所产生的力矩能够与三角肌产生的力矩平衡，使合力的方向指向关节盂的中心，抵抗三角肌收缩产生的向上的牵引力，维持了肩关节在上举过程中的稳定。

（2）在轴面上的平衡：指位于前方的肩胛下肌与位于后方的冈下肌和小圆肌的力矩平衡。也即所产生的合力方向指向关节盂的中心。使肩关节能够在活动范围内的任意空间位置保持稳定性。

肩袖的功能就是提供以上两个平面上的力偶平衡，满足肩关节的功能要求。

### 二、病因

1. 撞击

由 1972 年的 JBJS（Am）上 Neer 提出了喙肩弓下撞击的概念，并提出通过喙肩韧带的切除和前肩峰成型来治疗。在 1965 至 1970 年之间，Neer 通过这种方法（少数病例加用了肩锁关节的切除）治疗了

50 例的冈上肌肌腱炎，部分断裂／全层断裂。在获得随访的 47 例中 38 例的疗效满意。1986 年 Bigliani 报告了肩峰形态同肩袖断裂的关系。他将肩峰按形态（在肩袖的出口位上，Y view）将肩峰分为三个类型：平面型、弯曲型和钩型。在钩型肩峰肩袖损伤的发生率高于前两者。该研究似乎进一步明确了撞击是肩袖损伤的原因。但其他的一些研究表明在不同年龄段的人群中肩峰形态的构成比例是不同的。因此，在肩峰形态是肩袖损伤（肩峰下撞击）的原因还是结果方面，一直存在争论。

2. 局部的应力环境、血供以及退变

更多的肩袖部分损伤不是发生在滑囊侧而是发生在关节侧。Seki N 等的三维有限元分析表明在肩关节外展的过程中冈上肌腱的最大张力出现于肌腱前部的关节侧（肌腱前部关节侧和滑囊侧的张力分别为 15.0 MPa 和 1.8 MPa）。而冈上肌腱的前部关节侧正是肩袖损伤最常见的首发部位。肩袖的血液供应来自旋肱前动脉的外侧升支、胸肩峰动脉的肩峰支、肩胛上动脉以及旋肱后动脉。Codman 在 1934 年就提出了冈上肌腱的最远端 10 mm 为缺血区。随后的组织学研究证实了这一缺血区的存在，在这一区域的关节侧只有散在的血管分布，血液供应显著弱于同一区域的滑囊侧。冈下肌肌腱的近止点区域同样也为血液供应缺乏区。而且随着年龄的增长，肩袖的血液供应有降低的趋势。以上的理论都支持劳损和随着年龄增长的退行性变是肩袖损伤的病因之一。

3. 外伤

外伤直接导致的肩袖损伤很少，一般都是在退变的基础上肩袖的强度减低后发生外伤而导致肩袖的断裂。

4. 职业因素

从事上肢过头工作及上肢高强度作业的人群容易发生肩袖损伤。一项研究调查了在 12 个不同工作岗位工作的 733 名工人肩袖病变的发病情况，作者发现以下为肩袖病变的职业性危险因素：上臂在大于等于 15% 的工作时间内屈曲超过 45°；上肢高强度作业大于等于 9% 的工作时间。

5. 其他的危险因素

吸烟、遗传因素等。有研究表明临床确诊为肩袖全层断裂患者的兄弟姐妹与对照人群相比发生其罹患该病变的相对风险为 2.42。

## 三、病理

肩袖的病理生理变化涉及两个方面，一为肩袖本身的病理变化，二为关节的继发改变。

肩袖的退变可无症状，随着年龄增长，冈上肌乏血管区渐退变，肌纤维组织出现坏死断裂，若无恢复机会（通过不同治疗），局部坏死组织缺血，钙质沉着，进一步影响纤维愈合，遇外伤，钙质亦破向肩峰下滑囊或盂肱关节，冈上肌出现部分或完全性断裂，严重者肩关节功能进一步恶化，形成肩袖关节病，此时 X 线平片可见肱骨头皮质塌陷，有的关节盂和喙突亦有明显侵犯，大结节变平与解剖颈界限不清，肩峰下间隙变窄不超过 2 mm，镜下病理表现为肱骨头和关节盂的接触面软骨的剥脱，软骨下骨硬化，其余关节软骨萎缩，肱骨头骨质疏松，骨内血管增生，肱骨头软骨下骨塌陷，剥脱的软骨和骨组织沉积于关节滑膜组织等。这种病理改变是由于软骨营养缺乏和不稳定的关节面之间的机械作用而产生的。

当肩袖发生破裂时，关节液通过破裂口溢至肩峰下滑囊，形成关节液内瘘，关节液的丢失和关节内压的改变影响了关节液对软骨细胞的直接营养作用。如果同时存在关节活动受限，制动本身又可引起关节软骨的氨基糖苷成分的改变。两者共同的作用使软骨细胞变性坏死，脱落。在肩上举外展时，肩袖的破裂使肱骨头向上移位，甚至肩肱关节脱位，这种肩关节的不稳定可直接导致关节软骨的损伤。同时大结节撞击喙肩弓引起肩峰、肩锁关节的退变。肩袖完全性撕裂最终发展为肩袖关节病。其余大部分因为撕裂口被肩峰下滑囊组织填充而封闭，阻止了肩袖关节病的发生。肩袖撕裂亦可影响关节滑膜的改变，由于软骨营养遭到破坏，软骨脱落的碎片和羟基磷灰石颗粒刺激关节滑膜的增生，滑膜组织中的巨噬细胞活动增强，向关节液中分泌和释放活性胶原酶和中性蛋白酶，进一步破坏关节软骨，形成恶性循环。这种现象在类风湿性关节炎和肩关节骨性关节炎中少，具有特异性，McCarty 称之为 "Milwaukee shoulder"。

## 四、临床表现

1. 肩关节疼痛是肩袖破裂的早期症状：最典型的疼痛是颈肩部的夜间疼痛和"过顶位"活动疼痛（当患肢高举超过自己头顶时）。如有慢性肩峰下滑囊炎存在，疼痛呈持续性和顽固性。有时伴有向颈部和上肢的放射性疼痛，患侧卧位疼痛加重，严重影响睡眠，患者十分痛苦。疼痛成为患者就诊的主要原因，也成为评价治疗效果的重要参数。

2. 肩关节无力，冈上肌、冈下肌和三角肌萎缩。根据肩袖损伤部位的不同，肩关节无力可以分别表现为外展无力、上举无力或后伸无力。由于疼痛和无力，使得肩关节主动活动受限，不能上举外展，影响肩关节的功能，但肩关节被动活动范围通常无明显受限。

3. 肩峰前下方与大结节之间的间隙压痛。臂上举或旋转上臂时可感弹响或触及砾轧音。明显的砾轧音多见于撞击征三期，尤其是完全性肩袖撕裂伤者。

4. 疼痛弧征阳性，患肢在外展上举 60° ～ 120° 时由于肩袖受到的应力最大而出现明显的肩前方疼痛。

5. 垂臂试验阳性，有部分患者不能主动上举或因疼痛上举后不能持住上肢出现垂臂试验阳性。

6. 撞击试验：肱骨大结节与肩峰撞击出现疼痛。

## 五、辅助检查

### （一）X 线检查

对肩袖损伤无直接诊断价值，尤其对急性撕裂或早期病变时，但是具有下列 X 线征象时，对肩峰下撞击征诊断具有参考价值：

1. 肩峰过低呈钩状或曲线型肩峰；
2. 肩峰下和肱骨大结节致密或骨赘形成；
3. 前肩峰或肩锁关节、肱骨大结节脱钙、侵蚀、吸收或骨致密；
4. 肱骨大结节圆钝，肱骨头关节面与大结节之间界限消失，肱骨头变形；
5. 肩峰 – 肱骨头间距离缩小。正常肩峰 – 肱骨头间距的范围为 1 ～ 1.5 cm，小于 1.0 cm 为狭窄，小于 0.5 cm 提示有广泛性肩袖撕裂。常规 X 线片显示肩袖损伤者肱骨头上移和肱骨大结节畸形，其阳性率为 78%，特异性为 98%，因此测量肩峰 – 肱骨头间距是十分重要的。

### （二）关节造影检查

20 世纪 30 年代开始应用，是诊断肩袖撕裂损伤的传统影像学方法。关节造影方法包括单对比剂造影和双重对比造影，是利用肱盂关节腔造影剂通过破裂的肩袖溢入肩峰下滑囊或充盈肱二头肌腱鞘为原理进行诊断，能对全层撕裂、肩袖关节面的部分撕裂、肩袖间隙分裂及凝冻肩做出诊断，尤其是对诊断全层撕裂有较高的准确性。不同作者报告的准确率为 90% ～ 100%。但肩关节腔造影是一种有创性检查，需在 X 线透视引导下穿刺进入关节腔，不但有放射性伤害，而且容易因穿刺者的技术因素而误诊。技术不娴熟时，会发生将造影剂注入肩峰下滑囊而误诊的情况。Kelloran 等曾指出，造影剂在关节腔内的分布不均匀、外旋位时肱二头肌肌腱鞘投射至大结节外侧和造影剂注入肩峰下滑囊都有可能引起误诊。对于肩袖部分撕裂的患者，肩关节腔造影检查的准确性较差。

### （三）超声诊断

肩袖撕裂自 20 世纪初开始应用于临床，由于有无创伤性，可动态观察，可重复性，准确率高，能发现冈上肌以外的其他肩袖肌腱的撕裂；操作方便，省时，费用低；能同时对肱二头肌长头腱疾患做出诊断；对肩袖撕裂术后随访有独特的价值等优点，且诊断的准确率高，国外报道准确率为 90%，国内有报道超声诊断肩袖撕裂的敏感度为 75%，特异度 92.3%。因此受到临床工作者的重视，目前许多学者乐于接受，尤其在流行病学调查和术后随访观察上具有独特的价值。但应用超声诊断肩袖损伤时，操作者必须充分熟悉肩袖的病理解剖基础才能对图像做出合理的描述，诊断标准不易掌握，诊断准确率与个人操作技术和经验有很大的相关性，且由于仪器不同，很难制定统一标准，因此，目前超声诊断主要用作较明显的撕裂上，而对部分撕裂和小的全层撕裂上易出现假阳性或假阴性。

Brandt 认为肩袖撕裂的超声诊断标准有 7 条：①肩袖内回声中断；②中央强回声带；③无肩袖回声；④肩袖内强回声点；⑤局部回声区域变薄；⑥扁平层状回声；⑦薄的低回声影。

### （四）MRI 检查

MRI 检查是目前临床较为常用的诊断肩袖损伤的方法，其完全无创、软组织分辨力高，而且能多平面成像，可更为直观地观察肩袖肌腱及其损伤情况，故其应用前景明显好于肩关节腔造影。尤其是对肩袖部分撕裂的诊断，由于可以通过肩袖形态及信号的改变而确定是否存在滑囊侧和肌腱内的部分撕裂，常规 MRI 检查优于肩关节造影。常规 MRI 诊断肩袖撕裂的准确性，各家报道不尽一致。Evancho 等报告，常规 MRI 对肩袖全层撕裂诊断的敏感性为 80%，而 Singson 等则报告为 100%。Iannotti 等根据肩袖损伤的 MRI 病理改变，将其分为：

1. 肌腱炎：肌腱信号强度均匀性增加，但无形态学改变，肩峰下和三角肌下滑囊脂肪层完整。

2. 不全断裂：肌腱信号强度局限性增加，形态发生改变，表现为肩峰下和三角肌下滑囊脂肪层连续性中断。

3. 完全断裂：肌腱信号强度明显增加，形态明显异常，如肌腱连续性中断，肌腱肌腹连接处回缩，或明显的肌肉萎缩，肌肉的信号强度增高，肩峰三角肌下滑囊脂肪层连续性中断或消失。

## 六、治疗

正常人群中，肩袖损伤的比例据估计约占 5% ~ 40%。无症状的肩袖损伤的撕裂程度随时间推移无明显变化。这可能是无症状者的损伤肩袖在运动时仍能保持平衡的力偶的缘故，即损伤肩袖仍能保持冠状面和水平面的力偶平衡，从而发挥功能。据此治疗原则包括：①缓解损伤局部地炎症反应、去除损伤肩袖与邻近结构可能存在的撞击因素，以消除疼痛；②重建肩袖的力偶平衡机制，促进肩关节功能的恢复，满足生活和运动的需要。

### （一）保守治疗

非巨大撕裂，特别是损伤后少于 3 个月者，建议进行保守治疗，但有部分患者得不到满意效果而仍遗留肩痛和部分功能丧失。通常要求采用保守治疗的患者采用上举位皮肤牵引治疗：即患者仰卧位，患肩外展和上举各 155° 牵引，这样有利于损伤的肌腱在低张力下修复和愈合。2 周后解除固定，顺肩袖肌腱走向以手法弹拨，或行揉摩手法。

### （二）手术治疗

1. 肩袖部分断裂者

大多不需要手术，可用石膏外展架将肩关节固定在外度、前屈、外旋位 3 ~ 4 周，以使肩袖断裂部分接近而获得愈合，然后进行肩关节功能练习。但有人认为制动对老年患者易导致冻结肩，主张在疼痛许可情况下即开始主动功能练习。如经 4 ~ 6 周严格非手术疗法仍不能恢复肩关节有力、无痛、主动的外展活动，则需考虑手术修补术。

2. 肩袖完全断裂者

除因年迈体弱、对功能要求不高或伴有严重内科疾患不宜手术外，均应争取早期手术。伤后 3 周内手术效果最好，早期手术可恢复肩袖原有张力，防止肌肉萎缩和软组织病变的发展。手术原则是切除撕裂口边缘坏死腱性组织，恢复肩袖解剖连续性，恢复肩峰下滑动。因 95% 的肩袖破裂发生在肩峰前部及肩锁关节下面，通常不需切除全部肩峰来修复肩袖。在肩胛下肌和冈上肌之间的喙肱韧带处做一直而稍弯的切口，按 Neer 方法做前肩峰成形术，切除喙肩韧带及肩峰前下部，扩大肩峰下间隙。若肩锁关节有严重退变，磨损肩袖时，应切除锁骨外端，以消除撞击因素。切除肥厚、肿大的肩峰下滑囊，即可较充分地显露肩袖撕裂部。若为不完全横行破裂，可沿撕裂口两端掀起 U 形肌腱瓣，切除破裂口边缘坏死腱性组织，在肌腔破裂处的肱骨外科颈上凿一骨槽，钻 2 个骨孔，通至大结节创面，通过骨孔，用褥式缝合法将掀起的肌腱瓣缝于骨槽内，两侧边缘分别缝于肩胛下肌腱和冈下肌腱上。若为肩袖纵行撕裂，则用边边缝合方法进行修复（图 4-1）。少数肩袖广泛撕裂，需要更大范围暴露冈上肌时，可切除锁骨外端。

用手指分离肩袖裂口周围粘连，切除破裂口边缘严重退变、无血供肩袖组织。使其变成远端向内的 V 形裂口。从 V 形缺损远端开始，用鞋带式连续缝合法向外侧缝合，尽可能缩小裂口。在残余裂口下方，大结节邻近切去肱骨头一部分软骨做成粗糙面。通过粗糙面向大结节外下方钻 4 ~ 6 个骨孔。在上臂外展 90° 位，将断键固定在骨槽内，使其获得新的肌腱附着点（图 4-2）。若为涉及冈上、冈下肌与肩胛下肌的大块完全破裂，可将撕裂口边缘修齐，凿去外侧关节面，钻一排骨孔，用褥式缝合法将肩袖破裂口缝于骨孔中（图 4-3）。术后外展架固定于肩关节外展 90°、前屈 30°、内外旋中立位 4 ~ 6 周。除去外展架即开始肩关节功能练习。先做肩关节无重力钟摆活动，每小时 1 次，每次 5 min，运动范围以能忍受疼痛为度。待肩部肌力增强后，做爬墙及主动上举运动并辅以理疗。一般约需 6 个月时间才能恢复较为满意的肩关节功能。

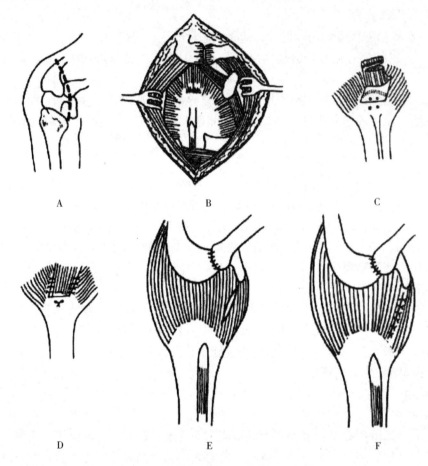

A. 切口；B. 显露破裂口；C. 切除破裂口，肱骨外科颈上凿一骨槽，钻 2 个骨孔；D. 修补；E，纵行裂口；F：边边缝合修补

**图 4-1　冈上肌腱不全断裂修补术**

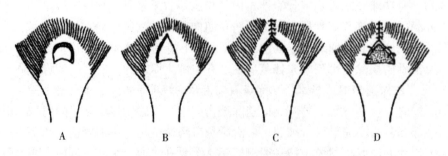

A. 破裂口；B. 改成三角形裂；C 缝合顶部；D. 缝合两边

**图 4-2　冈上肌腱完全断裂修补术之一**

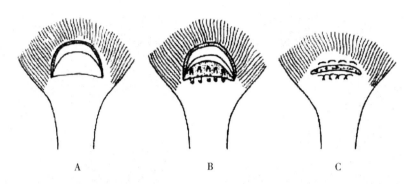

A. 涉及冈上、冈下肌与肩胛下肌大块完全破裂；B. 将撕裂口边缘修齐，凿去外侧关节面，钻一腓骨孔；C. 用褥式缝合法将肩袖破裂口缝于骨孔中

**图 4-3 冈上肌腱完全断裂修补术之二**

3. 陈旧性肩袖断裂

陈旧性肩袖断裂无法直接修复者，可用如下几种肩袖重建方法。

（1）游离肌腱移植：按上述方法充分暴露肩袖。切除破裂口边缘无血供的腱性组织，先横行缝合裂口近端以缩小破裂口，然后用掌长肌、趾伸肌或阔筋膜游离移植修复缺损，移植条远端固定于大结节，近端与肌肉编织缝合。术后处理同急性肩袖断裂。

（2）冈上肌、冈下肌推移术：冈上肌与冈下肌由同一肩胛上血管神经支配，在冈上肌中外 1/3 处进入冈上窝，绕过肩胛冈外侧进入冈下窝，并紧贴二肌深面，在肩胛骨腋缘与肩胛下动脉后支来的血管相吻合，结扎该吻合支，将二肌内 2/3 止点从冈上窝、冈下窝剥离，并从肌间隙中将其与小圆肌分开，形成仅带血管神经蒂的冈上肌与冈下肌肌瓣，向外推移 3 ~ 4 cm，将其固定于肱骨大结节。术后肩关节外展、外旋位固定30° ~ 35°。

Debeyre 认为在陈旧性肩袖破裂不能直接修复时，此法是恢复肩袖功能的理想方法，其优良率超过70%。

（3）肩胛下肌，小圆肌联合转移：Neviaser 主张用肩胛下肌、小圆肌联合转移来恢复肩袖功能。手术方法是将肩胛下肌和小圆肌分别与关节囊分开，并在靠近肱骨止点处将其切断。然后将两肌向上转移，重新固定于肱骨头与结节间骨槽内。将两肌上方缝在一起形成一联合单位，下方分别与后关节囊缝合，术后肩关节外展90°制动6周。

**（三）关节镜手术**

1. 关节镜检查

在肩关节后方软点穿刺，关节腔内注射含有肾上腺素的生理盐水，使关节腔膨胀。插入关节镜穿刺锥及鞘，可清楚地观察到肱二头肌腱，以肱二头肌腱为标志按照顺时针方向进行检查，肱二头肌肱与盂唇结合处为肌肱联合体。沿肌腱向远端追随可看到肱二头肌肱沟，注意有无增生和粘连。肩盂和关节囊紧密连接，表面为盂唇组织。前方可发现前盂肱中韧带，肱骨头后下方软骨缺损区为髁区，前、后关节囊呈旋涡状凹陷，游离体多存留在此处。在肩关节腔的弯顶为冈上肌腱，附着于肱骨大结节，肩袖充血水肿和破损要考虑肩袖损伤。

2. 关节镜肩峰下成形术

关节镜肩峰下减压成形术目的是解除撞击因素、修复肩袖缺损，改善肩关节功能，使已修复的肌腱避免再受撞击。于肩峰后方置入关节镜进行肩峰下间隙观察，于肩峰外方插入射频气化电极，清除增生的滑膜组织（图4-4），用刨削磨削肩峰骨质，从肩峰前外侧缘向后下方进行磨削，肩峰呈斜坡状（图4-5）。

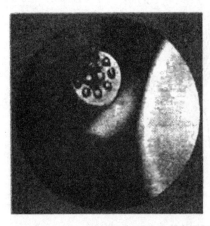

图 4-4　射频气化滑膜和骨膜

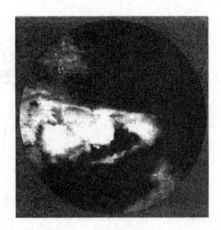

图 4-5　肩峰成形术

3. 肩袖缝合方法

目前常用的方法有常规的冈上肌缝合法和锚钉（Anchor）固定缝合法。一般只劈开三角肌 3 ~ 4 cm，减少开放手术所引起的三角肌无力，有利于术后的恢复。虽然手术难度较大，但创伤小、视野广、不切开关节保留了三角肌在肩峰上附着点，可早期行功能练习，有利于早期恢复功能。对一些长期非手术治疗无效，其他检查方法不易确诊的病例，关节镜具有独特的诊治价值。

4. 肩关节 Bankart 损伤

关节镜检查发现 Bankart 撕裂伤后，从肩前方入口插入 2 个塑料套管作为操作通道。经操作通道插入带有缝线的锚钉，将锚钉置入肩盂骨质内，将缝线牵出关节腔外，从操作套管置入缝合器，将损伤的关节囊进行缝合，将缝线以另一套管拉出，关节外打结，推进器将线结经套管推进并将线结推紧，然后镜下将线剪断。探查缝合固定情况，必要时进行加强缝合。检查肩关节的稳定性是否正常。

# 第二节　肩峰撞击综合征

20 世纪 80 年代以前，肩峰下撞击综合征被称为撞击综合征。早在 19 世纪，一些学者已经注意到肩峰下间隙内的病变与肩部疼痛有着密切的关系。1909 年，Goldthwait 首先使用了"撞击"一词，但此后很长时间，人们认为撞击发生在肩峰外端甚至整个肩峰。直到 1972 年，Neer 才对肩峰下撞击进行了正确而详尽的描述，并沿用至今。

## 一、解剖

肩峰下间隙又被称为"第二肩关节"，它的上界由肩峰、喙突、喙肩韧带及肩锁关节构成、下界是肱骨头。间隙内包含冈上肌腱、冈下肌腱、二头肌腱长头、喙肱韧带及肩峰下滑囊等结构。肩峰下间隙的宽度因人而异。根据 Petersson 等人的 X 线研究，肱骨头到肩峰的距离平均为 9 ~ 10 mm。

## 二、病因及损伤机制

1. 原发性撞击

Neer 于 1972 年指出，肩峰下撞击综合征系肩部前屈、外展或内旋时，肱骨大结节与喙肩弓反复撞击，导致肩峰下滑囊炎症，肩袖组织退变，甚至撕裂，以及二头肌腱长头的病变，引起肩部疼痛，活动障碍。他特别指出，肱骨头并非与整个肩峰发生撞击，而是与肩峰前外缘发生撞击。

2. 继发性撞击

Morrison 认为随着年龄的增加，与三角肌相比，肩袖肌力的下降更为明显。肩部外展时，肩袖对肱骨头的压抑力量下降，肱骨头上移，肩峰下间隙变窄，肱骨头反复与肩峰前缘撞击。

3. 肩关节不稳

一些学者认为盂肱关节不稳会导致肩峰下撞击，他们认为，关节过度松弛会导致肱骨头上移，与肩峰发生撞击。尤其常见于从事肩部训练的运动员，如游泳，棒垒球的投手等。

## 三、病理

根据撞击征的病理过程，可将其分为三期。

Ⅰ期：肩峰下结构出血、水肿期。可发生于任何年龄，凡长期使手臂（或肩关节）处于60°～120°。外展位工作者，如板壁油漆和房顶装饰工；或使肩关节过度使用，致肩峰下结构积累性损伤者，如体操、游泳、网球、排球及棒球投手运动员，均易发生此征。也可发生于一次性急性肩部损伤后，造成冈上肌腱、肱二头肌长头腱和肩峰下滑囊的急性出血、水肿等病理改变。

Ⅱ期：慢性肌腱炎、滑囊炎及纤维变性期。多见于中年患者，是Ⅰ期病变的延续，由与在Ⅰ期时未即时处理或治疗不彻底，使病变仍继续进行，加之肩峰下结构仍反复撞击，使肌腱及滑囊呈现慢性炎症，肌腱纤维增生、滑囊壁增厚，使肩峰下间隙相对狭窄。

Ⅲ期：肌腱断裂期。由于增厚的滑囊和肌膜占据了肩峰下间隙的一定空间，使冈上肌出口变狭窄，所以在肩部活动过程中就更增加了撞击的机会和发生的频率。这就使冈肌上肌腔、肱二头肌长头腱在反复损伤和退变的基础上，发生肌腱部分或完全性断裂。根据肌腱断裂的程度，1990年Gartsman认为应将部分断裂划归Ⅲ期，完全断裂属Ⅰ期。并在Ⅱ期内分为2型，即Ⅱ期1型，为肌腱、韧带炎症及纤维化；Ⅱ期2型，为肌腱韧带部分断裂。但此种划分至1997年时Gartsman本人也认为不合适，仍倾向将肌腱损伤单独分出一类为妥。按其损伤程度将其分为3度，即1度：肌腱断裂的程度小于全层厚度的1/4（＜3 mm）；2度：肌腱断裂的程度小于全层厚度的1/2（3～6 mm）；3度：肌胜断裂大于全层厚度的1/2（＞6 mm）。正常腱袖厚度为10～12 mm。

## 四、分类

Neer将撞击症分为"出口撞击症"和"非出口撞击症"两大类。

### （一）出口撞击症

出口撞击症最主要的原因是冈上肌出口的狭窄。早期，人们只认识到，肩峰外侧缘的撞击是引起肩关节撞击疼痛的主要原因，因此采用肩峰全切除或肩峰外侧端切除的手术方法。该手术的结果常常造成三角肌肌力明显下降，肩关节功能损失较大。1962年，Neer等对肩峰和肩锁关节下方的结构和功能进行了解剖学研究，发现肩峰前方的骨赘、肩峰的形态、肩峰的倾斜度和肩锁关节的形态是使得冈上肌出口变狭窄的主要影响因素。肩峰前的骨赘主要是来自喙肩韧带引起的张力性骨刺，它可以突入冈上肌出口引起撞击症。但是，并非所有的X线上存在的肩峰前骨刺都是撞击症存在的依据，主要还是要根据症状。弯曲或是延伸上翘的肩峰以及肩峰的倾斜度不够，也会造成出口的狭窄。肩锁关节下方的凸起，同样也影响出口的大小。Neer等在1972年发表了具有突破性的成果，他们认为，肩关节的大部分活动发生在肩胛骨平面或更前方，而并非在整个额状面上。其撞击是发生在肩峰前1/3和肩锁关节的下方，因此，肩峰全切除或肩峰外侧端切除不必要地过多切除了肩峰部分，造成三角肌肌力的降低。根据上述研究结果，提出了肩峰成形术这一新的手术方法，即切除肩峰前的1/3和肩锁关节下方的凸起，扩大肩峰和肩锁关节下方冈上肌的出口间隙。目前还有些学者把出口撞击症划分为4大部分，即肩峰前1/3，喙肩韧带锁关节和其他。它们认为，在肱骨前屈情况下，大结节撞击肩峰的前方，而在中立适度外展位大结节产生的撞击是发生在肩峰的外下方。在极度内旋、前屈的位置上，大结节会与喙肩韧带产生撞击。肩锁关节炎或肩锁关节骨赘可以引起撞击和肩袖的机械性磨损。其他，比如大结节的骨折，肱骨外科颈的骨折等因素均是引起撞击的原因。

### （二）非出口撞击症

非出口撞击症相对前者，临床上的发生率较少。其中包括：①肱骨头下压结构丧失；②盂肱关节支点的丧失；③悬吊机制的丧失；④肩峰的病变；⑤滑囊或肩袖增厚；⑥下肢丧失。

肱骨头下压机构的丧失主要与三角肌挛缩，肩袖损伤和肱二头肌长头断裂相关。三角肌的挛缩使得肱骨头上移；肩袖的完全破裂导致对抗肱骨头上移的稳定作用消失。几乎所有的破裂都开始于冈上肌，并影响其阻止肱骨头上移的作用。这种现象呈现恶性循环，即肱骨头上移明显进一步增加了肩袖的撕裂，撞击更加严重，肩袖破裂得更大。肱二头肌长头也具有对抗肱骨头上移的作用。长头断裂后，最好是行端端缝合，以维持其稳定性。盂肱关节支点的丧失，主要是由于类风湿导致的关节破坏，使得肱骨头上移，造成大结节的撞击。这样的撞击是一个比较缓慢地变化。这种变化常常会形成肩袖破裂的假想，但其实在实践中仅 20% 的患者伴有肩袖全层破裂。悬吊机制丧失可引起撞击症还没有被普遍认识到。主要是斜方肌瘫痪和肩锁关节完全分离。更主要的是当上臂上举时肩胛骨的运动轨迹受到破坏，会引起与大结节的撞击。肩峰的病变可有肩峰骨骺未闭，肩峰畸形愈合，不愈合和 Erb 瘫。滑囊或肩袖增厚主要是由肩峰下滑囊慢性滑囊炎产生的，肩袖的大块慢性钙化也会使肩袖增厚而产生撞击。下肢的丧失，长期使用腋杖也可以产生非出口撞击症，部位主要是发生在肩峰的偏外侧。

## 五、临床表现

1. 症状

肩部疼痛，以肩峰周围为主，有时涉及整个三角肌部。疼痛以夜间为甚，患者畏患侧卧位，严重者需长期服用止痛药。其次是患肢无力，活动受限，当上臂外展 60° ~ 80° 时，出现明显疼痛，有时可感觉到肩关节被"物"卡住而不能继续上举，此时需将上肢内收并外旋，使大结节从肩峰后部通过才能继续上举。

2. 体征

（1）压痛部位主要在肩峰前下至肱骨大结节这一区域内。

（2）肩关节被动活动时，可闻及明显的碎裂声或称捻发音。

（3）肩关节主动外展活动时有 60° ~ 120° 的疼痛弧，即开始外展时无疼痛，达 60° 时开始疼痛，超越 120° 时疼痛又消失；而被动活动时疼痛明显减轻，甚至完全不痛。

（4）病程长者肩关节活动受限，主要表现为外展、外旋和后伸受限。

（5）肩部撞击试验阳性。检查时，患者取坐位，检查者位于背后，一手扶住肩部，稳定肩胛骨，另一手托住患肢肘部，将患者上肢向前上方快速推动。使肱骨大结节与肩峰撞击，可产生疼痛。然后用 1% 普鲁卡因 10 mL 做肩峰下间隙内封闭，重复上述检查，疼痛消失者为撞击试验阳性。此症为本病所特有，有助于与肩部其他疾患鉴别。

## 六、鉴别诊断

40 岁以上 I 期撞击症患者最重要的鉴别诊断是肩袖撕裂（III 期），两者症状和体征相同，在有明显的 X 线表现前，最可靠的鉴别方法是造影。

更年轻的患者盂肱关节向前不稳定是最重要的鉴别诊断，两种疾病中上臂上举过头活动都可能加重不适，也都可能有撞击征和恐吓试验阳性，撞击症注射试验是最有价值的鉴别诊断方法。X 片有时也有助于两者的鉴别。有时需要在麻醉下检查甚至关节镜检查。多方向不稳定可产生撞击症，但其治疗方法是修补不稳定而非喙肩韧带切除和肩峰成形术。

因为肱二头肌长头的刺激和充血水肿可发生于任何一期的撞击症，所以常会将肩峰撞击误诊为单纯的长头肌腱炎，并错误地进行长头肌肌腱固定术。如果长头肌腱炎是撞击症病理所致，则长头固定术会使得撞击症加重。

水平内收试验（撞击征 II）可用于鉴别肩锁关节炎和肩峰下撞击症，但无特异性，撞击症患者也可此试验阳性。肩峰下和肩锁关节先后注射可将两者鉴别。

轻度冻肩非常容易与撞击症混淆，因为可产生撞击征和向前恐吓试验阳性，上臂上举过头活动也可产生疼痛加重。肩峰下注射不能完全解除盂肱关节粘连产生的疼痛，热疗和牵伸锻炼可改善症状。

肩袖钙化沉积需 X 线检查来鉴别，小的隐匿的钙化在 X 片上不显影只有在手术探察时才能被发现。

## 七、治疗

肩峰下撞击征的治疗可分非手术治疗和手术治疗。

### （一）非手术治疗

非手术治疗适用于Ⅰ期和大多数Ⅱ期肩峰下撞击征患者。早期用三角巾或吊带制动，肩峰下间隙内注射激素，每周1次，一般2～3次即能取得明显的止痛效果；口服非类固醇类抗炎药能促进水肿消退、缓解疼痛，同时配合理疗；治疗2周症状减轻后，开始做钟摆运动的功能锻炼；3周后练习抬举上臂。症状完全缓解后6～8周恢复正常活动。非手术治疗的时限为12～18个月不等，但大多数报道建议非手术治疗的时间不应少于6个月。

### （二）手术治疗

肩部撞击症手术治疗原则是通过上或下两个方向，对肩峰下间隙进行减压，以消除撞击因素（图4-6）。常用的有以下几种手术方法。

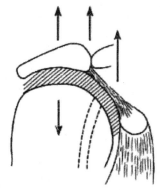

**图 4-6　肩部撞击症通过上下两个方向进行减压**

1. 喙肩韧带切断或切除术：自肩锁关节向下做6～8 cm长的纵切口，纵行劈开三角肌纤维，显露喙肩韧带，将其切断，或在靠近肩峰附着处将其切除。手术操作简单，适用于保守治疗无效的Ⅱ期病变。由于减压不够充分，一般与其他手术同时进行。

2. 肩峰切除术：手术切除全部肩峰可同时减压三个间隙，减压充分。但手术破坏了肩锁关节，失去了三角肌和斜方肌肩峰附着处，使肱二头肌肌力减退。由于失去喙肩穹，若肩袖弱者，可发生肱骨头向上半脱位，且术后因肩峰缺失而引起肩部外观缺陷。现已少用。

3. 外侧肩峰成形术：切除肩峰外侧2/3，并切除喙肩韧带可使肩峰下间隙前部得到充分减压。若对留下的肩峰和肩锁关节前下部分亦予切除，可使中部亦得到充分减压（图4-7）。本法保留肩锁关节是其优点，但术后仍将丧失三角肌部分止点，并造成肩部外观缺陷。

4. 前肩峰成形术：鉴于肩部撞击症病变部位主要在肩峰前1/3及肩锁关节前下部病理解剖特点，Neer提出部分切除肩峰前下缘的前肩峰成形术，既消除了撞击因素，又保留了三角肌肩峰附着部，避免了肩峰外端切除或全肩峰切除所造成的肩部外观缺陷及对三角肌肌力的损害。手术创伤小，功能恢复快，是目前较为理想的治疗方法。

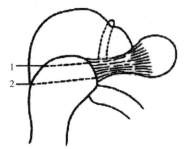

1. 肩峰外侧1/3截骨线；2. 肩峰外侧2/3截骨线

**图 4-7　外侧肩峰成形术**

（1）适应证：一是40岁以上肩部撞击症患者，经半年以上保守治疗症状不减，且日益加重者；二是肩关节造影显示肩袖完全撕裂，做肩袖修复术同时行前肩峰成形术；三是因肩部撞击症造成肱二头肌长头腱病理性断裂者，在将断裂肌腱固定在结节间沟同时行前肩峰成形术；四是年龄在40岁以下肩部撞击症Ⅱ期患者，切除肩峰下滑囊时，发现肩峰前缘及其下表面前部有明显增生病变者；五是伴有喙肱韧带挛缩的冻结肩患者，经半年以上锻炼，功能无改善者，应切断缘肱韧带以改善上肢外旋功能，同时做前肩峰成形术。

（2）手术方法：选用高位臂丛麻醉或全麻。患者取平卧位，术肩垫高。患侧上肢消毒后无菌巾包裹，以备术中活动上肢。皮肤切口自肩峰后侧绕过肩峰至喙突呈S形，约长10 cm。切开皮下组织和深筋膜即见三角肌。在三角肌前部，肩峰与喙突之间将三角肌纵行分开即显露喙突和喙肩韧带。活动上肢观察肱骨大结节与喙肩穹撞击情况。向下牵引上肢，检查肩峰下滑囊及冈上肌腱有无病变。用手指探查肩峰下缘有无骨赘或突起，并估计肩峰厚度，决定切除范围。先在靠喙突处切断喙肩韧带，然后用薄形骨刀从前上向后下方将肩峰前下突出部分连同附着之喙肩韧带一起楔形切除。切骨时，术者一手扶持骨刀，一手扶持肩峰，由助手敲击骨刀，以防肩峰上部损伤。通常切除肩峰前下1/3以保留三角肌肩峰附着部。切骨面要光滑平整，切下之碎骨片要清除干净，以免残留重新形成骨刺，影响手术效果。进一步检查肩峰下间隙内组织。伴有慢性肩峰下滑囊炎者，切除肿大、增厚的滑囊。肩袖撕裂者，做相应修复。肱二头肌长头腱鞘炎或病理性断裂者。将长头腱固定在肱骨结节间沟或移至喙突。肱骨大结节有骨赘突起或其他不规则者，应凿除或修整。冈上肌有钙盐沉积者，应予清除。探查肩锁关节时，如有下列情况应考虑做肩锁关节切除：一是术前X线片证实肩锁关节明显退行性变性并有临床症状者；二是术中探查见肩锁关节下表面有骨刺，磨损冈上肌腱者；三是需要更大范围显露冈上肌腱，以修补广泛撕裂的肩袖者。一般是将锁骨外端切除，切除范围从其外端到喙肩韧带附着处，长2.5 cm左右。当出现第2种情况时，仅将骨刺切除或斜行切除肩锁关节下半部，以扩大肩峰下间隙，便于冈上肌滑动。术毕再次活动上肢，检查肩部撞击情况是否完全解除。对于术前肩关节活动受限者，应采用轻柔手法逐渐活动肩关节，松解粘连，增加肩关节活动范围。最后缝合三角肌，切口内放置负压引流。术后用三角巾悬吊上肢，每天被动活动肩关节1～2次，3周后开始肩关节主动功能练习，并辅以理疗。

5. 肩峰下滑囊切除术：肩峰下滑囊位于肩袖与喙肩穹之间，邻近肩峰下间隙三个区。当滑液囊发生炎症而肿大、增厚时，将明显增加肩峰下间隙内压力而产生肩部撞击症。手术切除病变的滑液囊，可减少肩峰下间隙的内容物，相对增加了肩峰下间隙，避免了肩峰下撞击。本法主要用于因肩峰下滑囊炎而造成的肩部撞击症。

6. 肩胛盂缘切骨下移术：Slamm主张做肩胛盂缘切骨下移术，使盂肱关节下移，达到增大肩峰下间隙的目的（图4-8）。手术方法：沿肩胛冈做后切口，向下牵开冈下肌暴露肩关节后面，确定盂缘一上、下界限，辨清肩胛盂关节面，在离盂缘1 cm处，将肩胛颈斜行切断，牵拉上肢，使其向前、内、下滑移，在其上方插入一枚骨钉，以阻止其向上移位。该手术可使肩关节向下移动1.5 cm，术后不用外固定，可早期活动锻炼，功能恢复满意。

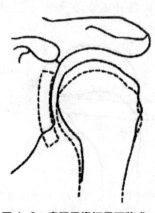

**图4-8 肩胛盂缘切骨下移术**

# 第三节　冻结肩

冻结肩又称五十肩。是由于肩关节周围软组织病变而引起肩关节疼痛和活动功能障碍。好发于 40 岁以上患者，女多于男（约 3：1），左肩多于右肩。其特征是肩部疼痛和肩关节活动障碍逐渐加剧，经数月甚至更长时间，疼痛逐渐消退，功能慢慢恢复，最后自愈。

## 一、病因

冻结肩病因至今不清，一般认为与下列因素有关。

1. 由于肩关节以外的疾病，如冠心病、肺炎、胆囊炎等反射性地引起肩部疼痛，使肩关节活动受限；
2. 因上肢骨折、颈椎病等使上肢固定于身旁过久；
3. 肩关节周围软组织的退变，如肩峰下滑囊炎、冈上肌腱炎、肱二头肌长头腱鞘炎等。

## 二、病理改变

Depalma（1983）将冻结肩病理过程分为三期。

1. 凝结期（早期）

病变主要位于肩关节囊。肩关节造影显示关节囊紧缩，关节囊下皱褶互相粘连而消失，肱二头肌长头腱与腱鞘间有薄的粘连。

2. 冻结期

凝结期以后随着病变程度加剧，进入冻结期。此期，除关节囊严重挛缩外，关节周围软组织均受累，退行性变加剧，滑膜充血、组织缺乏弹性。喙肱韧带挛缩限制了肱骨头外旋，冈上肌、冈下肌、肩胛下肌挛缩，肱二头肌长头腱鞘炎，使肩关节活动明显受限。

3. 解冻期

冻结期经 7～12 个月后炎症逐渐消退，疼痛消失，肩关节活动功能逐渐恢复，称解冻期。Depalma 在 1 例 15 年前患双侧冻结肩而自愈患者，尸体解剖中发现两侧肱二头肌长头腱在肱骨结节间沟均获得新的骨附着点，而肌腱关节囊内部分均已消失。

肱二头肌长头腱鞘炎是引起冻结肩的主要原因，一旦长头腱附于结节间沟获得新的骨附着点，而肌腱关节囊内部分发生病理性撕裂，则肩关节功能改善，冻结肩趋向好转。也有人发现长时间侧卧抱肩，喙突和肱骨头挤压关节囊出现肿胀或坏死是冻结肩的病因。

## 三、临床表现

多数无外伤史，少数仅有轻微外伤。主要症状是逐渐加重的肩部疼痛及肩关节活动障碍。疼痛一般位于肩前外侧，有时可放射至肘、手及肩胛区，但无感觉障碍。夜间疼痛加重，影响睡眠，不敢患侧卧位。持续疼痛可引起肌肉痉挛与肌肉萎缩。肩前、后方，肩峰下、三角肌止点处有压痛，而以肱二头肌长头腱部压痛最为明显。当上臂外展、外旋、后伸时疼痛加剧。早期肩关节活动仅对内外旋有轻度影响，检查时应固定肩胛骨，并进行二侧比较。晚期上臂处于内旋位，各个方向活动均受限，但以外展、内外旋受限明显，前后方向的活动一般是存在的。此时肩部肌肉萎缩明显，有时因并发血管痉挛发生上肢血循环障碍，出现前臂及手部肿胀、发凉及手指活动疼痛等症状。患肢手放健侧肩，使喙肱挤压可出现疼痛。

## 四、诊断

疼痛是最突出的症状，疼痛持续，影响睡眠。疼痛又诱发持续性肌肉痉挛。疼痛除局限于肩部外，也可扩大到枕部、腕部或手指，有的放射至后背、三角肌、三头肌、二头肌以及前臂伸肌。局部血管痉挛、肌肉活力下降，有时候继发性改变明显，甚至掩盖了原发病变。

慢性肌痉挛时肌肉疼痛、触痛，可以混淆诊断。例如：胸大肌痉挛，可似心脏病；斜方肌、三角肌、前臂伸肌痉挛可被认作颈椎病；背阔肌痛可被认为胸部或腋窝病变。

有神经系统症状时应作神经检查，确定原发病灶，注意区分根性神经痛和肌肉慢性痉挛引起的疼痛，前者是刺痛，符合根性分布区域。后者模糊、不明确、没有特定分布范围，深反射亢进而非抑制。

颈椎病和胸部内脏疾病可以诱发产生继发性肩部、臂部疼痛、慢性肌痉挛及血管运动障碍，应该注意鉴别。

患者常害怕损伤患处而将臂垂于体侧。令其作肩部活动时，只能缓慢地逐渐进行。可有肌肉痉挛，尤其是斜方肌。肌肉萎缩表现在三角肌、冈上肌、冈下肌。二头肌腱结节间沟大多有明显的压痛，用拇指推动二头肌腱可加重疼痛，表明其是疼痛的主要来源。若将二头肌腱置于张力位，例如将上臂外展外旋、外旋伸直上臂时、屈曲内收上臂抗阻力伸肘时痛均加重。

检查盂肱关节活动需固定肩胛骨，防止肩胸间活动。早期疼痛尚可忍受时，盂肱关节活动不受限，但多有内外旋受限，举臂至头顶困难，妇女不能梳头。后期盂肱关节几无活动，但即便接近强直，仍有矢状面上少许活动度。少数患者肩部僵硬，却无疼痛。所有患者几乎均出现肩肱节律障碍。

某些患者出现血管运动障碍，特别是疼痛严重、肌痉挛明显者，由于血管痉挛，手轻度苍白、浮肿，腕及手指关节僵硬，有的出现反射性营养障碍表现。

疼痛与活动受限并不一致，有的疼痛严重而几无运动障碍，有的全无活动却几无疼痛。

着手治疗前应首先确定诊断，如有肩袖不完全撕裂、钙化性肌腱炎、二头肌腱滑膜炎和肩锁关节增生性关节炎等存在时需先行治疗。

**（一）非手术治疗**

早期患者的盂肱关节活动减少主要由于疼痛和肌痉挛，且活动并未完全消失，可用一些简单的措施来逆转病程。治疗原则是止痛，解除肌肉痉挛，用三角巾悬吊制动，用镇静止痛和肌肉松弛药物。最重要的是有规律的锻炼上臂活动，可以从仰卧位开始，目标为恢复正常的活动度。先举臂过头，在外旋上臂，内旋上臂（置于背后）以及冠状位外展，锻炼既要积极，又要在不痛的范围内进行，随着肩肱关节节律有规则的活动。每小时 10 ~ 12 次，数天后疼痛和肌痉挛消退，进行不抗重力的钟摆样活动。随着病情好转，再增加静力和抗阻力活动，每次锻炼最后增加伸展性活动，可以同时应用止痛和镇静剂，湿热敷对缓解症状有效。每天数次，每次 15 ~ 30 min，锻炼时间因人而异，因鼓励患者坚持锻炼计划，直至达到目的，而不论时间长短。必要时还可以应用 1% 利多卡因 3 ~ 5 mL 作颈交感神经阻滞、肩胛上神经封闭及星状神经节阻滞。也可向二头肌腱鞘内注射醋酸氢化可的松 1 mL，加适量普鲁卡因，均可明显减轻疼痛和肌痉挛。

冻结期剧烈疼痛已减轻，关节挛缩，功能障碍加重。治疗原则是在止痛的条件下作适当的功能锻炼，防止关节挛缩加重。在药物止痛和物理治疗的配合下，做一些温和的被动或主动的功能练习，以及肩周肌肉的按摩。弯腰、垂臂做前后、左右钟摆运动有助于达到上述目的。疼痛基本缓解后，则着重于关节功能恢复，强化关节功能的主动训练。

有些患者经过上述治疗效果不佳，进入慢性期，需要进一步应用手法或外科手术。

**（二）手术**

有两种适应证，一是早期病例，非手术治疗无效，而主要表现为二头肌腱受累者。另一种是后期患者，非手术治疗无效或者曾经手法松解，未成功者。

手术方法，显露肩峰下区以及将二头肌腱固定至喙突，手术方法同二头肌腱滑膜炎时所描述的一样。检查肱二头肌腱，如果结构完整、肌腱有力，可切断盂上粗隆的起点从关节内抽出，移位至喙突，使二头肌仍有稳定肱骨头的功能。如果二头肌腱长头明显撕裂、破碎和萎缩，可将其固定于肱骨干上的结节间沟底部。在肌腱固定前，应先轻柔的活动患肢将臂抬高至过伸位，切断肱骨横韧带，在结节间沟内辨认二头肌腱，沿喙肱韧带向上扩大切口约 5 cm，即可显露该肌腱的关节内部分，如大部分失去生机，则一并切除。将肱二头肌间沟凿出新鲜渗血骨面，以间断缝合将肌腱固定至该新鲜骨面上，然后将喙肱韧带裂口缝合。

术后应用颈腕吊带。第一天就开始不抗重力的活动,操练计划如同闭合手法后。第 5 d 去除颈腕吊带,在患者可耐受的范围内逐渐增加活动度。3 周后鼓励进行日常活动。通常在 3 ~ 4 个月可恢复满意的功能。

### (三) 关节镜下治疗

在冻结肩患者可以用关节镜进行诊断,但比较烦琐。用一个标准的 4.0 的关节镜或更小的 2.7 的关节镜置入关节。能发现肱二头肌腱和关节囊前部较小的关节间隙,和皱襞前方充血的滑膜。用多极汽化头切除肩袖间隔,直至喙突露出。距盂唇 1 cm 处切断盂肱中韧带,在肩胛下滑囊内游离肩胛下肌和肌腱,距离肩胛盂外侧 1 cm 处切断盂肱下韧带的前束,尽可能远的进入腋窝继续将其切除。

将关节镜转移到前入口,观察后部关节囊滑膜情况。用汽化头切开后部关节囊,继续向下切,通过盂肱下韧带后束到达腋窝。最后,与前方所做的切开相连接,使腋窝得到松解。从后方观察,前部粘连完全切除,肩胛下肌和肌腱被暴露,再从前方观察显示后方粘连完全切除,冈下肌被暴露。

肩峰下滑囊镜检显示轻度或充满液体的滑囊炎,肩袖完整或部分撕裂。对Ⅲ型肩峰和喙肩韧带的肩峰附着处磨损的患者,应进行关节镜肩峰下减压。应从喙突到冈上肌前缘检查喙肱韧带。将转换杆留在盂肱关节前入口帮助定向。手术医生应在上臂外旋时探测和检查喙肱韧带,如喙肱韧带挛缩,应用蓝钳将其切除。

总之,冻结肩的外科治疗应包括:关节镜下切除肩袖间隙,盂肱中韧带、肩胛下滑囊、盂肱下韧带的前束、关节囊后部、盂肱下韧带的后束和腋窝部;如有必要,则实施肩峰下滑囊切除和减压;以及检查喙肱韧带,必要时予以分离。

早期患者用镇静止痛和肌肉松弛药物解除肌肉痉挛,用三角巾悬吊制动。最重要的是有规律的锻炼上臂活动,可以从仰卧位开始,目标为恢复正常的活动度。数天后疼痛和肌痉挛消退,进行不抗重力的钟摆样活动。随着病情好转,再增加静力和抗阻力活动,每次锻炼最后增加伸展性活动,可以同时应用止痛和镇静剂,湿热敷对缓解症状有效。可以应用 1% 利多卡因 3 ~ 5 mL 作颈交感神经阻滞、肩胛上神经封闭及星状神经阻滞。

冻结期在药物止痛和物理治疗的配合下,做一些肩周肌肉的按摩,弯腰、垂臂做前后、左右钟摆运动有助于达到被动或主动的功能练习的目的。疼痛基本缓解后,则着重于关节功能恢复,强化关节功能的主动训练。

手法治疗有一定危险,无论手法如何轻柔,总有软组织损伤,建议由有经验的医生在全麻下进行。对于冻结期进入恢复期的患者,肩关节上举 ≥ 90°,外展 ≥ 70° 的患者,一般没有必要做手法松解,采用物理疗法及功能训练能使关节功能进一步改善和恢复。对于高龄或有重度骨质疏松患者,手法松解应列为禁忌。手法松解用力徐缓,动作轻柔,避免暴力,正确进行才能避免造成骨折等不必要的损伤。

关节镜下手术松解适用于冻结期伴重度关节挛缩和功能障碍者,手术创伤小,能比较彻底的松解和清理治疗,术后康复时间短,功能恢复能达到满意的效果。与手术切开松解相比,是目前值得推荐的微创治疗。

综上所述,冻结肩是一种特定的肩关节囊疾病,并非肩关节周围不明原因疼痛的统称,较为准确的命名应该是"冻结肩"或"粘连性关节囊炎"。由于对其病因和发病机制尚无定论,有关冻结肩的流行病学、病理生理学、治疗等方面的研究有待进一步深入。

微信扫码
◆临床科研
◆医学前沿
◆临床资讯
◆临床笔记

# 第五章　肘部疾病

## 第一节　肱骨外上髁炎

肱骨外上髁炎又名肘外侧疼痛综合征，是一种肱骨外上髁处伸肌总腱起点附近的、慢性过去损伤性炎症，因早年发现网球运动员易发生此种损伤故俗称"网球肘"。网球肘因网球运动员易患此病而得名，它的医学名称为肱骨外上髁炎。家庭主妇、砖瓦工、木工等长期反复用力做肘部活动者，也易患此病。由于长期的劳损，可使附着在肘关节部位的一些肌腱和软组织，发生部分性纤维撕裂或损伤，或因摩擦造成骨膜创伤，引起骨膜炎。以肘关节外侧疼痛，用力握拳及前臂做旋前伸肘动作（如绞毛巾、扫地等）时可加重，局部有多处压痛，而外观无异常为主要临床表现。肱骨外上髁炎属中医学中伤筋、肘痛等范畴。认为系由肘部外伤或劳损，或外感风寒湿邪致使局部气血凝滞，络脉瘀阻而发为本病。在穴位刺激方法上，早期或针或灸，较为单一，近年来不仅多种穴位刺激法被用于本病，且提倡综合互补，或针刺与灸治结合，或刺血加拔罐，意在疏通局部气血，使疗效有所提高。

### 一、病因

在前臂过度旋前或旋后位，被动牵拉伸肌（握拳屈腕）和主动收缩伸肌（伸腕）将对肱骨外上髁处的伸肌总腱起点产生较大张力，如长期反复进行这种动作即可引起该处的慢性组织损伤因此凡需反复用力活动腕部的职业和家庭生活动作均可导致这种损伤，如网球、羽毛球、乒乓球、运动员、钳工、厨师和家庭妇女等，少数情况平时不做文体活动的中老年文职人员因肌肉软弱无力，即使是短期提重物也可发生肱骨外上髁炎如出差提较重行李箱协助搬运师表大量图书家具等。

### 二、病理

肱骨外上髁炎的基本病理变化是慢性腹腔损伤性炎症看病虽然最后炎症较局限但其炎症小孩的范围每个患者原来却不尽相同：有的仅在肱骨外髁尖部是以筋膜骨膜炎为主；有的在肱骨外上髁与桡骨头之间是以肌筋膜炎或肱桡关节滑膜炎为主。此外尚发现伸肌总腱深处有一细小血管神经束穿过肌腱和筋膜时被卡压，周围有控制炎症细胞浸润及瘢痕组织形成成为产生症状负责的病理基础。

### 三、临床表现

1. 缓慢起病，初起时为劳累后偶感肘关节外侧酸胀不适或疼痛，逐渐加重，疼痛甚至可向上臂及前臂放射，影响肢体活动，做拧毛巾、扫地、端壶倒水等动作时疼痛加剧，前臂无力，甚至持物落地。

2. 肱骨外上髁部有局限性压痛点：伸肌腱牵拉试验或腕伸肌紧张试验阳性。伸肌腱牵拉试验：让患者屈肘屈腕，前臂旋前，检查者一手握着患者肘关节上方，另一手握着患者腕部，被动缓慢伸直肘关节，出现肱骨外上髁处疼痛为阳性。腕伸肌抗阻试验：让患者握拳屈腕，检查者将手压在患者手背，让患者做抗阻的伸腕、伸指，出现肱骨外上髁处疼痛为阳性。

3. 辅助检查：①X线检查：多为阴性。②超声检查：表现为伸肌总腱附着处局限性或弥漫性肿胀，回声减低，肌腱内的纤维结构模糊，肌腱周围可伴有少量积液，肌腱边缘模糊；在慢性病例，肌腱附着处会有钙化，肱骨外上髁骨表面不规则。彩色多普勒显像显示病变区域血流信号增加。③MRI：肱骨外上髁附着处的伸肌腱内的纤维部分撕裂；$T_1WI$ 上信号增高，$T_2WI$ 上信号无进一步增高，表示肌腱退变（慢性肌腱炎）。与 $T_1WI$ 相比，在 $T_2WI$ 上增加的高信号提示部分肌腱撕裂或更大可能为急性肌腱炎；此时，$T_2WI$ 上增高的信号也存在于周围软组织，包括肘和外上髁。

## 四、治疗

治疗方法分为保守疗法和手术治疗。

### （一）保守治疗

1. 综合治疗：肱骨外上髁炎需综合治疗，包括消炎治疗、保护性肘关节旋后伸腕位固定。对于一些发病时间短或症状轻的患者，口服非类固醇消炎药（吲哚美辛，25 mg/d，口服。）或特异性环氧酶（COX）-2 抑制剂塞来昔布（西乐葆 200 mg/d，口服。），加上石膏或夹板固定治疗。石膏垫应置于桡侧腕短伸肌轴上桡肱关节的远端。腕部夹板应置腕关节于伸位约 30°。在保守治疗 3～9 个月内应避免能引起患部疼痛的动作，应做使肘关节处于旋后位，而不是旋前位的活动。

2. 封闭疗法：封闭疗法的关键是找到最明显的压痛点。如果症状超过 3 个月并且压痛中度至重度，建议用可的松局部注射，一般不超过 3 次。局封治疗目前仍存在一定争议，但是可的松加局麻药注射能迅速减轻疼痛。相同容量的 2% 利多卡因和曲安奈德（6 mg/mL）共 3 mL 注入最痛部位且深达筋膜，注射后几天内仍可有疼痛，注射后 2～6 周症状可明显缓解，但不用夹板和其他制动休息就会无效，症状复发。若应用溶液而不是悬浊液可减少色素沉着和皮下积块。在大部分病例中让指总伸肌腱通过腕伸夹板和对抗肌阻力的石膏固定得到完全充分的制动休息，是保守治疗成功的关键。

3. 手法推拿治疗：推拿手法对于慢性期的治疗效果较好慢性损伤后期软组织增厚、肌纤维层发生粘连者，可采用中医按摩推拿手法治疗，以舒筋活血、撕离组织粘连，促进损伤恢复。推拿方法：

①按揉法：患者坐位，医者一手捏拿住患者腕部，另一手拇指按于肱骨外上髁部位，沿前臂伸肌走向进行轻手法按揉。以舒通筋络、调达气血、放松肌肉。

②弹筋法：患者坐位，医者一手握其患者腕部固定，另一手拇指触于肘外侧前臂伸肌总腱，进行横向弹拨 2～3 次。以分离肌纤维层组织粘连（图 5-1）。

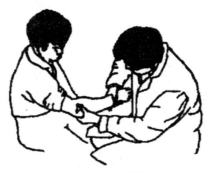

**图 5-1 弹筋法**

③摇转法：医者一手握其患者的部，另一手捏拿住肘部，以肘关节为轴心，进行顺向前臂旋前活动，在前臂极度旋前，肮关节掌屈位，将肘关节逐渐接近伸直位时，双手突然交错用力一扳，使肘关节急剧伸直。此时可听闻到软组织撕离声，使组织粘连得到解脱，然后制动休息（图 5-2）。

④旋转撬拨法：医者立于患肢后侧，一手握腕，另一手托肘部，先用拇指指腹按揉患 2～3 min，然后将患肘屈 90°，并作顺、逆时针划圆运动，同时用拇指在患处行拨筋治疗 5～10 次，继而将前臂旋前、旋后 5～10 min。在旋前位迅速伸直肘关节。最后屈伸患肘、用拇指在患处上下推筋治

疗 2～3 min 后，再以双手掌面扶住患侧上肢快速按揉 5～10 次，结束治疗。最好能在做手法的同时，使前臂做屈曲和旋转运功，要反复多次。在做手法以后，要对局部加压制动（图 5-3）。

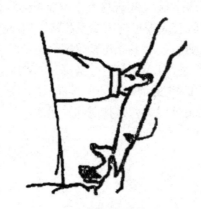

图 5-2　摇转法

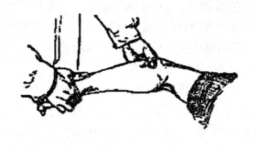
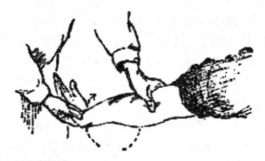

图 5-3　肱骨外上髁炎撕粘连

⑤小针刀疗法：用三角针从压痛点进针刺入，行纵行疏通剥离及瘢痕刮除刀法。

⑥理疗和中药熏洗：理疗可以改善局部微循环，改善供氧及代谢，从而达到消除疼痛，缓解病情的目的。包括局部超短波、中频、热敷、红外线。

⑦功能锻炼：一旦压痛消失，即开始功能锻炼，逐步牵拉指总伸肌腱（轻度腕屈、指屈和肘伸）和腕伸。此时，尽管疼痛缓解，跟正常一样感觉良好，但这仅仅是人为治疗所致（特别在可的松注射后），病变尚未完全恢复，刺激患部疼痛的动作还应避免，直至患部力量恢复发病前水平。运动员回到训练场应改进击球的技术，适当控制训练的强度和时间，正确握持球拍，才能避免症状复发。临床上发生许多治疗失败病例，这并不是治疗有错，而是不完全彻底治疗的结果。在原注射处重复注射经证实需间隔 3 个月为好。如果患者在 6～12 个月内经过 2～3 次的局部注射加上固定制动放松患部治疗无效，可行外科手术治疗。

⑧其他疗法：有超声、离子透析、针灸、激光、电刺激和冲击波，这些方法已普遍应用，在一系列研究中已作评价，但这些方法的疗效尚不清楚，可作为辅助治疗。

**（二）手术治疗**

一般在保守治疗 6～9 个月无效情况下再行手术治疗。因为大多数患者可用保守治疗治愈，而保守治疗至少需 6 个月才有反应，故 6 个月内无须外科干预。其实外科治疗使患者康复时间常常超过 6 个月，外科治疗仅用于顽固的病例。

1. 手术原则：肱骨外上髁炎的手术方法有桡肱滑囊切除、滑膜缘切除、环状韧带部分切除、去神经支配、桡神经管减压和游离桡侧腕短伸肌起点使桡侧腕短伸肌延长等方法，根据不同病因选择不同术式。外科治疗肱骨外上髁炎的目的是切除病变的组织，应避免一切对正常组织结构有损伤的做法，其中包括肌腱松解、滑膜缘切除、环状韧带切除等。

2. 手术方法：沿肱骨远端自前向外侧作长 3 cm 的纵切口（避免在突起部形成瘢痕）。解剖至受累的筋膜位置，通过腕和指的被动活动来区分桡侧腕短伸肌和指总伸肌腱的起点，从肱骨外髁上准确提起桡侧腕短伸肌的起点，注意避免损伤肱骨外髁下水平的桡侧尺副韧带起点，以免导致医源性的肘关节后外侧旋转不稳。

50%～75%的患者可见到病灶并予以切除之。未见到病灶则可将指总伸肌腱的起点打毛糙，用咬骨钳咬或钻头钻促进该处愈合，该起点经边缝合愈合后不会缩短；也可不缝合起点，因为在术后固定制动情况下，指总伸肌腱可在平衡的状态下愈合可达一定张力。如有需要可在桡侧腕短伸肌和指总伸肌腱间隙行桡神经减压。旋后肌位于此间隙的深面，可指导桡神经的位置。术后肘部用长臂夹板或 Muenster 石膏管形固定 1～3 周，在此期间允许轻微的活动。2～3 周后改用抗力支架固定。在 4～6 周可允许作一定力量活动，并循序渐进加大锻炼至可耐受范围。高强度的活动应避免，直到正常力量下无痛为止，通常至少 4～6 个月。桡侧腕短伸肌手术过后疗效显示 85%～90% 是良好或优良，短期效果优良的较少，但长期疗效优良。

# 第二节　肘管综合征

## 一、概述

肘管综合征是尺神经在肘部受到卡压所产生的一组临床综合征，由 Parnas（1878）首先报道，又称迟发性尺神经麻痹、迟发性尺神经炎等，Feirtdel 及 Stratford（1958）将其称为肘管综合征。

## 二、解剖

肘管位于肘后内侧，肱骨内上髁后方，由四壁及上下两口组成，顶是肘后弓状韧带，它位于尺侧屈腕肌两头之间，呈底向上尖向下的不规则三角形，其纤维由外上向内下走行；底是肘关节尺侧副韧带的中部，后部纤维以及尺骨冠突内侧结节；内侧壁为肱骨内上髁、尺侧屈腕肌与指浅屈肌的共同起始腱；外侧壁为尺侧屈腕肌尺骨头的起始腱。上口由弓状韧带上缘、肱骨内上髁、尺侧副韧带及尺骨冠突组成；下口由尺侧屈腕肌、指浅屈肌及尺侧副韧带组成。尺神经、尺侧上副动脉或尺侧后返动脉由肘管中通过。

## 三、病因

虽然肘管的各种结构和形态异常均可使尺神经受到卡压，但以下几种原因临床较常见。

1. 肘外翻

这是最常见原因。幼时肱骨髁上骨折或肱骨外髁骨骺损伤，均可发生肘外翻畸形，此时尺神经被推向内侧使张力增高，肘关节屈曲时张力更高，如此在肘管内反复摩擦即可产生尺神经慢性创伤性炎症或变性肘外翻程度轻者，可在数十年后发病，而程度重者 1～2 年内即可发病。

2. 尺神经半脱位

此类是因先天性尺神经沟较浅或肘管顶部的筋膜、韧带结构松弛，在屈肘时尺神经易滑出尺神经沟外，这种反复滑移使尺神经受到摩擦和碰撞而损伤。

3. 肱骨外上髁骨折

如骨折块向下移位，即可压迫尺神经。

4. 创伤性骨化

肘关节是创伤性骨化性肌炎最易发生之处，如肘外伤后这种异位骨化发生在尺神经沟附近，也是一种压迫尺神经的原因。

## 四、病理

肘管是一骨纤维性管道，尺神经伴尺侧副动脉通过肘管从肱骨后面至前臂屈侧。肘管的底为肘内侧韧带，肘内侧韧带的深面即为滑车的内侧唇和肱骨内上髁后下方的尺神经沟；顶为联结肱骨内上髁和鹰嘴内侧面的三角形的弓形韧带，因而弓形韧带也就桥接于尺侧腕屈肌的肱骨头和尺骨头之间。肘管的大小随着肘关节的屈伸而有所变化：伸肘时，弓形韧带松弛，肘管的容积变大；屈肘至 90° 时弓形韧带紧张，而每屈曲 45° 肱骨内上髁和尺骨鹰嘴间的距离就会加宽 0.5 cm；另外，在加宽 0.5 cm 状态下屈肘时，肘内侧韧带隆起也使肘管的容积减小，因而尺神经易受压迫。有人测定，肘关节伸直时肘管内的压力为 0.93 kPa，屈肘至 90° 时为 1.5 ~ 3.2 kPa。

尺神经在经过肘关节时发出 2 ~ 3 个细支至肘关节；在肱骨内上髁以远 4 cm 内，尺神经发出支配尺侧腕屈肌的运动支一般有 2 支。它们从肌肉的深面进入，支配环、小指指深屈肌的分支在尺侧腕屈肌支稍远侧，从肌肉的前面进入并支配此二肌肉。

## 五、临床表现

多见于中年人尤以屈肘工作者如键盘操作、乐器演奏者、投掷运动员，以及枕肘睡眠者。患者可因尺神经卡压的轻重及病程的长短不同而表现为疼痛和一系列尺神经功能受损的症状。疼痛位于肘内侧，亦可放射至环指小指或上臂内侧，疼痛的性质为酸痛或刺痛。感觉症状先表现为环指、小指的刺痛、烧灼感随后有感觉减退，最终发展到感觉丧失。运动症状有手部活动不灵活抓捏无力，手内在肌及小鱼际肌萎缩，形成爪形手。

检查时可见肱骨内上髁或其后方压痛，尺神经沟处 Tinel 征阳性，表现为在肘管上、下各 2 cm 处轻轻叩击尺神经疼痛可放射到环指、小指。有的患者屈肘时可扪及尺神经前脱位，但并非所有尺神经前脱位的患者都有症状。两点间距离辨别力减弱或消失通常为最早表现。随着病情的进展可出现抓捏无力、夹纸力减弱，小鱼际肌及骨间肌萎缩，爪形手。

## 六、鉴别诊断

肘管综合征主要需与颈椎病，胸廓出口综合征和腕尺管综合征相鉴别，有时尚需与糖尿病性神经炎或酒精性神经炎鉴别。

1. 颈椎病

颈椎间盘突出压迫神经根，特别是颈$_8$神经根受压，可出现小指和环指感觉异常，手内在肌肌力减弱，但它往往伴有上肢皮肤感觉障碍及颈部疼痛、颈部活动受限及肩背部放射痛。臂丛牵拉试验及椎间孔挤压试验阳性。颈椎 X 线片、CT 和 MRI 有助于鉴别诊断。

2. 胸廓出口综合征

胸廓出口综合征不仅有手部尺侧半感觉异常和尺神经支配的手内在肌肌力减退，而且往往伴有前臂内侧感觉异常和大鱼际肌的肌力减退及桡动脉搏动改变，Adson 试验及屈肘试验有助于鉴别诊断。

3. 腕尺管综合征

腕尺管综合征出现手部尺侧 1 个半手指麻木和手内在肌无力。但手背尺侧半皮肤感觉无麻木，尺侧腕屈肌及环、小指指深屈肌肌力正常。目前有报道，认为尺神经可于肘部和腕部同时卡压，称为双卡综合征。

## 七、治疗

1. 非手术治疗

（1）肘部制动休息。

应指导患者不要在工作中屈肘太久，采用石膏或支具将上臂固定于伸直位对早期轻度肘管综合征有一定疗效。支具固定时不应将前臂放于旋前位，否则易加重症状。改变睡姿，在睡眠时用毛巾、枕头固定肘部以限制患肢肘关节屈曲。

（2）局部注封类固醇激素治疗。

可以抑制局部炎症反应。

（3）理疗。

应用感应电疗法，高压、低压电疗法和药物离子导入法使人体产生特有的生理反应而起到治疗作用。

（4）中医中药。

用养血舒筋丸（党参，白术，当归，何首乌，续断，桑寄生，赤芍，木香，细辛，伸筋草，威灵仙，鸡血藤，破故纸，松节，透骨草等）共做蜜丸，开水冲服，每日 1 次，每次 10 g，它可以补血养筋，搜风通络。也可以用舒筋消肿膏：血竭 4 g，儿茶 8 g，乳香、没药各 9 g，赤小豆 30 g，姜黄 10 g，威灵仙 10 g，白芷 5 g 研细均匀，调水敷于患处。

Delon 认为，肘管综合征的患者半数非手术治疗效果良好，如非手术治疗 3 个月无效可考虑手术治疗。

2. 手术治疗

肘管综合征手术治疗包括单纯肘管切开减压、肱骨内上髁切除及尺神经前移术，前移后的尺神经可置于皮下、肌肉内和肌肉下。近年来，也有学者报道了内窥镜下肘管松解术。

（1）肘管切开术。

Ferli 认为当症状较轻，无尺神经脱位和半脱位者，肘部骨性结构正常，无肘部疼痛，术中发现卡压系局部因素造成时可采用此术式。

术中注意解除所有可能的卡压因素，包括：内侧肌间隔，Struthers 韧带、髁上沟、肘管及深部的屈肌、旋前圆肌腱膜等。松解减压后被动伸屈肘关节尺神经无滑脱者，可不必做神经前移。一些报道认为如果适应证选择合适 75% 的患者通过单纯肘管切开减压症状可以得到改善。而在肱三头肌内侧头肥厚、尺神经滑脱、肘外翻畸形、肘部骨性结构改变及肘管局部占位性病变时单纯肘管切开减压效果差。

（2）肱骨内上髁切除术。

1950 年，King 和 Morgan 设计了肱骨内上髁切除术，在国外目前仍是治疗肘管综合征的常规手术方法之一。Jonc 和 Gant 报道了 22 例肘管综合征采用肱上髁除术，结果 48% 优良，17% 一般，35% 较差，且易引起肘关节内侧副韧带的不稳。O'Driscol 设计了斜向切除内上髁方法，提高了疗效，且消除了内侧副韧带的不稳。切除时注意保护内侧副韧带，修复屈肌止点，将骨膜与屈肌、旋前圆肌总腱覆盖于骨面以防止神经与骨面粘连。术后早期功能锻炼。

（3）神经前移术。

术式可分为皮下、肌下和肌内前移三种。皮下前移是将神经前移至肘前区皮下，用筋膜将其悬吊。肌下前移术是将神经前移至屈肌与旋前圆肌之下。肌内前移术是将神经前移至屈肌与旋前圆肌之间而不损伤屈肌止点。其中肌下前移术包括三种方法：①将旋前圆肌和屈肌在距肱上髁 1 cm 处切断，将神经放于肌下后重新在屈肘位将其缝合。②将肱骨内上髁切下，并将尺神经肌下前置后，将肱骨内上髁重新复位固定，此方法更适合于合并肱骨内上髁骨折的患者。③也可将旋前圆肌肌群做 Z 形延长，同时将神经置于肌下。肌下前移术对原来已行肘管切开松解，神经皮下前移术失败者也适用。肌下前移术后屈肘 90° 位石膏固定 4 ~ 6 周。皮下前移术将尺神经游离后放于屈肌和旋前圆肌的表面，术中注意应将尺神经向近端游离至 Struther 韧带及内侧肌间隔水平，以免神经前移后又造成新的卡压。尺神经向远端游离时勿损伤尺侧腕屈肌的肌支。皮下前移术后屈肘 90° 位石膏固定 2 ~ 3 周。

Adelar、Foster 对 32 例肘管综合征的治疗效果进行比较后发现，如适应证选择合适，肘管松解，皮下前移及肌下前移三种术式疗效无明显差别。Dellon 认为尺神经中度压迫行肌下前移术效果好且复发率低，肌内前移术因术后瘢痕广泛而优良率最低。

1999 年，Tsai 报道了 85 例内窥镜下肘管松解术。平均随访 32 个月后，优良率达 87%，仅有 2% 的患者效果较差，而且没有明显的手术并发症发生。因此他认为对轻、中度的肘管综合征患者，此种手术是一种安全、可靠的方法。

# 第六章  腕及手部疾病

## 第一节  腕管综合征

腕管综合征又称腕管狭窄症，系指腕部外伤、骨折、脱位、扭伤或腕部劳损等原因引起腕横韧带增厚，管内肌腱肿胀，瘀血机化使组织变性，或腕骨退变增生，使管腔内周径缩小，从而压迫正中神经，引起手指麻木无力为主的一种病症。本病好发于职业性搬运、托举、扭拧、捏拿等工作的人群中。本病的主要症状如下：患者桡侧3个半手指麻木或刺痛，夜间加剧，麻而痛醒，温度高时疼痛加重，活动或甩手后可减轻；寒冷季节患指发凉、发绀、手指活动不灵敏，拇指外展肌力差；病情严重者患侧大小鱼际肌肉萎缩，甚至出现患指溃疡等神经营养障碍症状。

### 一、解剖特点

两排腕骨并在一起，构成近似马蹄的形状，腕横韧带封闭在开口端与腕骨共同构成的骨纤维管，即腕管。腕管有四壁：前壁为腕横韧带，后壁为一层覆盖桡腕关节及腕横关节光滑的筋膜组织，桡侧壁为舟骨结节和大多角骨结节，尺侧壁为豌豆骨、钩状骨及其韧带，腕管中有正中神经，拇长屈肌和4个手指的指深屈肌屈肌腱、指浅屈肌腱。正中神经居于浅层处于腕横纹与腕横韧带之间。腕管综合征是指由于腕管内容积减少或压力增高，使正中神经在腕管中受压而形成综合征。

腕横韧带与腕骨之间形成一个腕管内有正中神经和9条屈指肌腱通过，这9条肌腱是屈拇长肌腱和其余4个手指的屈指深、浅肌腱。屈指肌腱在腕管内分为深浅两层。除正中神经与屈指浅肌腱分布在浅层外余屈指肌腱均分相于深层。由于腕管缺乏弹性，而且管腔窄小，肌腱和神经在腕管内排列十分紧密。正中神经由桡侧屈腕肌和掌长肌之间向下行，通过腕管，在掌腱膜深面至掌部。肌支支配除拇指内收肌以外的大鱼际肌、第一和第二引状肌，皮支支配掌心和大鱼际，桡侧拇指、食指、中指及环指桡侧半掌面皮肤，以及桡侧3个半指头末节的背面皮肤。

### 二、病因

腕管是腕掌部的一个骨，纤维管，拇长屈肌和4根屈指浅肌腱、4根屈指深肌腱及正中神经通过此管进入手部。腕管在手腕掌桡侧，由腕骨和腕横韧带构成。腕横韧带坚韧，近侧缘增厚，是压迫正中神经的主要因素。正中神经在腕管中位置表浅，容易受腕横韧带的压迫，造成损伤。腕管综合征的发病与慢性损伤有关。手及腕劳动强度大时容易发病。

1. 慢性损伤可致腕管内的肌腱、滑膜及神经水肿，出现无菌性炎症，继发纤维增生。腕横韧带肥厚、腕管内组织水肿、纤维增生均可造成对正中神经的压迫。

2. 腕部骨折、脱位、畸形愈合使腕管容积减小，压迫正中神经。这也是腕管综合征的一个常见原因。

3. 腕管内肿物，如腱鞘囊肿、血管瘤、脂肪瘤等，均能压迫正中神经，引起腕管综合征。

因此，腕管综合征是由多种原因引起的。尽管都表现为腕管内正中神经受压，但病因是不同的。在诊断、治疗中应仔细辨别，分别对待。

## 三、病理生理

正常情况下，腕管被肌腱等填满，因此任何因素使腕管缩小或内容物增多、增大时，都可卡压正中神经，产生临床症状。

1. 腕管内容物体积增大

慢性损伤引起的屈指肌腱或滑膜水肿、增生或纤维化，使腕管内容物体积增大，压迫正中神经。多见于电工、木工、家庭妇女等手工操作者。

2. 腕管内容物增多

慢性病因有腕管内脂肪瘤、血管瘤、神经瘤，腱鞘囊肿、痛风等，创伤性血肿为急性病因。

3. 腕管体积减小

桡骨下段骨折、腕骨或掌骨骨折脱位，以及桡骨下端骨折等，都可使腕管狭窄变形。

4. 腕横韧带增厚

腕横韧带增厚发生于肢端肥大症、黏液水肿等。

## 四、临床表现

### （一）症状与体征

1. 起病缓慢，有手腕部劳损、外伤等，多见于中年妇女。

2. 有手指麻木、疼痛感，疼痛为刺痛或灼痛，大多表现在大拇指、示指和活动过度则疼痛加重；晨起、初睡后疼痛感明显，疼痛有时向鞘部、肘部放射。

3. 拇、示、中指及环指桡侧感觉减退，个别患者可有感觉过敏，寒冷刺激后则手指活动欠灵活，严重时可有色际肌萎缩，皮肤发亮，指甲增厚，屈指溃疡等神经营养障碍。

4. 大鱼际肌出现不同样皮萎缩，拇对掌肌、拇外展肌肌力减弱，甚至不能对掌，病程长者，可有皮肤干燥、脱屑、指甲脆变等现象。

5. 叩击实验（Tinels 征）阳性，即轻叩腕管正中神经，于正中神经分布的手指可有触电样刺痛。表现为屈腕试验阳性，压脉带试验阳性：即充分屈腕达 1 min，麻木疼痛加重，且向示、中指等放射。

### （二）临床类型

1. 轻型

症状为间歇性麻木或麻刺感。查体无肌萎缩和肌力减弱，两点分辨觉正常。电生理学检查提示腕上诱发电位潜伏期较正常延长 1 ~ 2 ms。肌电图中无纤颤。

2. 中型

有持续性麻木和感觉异常，轻微的运动功能障碍，电生理学检查中潜伏期延长更多。

3. 重型

有感觉功能和运动功能显著的障碍，大鱼际肌萎缩。

4. 急性受压型

在腕部骨折或关节脱位后，因局部出血、组织水肿使腕管内容物增多、体积增大，且腕管形状改变，均可使腕管内压力增高，诱发出正中神经受压。若再过度掌屈位或背伸位制动，或缚扎外固定过紧，增加了正中神经受腕横韧带直接压迫的机会。

### 五、鉴别诊断

1. 腕部正中神经挫伤

上述急性受压型必须与之鉴别：①腕部正中神经挫伤在腕部外伤、骨折或关节脱位后即刻出现，而腕管综合征的急性受压型则在伤后经过一定时间出现，并逐渐加重；②腕管内压力测定。

2. 胸廓出口综合征

①常累及 2 条或多条神经支配区，而不仅仅限于正中神经支配区；②可累及正中神经腕上分支支配区；③特殊检查斜角肌压迫试验（Adsontest）、肋锁试验（Edentest）、过度外展试验（Wrighttest）、上臂缺血试验（Roostest）、锁骨上叩击试验（Moslegtest）中一项或数项阳性；而屈腕试验与伸腕试验阴性，腕部 Tinel 征阴性；④电生理学检查结果提示神经卡压在锁骨上窝；⑤颈部 X 线平片可能显示有颈肋或第七颈椎横突过长。

3. 颈椎病（神经根型）

①常累及多条神经支配区，不只局限于正中神经支配区；②可累及正中神经腕上分支支配区；③颈椎 X 线平片显示颈椎有明显退行性改变；④颈椎 CT 或 MRI 检查显示有颈神经根受压，且和症状体征一致。

4. 旋前圆肌综合征

①肘部或前臂近端疼痛、压痛、Tinel 征阳性；②指浅屈肌、拇长屈肌、示指和中指的指深屈肌肌力减弱，捏握试验阳性；③手掌部桡侧半麻木，感觉功能障碍，前臂反复旋前可诱发或加重麻木；④腕部 Tinel 征阴性，屈腕试验和伸腕试验均阴性；⑤电生理检查结果提示正中神经卡压在肘部。

### 六、治疗

#### （一）腕管松解术

这里所描述的是我们进行腕管开放性松解术时的标准入路。有限入路如 Wilson 的 "双切口"（图 6-1A）与 Bromley 的 "小切口"（图 6-1B），由于应用了内镜技术且危险性较少，可使患者迅速恢复。同样，Lee、Plancher 与 Strickland 提倡采用小掌侧切口进行 "腕管开卷" 作为技术改良，可以使传统开放技术对软组织的损伤降至最低，并能提供比内镜技术更好的显露。带有光源的刀其优点是保持可见。无论选用哪种方法，均应显露出所要切除的结构并先加以识别（图 6-2）。

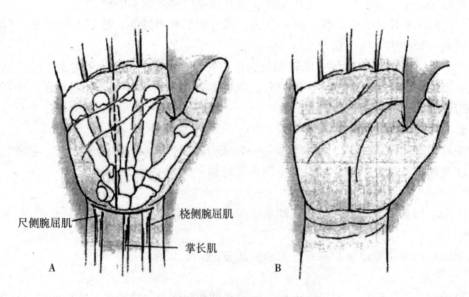

尺侧腕屈肌　　　桡侧腕屈肌

掌长肌

A　　　　　　　B

**图 6-1　腕管开放性松解术的标准入路**

A. 在尺侧腕屈肌与桡侧腕屈肌间的腕前褶近端的横行切口，近端掌褶与环指桡侧缘成一条线的钩骨钩拆除远间做远端纵行切口；B. 此切口用于小切口入路

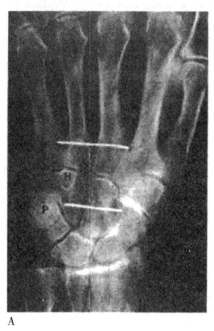
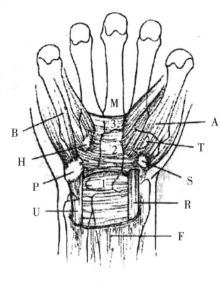

A. 用金属线标记标准屈肌支持带远近端界限，包括屈肌支持带中段（腕管横韧带）和屈肌支持带远段。记录近端界限是在豌豆骨远端平面（P），远端界限是在钩骨钩的远端（H）。B. 屈肌支持带的三部分（1～3）是由鱼际肌（A）与小鱼际肌（B）间的增厚腱膜组成，鱼际肌附着在标准屈肌支持带的桡侧半，组成屈肌支持带的远段（3）；同时显示了大多角骨的横结节（T）与舟骨小结节（S），屈肌支持带的近段（1）走行于尺侧腕屈肌（U）和桡侧腕屈肌（R）深面。桡侧腕屈肌腱穿过屈肌支持带近段与中段交界处进入其纤维骨性管道。（F）前臂筋膜；（M）第 3 掌骨

**图 6-2　切开的右手前后位摄 X 线片**

1. 手术技术

在鱼际纹的尺侧，与其平行做一弧形切口。避免在掌褶痕处做切口，如果褶痕深应在术后引流水肿渗液以减少对皮肤的浸渍。向近端延长至屈腕横纹，如果需要可继续向近端延长。切口的弧顶朝向腕关节尺侧，避免成直角通过屈腕横纹，尤其应避免切断位于掌长肌腱与桡侧腕屈肌腱之间的正中神经的掌侧感觉支。保持切口纵行，始终在中指轴线的尺侧或与掌长肌腱成直线。该感觉支切断后，常引起痛性神经瘤，可能需要后期从瘢痕中切除。如果该感觉文被切断，不需修复，而应将其于起始部位切断，切开、掀起皮肤及皮下组织。向近端皮下钝性分离，显露腕管近端的前臂深筋膜。切开筋膜，小心避开下方的正中神经。用钝性剥离子在筋膜下将腕管内容物自腕横韧带剥离。韧带沿其尺侧缘小心切返支，该返支通常于腕横韧带远端缘穿出，亦可于正中神经掌部分出。腕横韧带的坚硬纤维向远端延伸得比预想的要远。正如 Cobb 所强调，屈肌支持带包括前臂远端深筋膜的近端、真性腕管处的腕横韧带以及在鱼际肌和小鱼际肌间的厚腱膜。松解屈肌支持带的所有组成。要了解在拇长屈肌与示指深屈肌间的异常连接；指浅屈肌肌腹变异；掌长肌、小鱼际肌、蚓状肌、正中神经、尺神经的变异。避免损伤掌浅动脉弓，该动脉弓位于腕横韧带远端以远 5～8 mm 处。探查屈肌腱滑膜，有时需行肌腱的滑膜切除术，尤其是类风湿关节炎患者。放置引流后仅缝合皮肤。

2. 术后处理

加压包扎与掌侧夹板固定。术后手部尽早地主动锻炼，但要避免依赖性姿势。1 周后可换用薄敷料，并鼓励手部正常使用。术后 10～14 d 拆线。夹板需 14～21 d。

**（二）内镜下腕管松解术**

目前许多矫形外科医师采用内镜下腕管松解术治疗腕管综合征。该手术的倡导者有 Okutsu 等、Chow 以及 Agee 等，他们列举了诸多优点：术后掌侧瘢瘢形成少，较少发生尺侧"柱"疼痛，肌力恢复快且完全；

与开放性松解术相比，术后恢复正常工作与活动至少提早 2 周。Ferdinand、MacLean 与 Macdermid 进行前瞻性研究比较开放与内下腕管松解，功能方面未发现明显差异。Macdermid 等报告内镜术在握力与疼痛缓解方面的直接术后优势在 12 周后丧失。Agee 等与 Brown 等所做的大型多中心前瞻性研究，Chow 与 Hantes 对 2 675 例内镜松解进行系列报道，结果表明，该手术最好由训练有素、有经验的外科医生安全地施行。由于有不少有关术中损伤屈肌腱、正中神经、尺神经、指神经及掌浅动脉弓的报道，强调在进行内镜操作过程中需要非常小心谨慎。尸体解剖研究表明，内镜器械与屈肌腱、正中神经、尺神经及掌浅动脉弓紧密贴近，易发生损伤。

内镜下腕管松解术的相关问题包括：①操作的技术要求高；②视野有限，阻碍探查其他结构；③易损伤屈肌腱、正中神经及掌浅动脉弓；④不易止血；⑤机械缺陷造成的限制。Agee、McCarroll 和 North 提出了以下 10 点措施防止损伤腕管内结构：

1. 熟悉解剖。

2. 不要滥用该术式。

3. 确保术中设备性能可靠。

4. 如果内镜插入受限，放弃单切口术式。

5. 确保切割器械位于腕管内，而不是 Guyon 管内。

6. 如果视野不清晰，放弃单切口术式。

7. 不要用内镜探查腕管。

8. 如果所得图像异常，放弃单切口术式。

9. 保持与环指呈直线。

10. 当有疑问时，立刻退出。

即使已经证明该术式有效，但能否用于每个腕管综合征患者尚有疑问。应常规做好腕管开放性松解的准备，以备内镜无法安全地完成松解。

虽然存在多种术式，美国国内常用的两种术式为 Agee 的"单切口"与 Chow 的"双切口"术式。根据 Chow 的建议，内镜下腕管松解的禁忌证为：①患者需做神经松解、腱鞘切除、腕横韧带"Z"字成形术或 Guyon 管减压；②医师怀疑腕管内有占位性病变，或者腕管内肌肉、肌腱、血管等其他严重异常；③患者有局部感染、手严重水肿或上肢血管纤细。Fischer 和 Hastings 对使用内镜的禁忌证作了如下补充：①腕管综合征手术失败或复发的翻修手术；②临床发现拇短展肌失用但无明显的正中神经感觉改变，提示正中神经有解剖变异；③既往有屈肌腱损伤史或手术史，可引起腕管内瘢痕形成，从而阻碍安全放置内镜器械进行腕管松解术。上述术式的大体图解如（图 6-3）。建议所有欲行内镜下腕管松解术的外科医师，通过实验室动手练习彻底掌握该术式的器械操作。

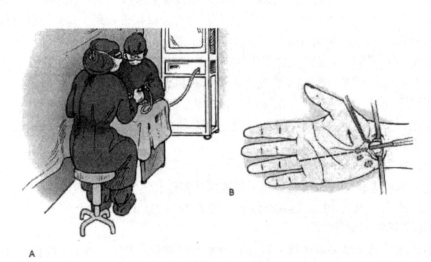

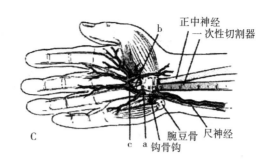

C

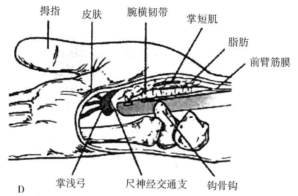

D

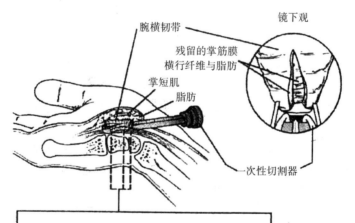

先松解腕横韧带远端1/2到1/3，然后再造出最终通道以松解残余的韧带，这样可以防止韧带近端浅层的脂肪落入术野影响对韧带切开范围的观察

E

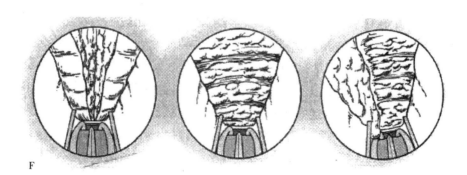

F

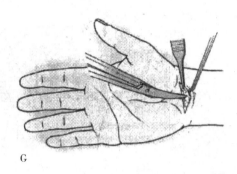

G

A. 手术室的设置应为术者提供了监视器的理想影像。B. 向掌侧掀起"U形"皮瓣，滑膜剥离子自韧带深面分离滑膜，为得到腕关节理想的内镜影像做好准备。C. 升起刀片的三角形安全区由下列 3 个结构组成：a：腕横韧带远端缘的尺侧半；b：正中神经尺侧缘（正中神经至中指与环指指蹼的掌指总支）；c：掌浅弓。D. 在前述锐性分离的三角形安全区纵行切开腕管；E. 最初的松解有助于准确地观察及分离韧带；F. 切断腕横韧带后见：左图示不完全松解后呈"V"形缺损，而腕横韧带浅表纤维保持完整；中图示重新插入切割装置后韧带彻底松解，可看到脂肪与掌筋膜横行纤维位于切开韧带间的掌侧；右侧影像表明向任一方向旋转切割装置20°，都可使分离的韧带切开缘落入视窗。G 用肌腱剪刀向皮肤切口近端松解前臂筋膜

**图 6-3　Agee 手术**

1. 单切口内镜下腕管松解术

（1）手术技术：确保手术室设备完善。确保电视监视器和患者手部无障碍物阻挡术者的视线。采用全麻或者区域阻滞麻醉，虽然手术也可以在局麻下安全地实施，但组织液增加会影响内镜的观察，弹性绷带驱血，气囊止血带充气，止血带下应有适当的衬垫。完全露出止血带远端的手臂。如患者有 2 条以上的屈腕横纹，应于最近端横纹桡侧腕屈肌腱与尺侧腕屈肌腱之间做切口。采用纵行钝性剥离以保护皮下神经、显露前臂筋膜。切开前臂筋膜，形成远端为蒂的"U"形瓣，并将其掀起。将该瓣向掌侧牵开，以利于自韧带深面剥离滑膜，形成腕管近端的嘴样开口。当使用隧道器械与内镜切割装置时，保持其与环指呈直线，紧贴着钩骨的钩部，紧贴腕横韧带深面，从而保证装置在正中神经与尺神经之间的通道。用滑膜剥离子将滑膜自腕横韧带深面剥离，轻度伸腕，将切割装置插入腕管，将视窗紧抵在腕横韧带深面。当切割装置向远侧推进时，保持与环指呈直线，并且紧贴钩骨钩部，始终位于腕管的尺侧。将内镜由近至远反复进退几次，根据覆盖腕横韧带的脂肪确认腕横韧带的远端缘。通过观察影像、触诊及皮肤透光试验来确定腕横韧带远端缘。正确放置切割装置，用部分翘起的刀片接触韧带远端，确定韧带切开的起始点。升起刀片，向后回拉切割装置以切割韧带。掌近端脂肪会向近侧半韧带的切开处突入，并在镜头上留下一层油迹，阻碍经内镜观察。为避免这一不利影响，首先应仅切开韧带的远端 1/2 ~ 2/3。通过这一通畅的隧道再向远端插进器械，在良好的视野下准确而彻底地切开韧带远端。最后，升起的刀片向近端回拉，完全切开近端韧带。利用以下的内镜影像观察，判断韧带切开是否完全，通过内镜可见韧带深面部分切开后呈"V"形缺损。继续切开则呈梯形缺损，因为完全切开后韧带两端发生弹性收缩。通过这一缺损观察掌腱膜的横行纤维及相混的脂肪和肌肉。按压掌侧皮肤使这些结构突起。向尺侧、桡侧旋转切割装置，看到韧带边缘突然滑入切割窗内，并且阻碍视野时，即可确定韧带已完全切开。按压切割窗上方的掌侧皮肤，观察切开的腕横韧带与表浅的掌筋膜、脂肪和肌肉间的活动。为确保正中神经彻底减压，用肌腱剪刀松解前臂筋膜。使用小的直角拉钩直接观察筋膜，避免神经、肌腱的损伤。皮下缝合或单纯缝合皮肤。不粘皮肤的敷料包扎，厚衬掌侧夹板制动，部分患者可不行腕关节夹板固定。

（2）术后处理：如果切口愈合良好，术后 10 ~ 14 d 拆除缝线与夹板。术后早期进行手指的主动性活动。术后 4 ~ 6 周，不鼓励做屈腕用力牵拉的动作，以保证软组织愈合成熟。术后 2 ~ 3 周允许日常生活中循序渐进的轻度主动活动，4 ~ 6 周后逐渐增加活动力度。

2. 双切口内镜下腕管松解术

（1）手术技术：采用患者与麻醉师最可能接受的麻醉实施手术，通常采用区域阻滞，或者如 Chow

惯用的局麻加静脉盐酸咪达唑仑与盐酸阿芬太尼。患者仰卧位，将手与腕置于手桌上。术者应位于上肢的腋侧，助手位于头侧。如果需要，使用有良好衬垫的气囊止血带。至少有一个电视监视器应位于术者对面的肢体侧（面向手桌的头侧），Chow 建议应使用 2 部监视器，1 部面对术者，1 部面对助手。用皮肤笔标记入口与出口。按照手的大小，自豆状骨向桡侧画 1 ~ 1.5 cm 长的线。自此线的末端并与其垂直向近侧约 0.5 cm 画第 2 条线，自第 2 条线末端并与之垂直再向桡侧画 1 cm 长第 3 条线，第 3 条线为入口。被动充分外展拇指。沿充分外展拇指的远端缘，通过手掌向手的尺侧缘画一条线。自中指与环指间的指蹼向近侧画另一条线，与拇指的画线垂直相交。在这 2 条直线交点近端约 1 cm，横过手的长轴画第 3 条线，长约 0.5 cm。于前面标记的入口做切口，钝性分离，显露并纵行切开筋膜，确定腕横韧带的近端缘。用小的直角拉钩将切口远端轻轻抬起，在腕横韧带与尺侧滑囊间显露缝隙，在两者间钝性分离，扩大空间。用带套管的弧形剥离子，尖锐侧朝向腕横韧带进入缝隙，并将尺侧滑囊自腕横韧带深面推离，避免穿入尺侧滑囊（"滑囊外"入路）。用弧形剥离子感觉腕横韧带深面的弧形结构，前后移动剥离子，体会腕横韧带横行纤维的"洗衣板"样感觉。用力抬起剥离子以测试韧带的张力，并确定剥离子位于韧带下方，而不是在韧带浅面的筋膜组织中。确保剥离子与套芯位于前臂的纵轴方向。用套管的尖部触及钩骨钩，将患手抬起，伸直腕与手指放于手架上。将带槽套管装置对准出口，轻轻向远侧推进。于手掌部触及套管的尖部。按掌部的出口标记做第 2 个切口。套管自出口穿出，于固定于手架上，套管近侧开口插入内镜，检查套管的全长，确定套管与腕横韧带之间没有其他组织存在。如果有疑问，拔除套管重新插入。自近端插入内镜后，保留于套管内，远端插入探针以确定腕横韧带的远缘。利用探针刀由远至近切开，松解韧带的远端。插入三角刀切开腕横韧带中央部。插入反向刀，并使其位于第 2 次切开处，向远端抽拉反向刀，连接第 1 次切开处，从而使韧带远端 1/2 完全减压。自套管近端口拔出内镜，插入远端口。自近端切口插入器械，找到来切开的近端韧带，用探如刀切开其近端，向近端抽拉反两刀，从而完成韧带松解。选择合适的刀，按需要补充切除以使韧带完全横断。再次插入套芯，从手部拔出带槽套管。如果使用了止血带，松开后彻底止血，从而保证无活动性或广泛出血。不吸收线缝合切口，柔软敷料包扎。

（2）术后处理：鼓励术后立即进行主动活动。术后 7 ~ 10 d 切口愈合时拆线。2 ~ 3 周内或不适症状消失前，避免掌部直接受压或提举重物。

## 第二节　掌腱膜挛缩症

掌腱膜挛缩症（Dupuytren's contracture）系原因不明的进行性的掌腱膜挛缩。Plater 于 1610 年描述本病，1823 年 Cooper 首先确认此症，1832 年 Dupuytren 报道了本病病理，提出创伤为病因论及手术治疗方法，此后称之为 Dupuytren 挛缩。

### 一、解剖

掌腱膜是由手掌部深筋膜增厚而成。手掌深筋膜可分为内、中、外三部分。内、外两部分覆盖小鱼际和鱼际肌肉，薄而柔弱。中间部分厚而坚韧，称为掌腱膜。掌腱膜呈三角形，尖在近侧，基底在远侧。掌腱膜的结构呈腱膜性，纤维多纵行，近侧部分与掌长肌腱连续，大部分附丽于腕横韧带远侧缘。掌腱膜远侧在手掌远侧横纹平面分为 4 条分叉，分别至 2 ~ 5 指，每一分叉又分为两条，附丽于掌骨、掌深横韧带、近节指骨及中节指骨近段的侧面，并与指屈肌腱鞘连接。4 条分叉附丽形成 7 条通道。4 条各小分叉之间，有屈肌腱通过。4 条大分叉之间，相当于指蹼部位，有蚓状肌与至手指的血管神经通过。在掌骨头处 4 条分叉的纵行纤维深面含有横行纤维。在指蹼处 4 条分叉的浅面形成掌浅横韧带。掌腱膜浅面有许多垂直的纤维小梁与皮肤相连，深面两侧发出两片筋膜隔，内侧（尺侧）隔沿小鱼际桡侧向深处附丽于第 5 掌骨，外侧（桡侧）隔沿鱼际尺侧向深处附丽于第 1 掌骨，由此将手掌分为内、中、外 3 格。分别形成 3 个骨筋膜间隙。中间格又为掌腱膜深面向第 3 掌骨延伸的掌中间筋膜隔分成两部分（图 6-4，图 6-5）。

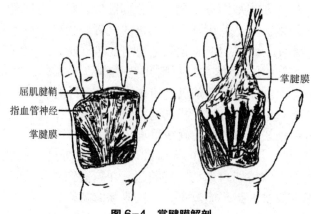

图 6-4 掌腱膜解剖

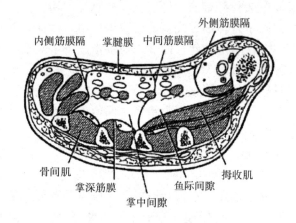

图 6-5 手掌远侧横断面

## 二、病因

掌腱膜挛缩症的病因不明。但其发病与种族、性别、年龄、遗传等因素有关。欧洲高加索白人患此病的较多，亚洲人较少，黑人罕见，我国可见到此病。男性明显多于女性，约 4∶1，多发生在中年或老年，平均年龄一般在 50～60 岁以上。遗传因素明显，一家中常有数人发病或几代人中有数人发病。本病可能与全身素质有关，某些疾病如痛风、风湿症、癫痫、糖尿病、肝脏疾病以及大量饮酒者，常伴有掌腱膜挛缩。半数以上的患者常为双侧性，个别病例同时有环腱膜挛缩或阴茎海绵体筋膜挛缩。Dupuytren 认为本病由外伤引起，但上述各种情况都不能用外伤加以解释。

## 三、病理

掌腱膜挛缩时，部分或全部掌腱膜由于瘢痕组织增殖而增厚、短缩，致使掌指关节、近侧指间关节发生屈曲挛缩，手掌皮肤出现硬结皱褶。增殖最明显处，多位于远侧掌横纹处，发病往往从环指相对的远侧掌横纹处开始。由于掌腱膜至皮肤的短纤维增殖、挛缩的结果，可将皮下脂肪、汗腺、血管、淋巴管等挤压以至消失，在表皮与掌腱膜之间形成一硬韧的团块或索条，使皮肤明显突出。

镜下观察，病变处皮肤角化层显著增厚，棘状细胞层变薄，真皮乳突消失。早期结缔组织中有圆形细胞、成纤维细胞增殖；晚期只有致密的瘢痕组织，脂肪及皮肤的深层组织被挤压渐消失。Bazin（1980）的研究表明，在挛缩的掌腱膜中含有增多的爪型胶原。

## 四、临床表现

发病早期，常在环指掌指关节平面掌侧皮肤出现小结节，皮肤增厚皮下逐渐形成挛缩带，远侧掌横纹附近产生皮肤皱褶，并呈现月牙状凹陷。病变进一步发展，则出现掌指关节和近侧指间关节屈曲挛缩，而远侧指间关节很少受累。病变皮肤失去原有弹性，变得粗厚、硬韧，与深面挛缩之掌腱膜紧密粘连。最常受累的手指是环指，其次是小指，再次是中指，示指受累较少，拇指更少。约半数为双侧患者，病程进展大多数缓慢，有的发展较快。在同一病例，有时病程进展较快，有时出现停顿现象。本病一般无疼痛感，但有时局部可有发僵不适或轻微的疼痛和麻木感。

## 五、诊断

本病诊断一般不难。但应注意与一般瘢痕挛缩、屈腱短缩、手部先天性挛缩、痉挛性挛缩、植入性表皮样囊肿等鉴别。

## 六、治疗

对于 Dupuytren 疾病的各种非手术治疗法仍是强调疾病主要的组织病理学。Bisson 等认为诱导产生结节的成纤维细胞比诱导生成条索的成纤维细胞其收缩特性更强，这两种成纤维细胞要比腕管韧带的成纤维细胞产生更显著的拉力。Ketchum 和 Donahue 通过在损伤区注射曲安舒松来研究 Dupuytren 结节变形情况。每个瘤体平均进行注射 3.2 次后，75 只手中 97% 瘤体被软化或扁平。尽管该病几乎不能完全消失，经注射后 3 年之内只有半数患者的瘤体会复发。梭菌胶原酶注射作为非手术治疗方法，对其进行临床评估显示可迅速且有效得缓解掌指与近端指间关节挛缩情况。然而，这种疗法还是在临床试验阶段。Badalamente 等在两项研究中报告了这种酶降解的安全性及有效性，且第 2 项研究采用的是随机安慰剂对照研究。第 3 阶段试验仍在进行当中，早期结果待进一步证实。

在无挛缩时，由于结节和索条状物极少产生疼痛，通常无须治疗。单纯的手掌小结节通常不需手术，除非出现明显的不适、凹陷与浸润。当患者的挛缩发展较慢且无功能障碍时，应每 3 个月定期检查 1 次。尽管在病变早期手术治疗较为容易，但当细胞病变在活动期时，正常与病变组织间界面难以分辨。因此，最好是在病变组织稳定后进行手术，并可减轻手术创伤加速病变过程的趋势。但是，当近端指间关节末日掌指关节出现 15° ~ 30° 或更高的挛缩时，常存在功能障碍，需行手术治疗。当在增生期进行手术治疗时，会使得屈曲挛缩症状加重。因此，手术指征及时机应充分考虑到关节挛缩所致功能障碍情况、病变关节退化程度以及其他会导致不良后果的易感因素，而不仅仅是挛缩程度。

治疗 Dupuytren 挛缩的 5 个常用手术技术是：①浅筋膜切开术；②筋膜部分（选择性）切除术；③筋膜完全切除术；④筋膜切除皮肤移植术；⑤截肢术。手术方式的选择取决于挛缩程度、掌侧皮肤营养状况、是否存在骨性畸形，以及患者的年龄、职业和全身情况。一般而言，病变较重时，需行较为广泛的手术，如果需要的话，手术可在各期进行，应优先考虑进行浅筋膜切开及关节伸直治疗。

浅筋膜切开术是手术范围最有限的手术，常用于不在乎病变外观的老年患者或全身情况较差者。致密、成熟的索条状物比病变尚未成熟且弥散者的手术效果好。Rodrio 等认为浅筋膜切开术应该是一个临时性的方法，因为在他们进行这种手术的挛缩患者中，43% 需二次手术。在浅筋膜切开术中，腱前束做简单分离，目的是矫正掌指关节挛缩畸形。

部分（选择性）筋膜切除术通常适用于仅有尺侧 1 个或 2 个手指受累者。由于该术式的术后发病率与并发症要少于完全筋膜切除术，因此其较为常用。即便部分筋膜切除术后的复发率为 50%，需再行手术者也仅有 15%。在该手术中，只切除成熟的畸形组织。然而，必须强调的是并非所有的病变组织均需切除，因为通过生物化学方法或在显微镜下检查出的受累筋膜手术时可无临床表现。不同的切口是为了充分暴露病变组织。我们比较喜欢手指的 "Z" 形切口或它的变异切口，是因为它能较好地暴露病变组织，但考虑到皮肤与其下方筋膜的挛缩和粘连。切口应根据具体情况进行调整，以满足不同患者的需要。当手掌皮肤的张力限制手指伸直时，中线切口应改变为适当的 "Z" 形。采用多个横切口可将病变组织安全地从神经血管束上分离出来。病变组织界限清晰且近端指间关节挛缩较小的患者适合进行此手术操作。通过此显露法对病变组织成功切除者功能恢复更快且外形美观。不管何种切口，在放大镜下切除较为容易，同时必须要谨慎操作以避免损伤重要神经血管结构。

有时在筋膜切除术后，近端指间关节地伸直不完全。经手掌至近端指间关节旋转轴的孤立索状突起是残余畸形的常见原因，并可附着于中轴线的背侧。这些引起临床问题的索常常附着于屈肌腱鞘的外侧或中节指骨。要彻底矫正近端指间关节挛缩需切除依稀可见与皮肤密切相连的畸形索状物，并需行皮肤"Z"形成形，但明显的残余近端指间关节屈曲挛缩需行掌侧关节囊切除。Weinzweig、Culver 和 Fleegler 认为，近端指间关节挛缩超过 60° 能通过矫正改善目前挛缩状况的 50%，无论是否同时进行近端指间关节囊切开术。这些作者发现关节囊切开组术前屈曲度平均丧失 16°，而非关节囊切开组平均丧失 8°。

Skoog 方法是一种部分或选择性筋膜切除术，术中仅切除掌腱膜的腱前纤维。Skoog 认为在掌腱膜的腱前纵向纤维与位于掌中区的掌横韧带之间存在一个确切的界面，但他强调腱前纤维似乎附着于该韧带。Skoog 指出在 Dupuytren 挛缩中，指间或蹼间韧带也可受累，从而阻止手指正常伸展，通过两种韧带更远端的附丽点，可以同掌横韧带加以鉴别。全筋膜切除术即使有手术指征，也极少使用；因为该手术常伴有血肿、关节僵直、延迟愈合等并发症，而且该手术不能完全防止疾病的复发。

Hueston 提出的筋膜切除并皮肤移植术适用于年轻患者，由于这些人存在癫痫、酒精中毒、身体其他部位患有疾病、病变切除后复发等因素，预后较差。手术技术是切除皮肤与其下方的异常筋膜，采用全厚或中厚皮肤移植。采用这种技术治疗的手掌区尚未见有复发的报道。尽管极少需要截肢，如果近端指间关节的屈曲挛缩严重，特别是小指，不能充分地进行矫正以使其发挥作用，则有截指的指征。屈曲挛缩 40° 通常能够较好地忍受。被截手指的皮肤可用于覆盖掌面皮肤缺损，切开手指，将皮肤翻卷入手掌，使其神经血管束形成一个蒂。

对于严重挛缩的近端指间关节，另外一种方法是关节切除和关节融合。这样会造成手指短缩，但避免了截指后出现近端指间关节挛缩复发和神经瘤的可能。

1. 浅筋膜切开术

（1）手术技术：于病变掌筋膜的尺侧用尖刀片在下列位置刺穿皮肤：①大鱼际和小鱼际隆起之间的掌筋膜顶点远端；②在近侧掌横纹处或附近；③在远侧掌横纹水平。在手掌远端很可能切断指神经，该处指神经位置比较表浅并可与病变的胶原缠绕在一起。插入一把小的腱刀或筋膜刀（Luck），类似于鼓膜刀，刀片平行于手掌，依次穿过每一个穿刺口，在皮下穿过手掌，但在掌筋膜浅层。然后将刀锋翻转向掌筋膜，使手指伸直拉紧受累组织。手指直接压在手术刀上方或轻轻滚动，推动筋膜切开刀，穿过筋膜索，仔细地将其切断，绝对不要采用拉锯样运动。当条索被切断时，磨砂感和强阻力会消失，则表明手术刀已经完全穿透病变筋膜。将筋膜刀平行于皮肤进入，使其与下方的筋膜游离。松解皮肤时，起皱的皮肤有时即便很薄，也可安全地在皮下潜行分离，不必担心皮肤坏死。因为手指的筋膜索位于中线，故浅筋膜切除术是安全的，将手术刀从索条邻近穿刺插入，斜向切开条索，对于外侧条索，可在直视下采用短纵向切口进行部分切除，也可在直视下摘除手指和手掌中较大的结节。

（2）术后处理：加压包扎 24 h，然后使用较小的敷料，鼓励主动活动手与指。进行矫正挛缩的夜间固定夹板需佩戴 3 个月的确保矫正效果。

2. 部分（选择性）筋膜切除术

（1）手术技术：在止血带充气前，用标记笔画出拟行的切口。当确定皮肤凹陷及其他区域的上方或附近做切口时理应考虑到血供减少情况，避免上述结构出现在皮瓣基底部。闭合切口时如果皮肤能够产生旋转，这些区域有时可切除。在畸形的病理组织上做"Z"形或垂直切口。"Z"形切口趋向于直接切入，皱褶处可产生动力线；但"Z"形切口产生的皮瓣愈合更可靠。

设计"Z"形皮瓣使得横向部分位于每一个关节皱褶内或附近。继续向近端延长切口，进入手掌，避免以直角跨过掌皱褶。由近及远从病变的筋膜上掀起皮肤和其下方的正常皮下组织。准备闭合切口附制作"Z"形皮瓣。由近及远切除病变筋膜，要极为小心地分离并保护每一个手指的神经血管束。对小出血点要仔细电凝止血。不必切除掌筋膜的横向纤维。如有可能，应避免进入腱鞘，因为屈肌腱鞘内出血可以引起粘连。锐性分离小心切除病变筋膜，在掌指关节处的脂肪垫仔细地找到每一根指神经，并随它向远端探查，避免切断移位的指神经。如果有韧带已发生挛缩，则将其切除。确保找到所有挛缩的筋膜带至其远端附着部，附着部可能位于腱鞘内、骨干和皮肤中，有时它们位于近端指间关节的背外侧。病变筋膜切除完成后所有关节应能完全被动伸直，除非存在关节囊挛缩。修整皮瓣，如果有多余的皮肤，可切除凹陷或变薄的区域。闭合如同前，将手时起，压迫伤口，放开止血带，保持 10 min，然后检查并控制出血。使用皮钩和冷型皮瓣钳，用 4-0 或 5-0 单纤维尼龙线缝合皮瓣。在手掌少许缝合，以保证橡皮条周围能够有必要的引流。

另外的方法是采用蝶形导管和负压吸引管组成密闭式吸引引流系统。每一个术指放置 1 根引流管进行充分且有效的引流。连接负压吸引管前，将 15 ~ 20 mm 的倍他米松灌入导管，可减少术后 4 ~ 6 周内产生炎性反应的可能性。这样减少术后不适程度，即使在多数患者的复杂筋膜切除术后也能减少使用麻醉性镇痛药。

根据手指、手掌外加一层非粘连纱布覆盖住伤口，再用一湿棉垫轻轻地压住。然后在其上使用敷料压迫，采用掌面石膏托将腕关节与手指维持于术中获得地伸直角度。

（2）术后处理：术后 24 ~ 48 h 内拔除所有引流。手部至少抬高 48 h。鼓励早期活动近侧指间关节。在此期间，应主动活动肩关节，以免引起肩周炎。如果 48 h 后手部过度疼痛或发热，应检查伤口，看是否存在血肿。如果发现血肿顶起皮肤，必要时，应将患者立即送回手术室进行手术，以便清除血肿，伤口内的受累区域应保持开放。另外，术后 3 ~ 5 d 内更换最初的敷料，开始一定范围的活动练习。夜晚使用休息位盘形夹板，将手指置于最大伸直位。

2 周时拆线，去除手部的所有敷料。提醒患者不要将手置于下垂位置休息，也不要在热水中泡手。允许在温水中主动活动，但不允许被动伸直。3 周时，允许适度地用手；但康复可能需要几个月。术后使用休息位盘状夹板 3 个月。硅油对辅助活动练习有一定价值。

微信扫码
◆ 临床科研
◆ 医学前沿
◆ 临床资讯
◆ 临床笔记

# 第七章  髋部疾病

## 第一节  注射性臀大肌挛缩症

臀肌挛缩症又称注射性臀大肌挛缩症、臀肌纤维化、臀肌纤维化继发髋关节挛缩，是儿童和青少年常见疾病之一。

### 一、定义

肌挛缩系指肌内纤维变性和瘢痕形成。肌肉内纤维性变，丧失弹性，较原来长度短缩，因此将导致该挛缩肌肉或肌群邻近关节的活动功能受限，甚至形成关节的某种固定畸形。臀肌挛缩症分为原发性臀肌挛缩症和臀肌纤维化继发臀肌挛缩症，造成髋关节功能障碍，特别是髋内收困难和髋外展畸形等。

### 二、病因

1．肌内注射学说

本病国外在 1969 年由 Valderama 首次报道。国内首先由马承萱报道并对其病因进行了研究。认为患儿在婴儿期间反复接受肌内注射，由于注射针头的损伤和药物的化学刺激，引起创伤和化学性肌纤维炎，纤维增生。由于儿童期间患感染性疾病和接受肌内注射的机会较多，同时儿童的组织代谢旺盛，对异物刺激反应也强烈，故儿童期好发该病。顾氏通过实验、临床分析和流行病学调查得到一条重要结论，认为：本病与婴儿期反复在臀肌内注射苯甲醇青霉素溶液有关，并建议停止应用苯甲醇作为青霉素溶液。前述研究结论已为国内学者所接受。

2．遗传学说

对于儿童的肌肉纤维挛缩的致病原因，认识不一致。因为大多数患者有婴儿时期的反复臀肌注射历史，因此注射学说是目前大多数学者的看法。但是也确有一些病例的发病与遗传因素有关，例如姜洪和报道的 8 例臀大肌挛缩症具有以下的特点：皆无反复注射历史，发病部位不在常规臀肌注射的部位，发病年龄较早，在 1 岁左右出现肌肉挛缩，有明显的家族倾向，其中最典型的病例为祖孙三代发病。这些特点与国外学者报道所见相同，是本病与遗传因素有关的有力的支持点。

3．儿童易感性

在婴儿期间有肌内注射史的儿童中臀肌挛缩症的发生毕竟是少数，一些病例还合并有其他部位的肌肉挛缩。因此推论：患病儿童可能存在某种易感因素，对肌内注射出现异常的反应。

### 三、发病机制

臀部的外上象限是臀肌注射的部位。国外研究表明：臀部肌内注射后注射局部出现水肿、出血和炎性反应。国内用亚甲蓝注射家兔的臀肌进行研究，发现：药液是沿臀肌纤维方向扩散的，而不是向四周均匀的扩散，由此认为人类也有类似的情况。实验研究进一步研究表明：凡臀肌注射过苯甲醇青霉素溶液的仔兔，其臀肌均发生不可逆的肌纤维化。

臀肌是由臀大、臀中、臀小肌所组成的共同的肌腱，与髂胫束连接在一起，具有外展、外旋和后伸髋关节的作用。臀部肌肉及其筋膜的纤维性变，使其失去了正常的伸缩性。挛缩的束带限制了髋关节的内收、内旋，不能中立位屈曲髋关节。由于两侧臀肌部位接受肌内注射的机会相等，故多数患者为双侧发病。

儿童期间骨骼发育尚未成熟，已纤维变性的肌组织与其附着的骨骼不能成比例的增长，即骨骼发育快而臀肌发育缓慢使之相对短缩，限制了髋关节的内收、内旋。这一理论解释了儿童发病多在肌内注射后 2～3 年才出现症状。

## 四、临床表现

绝大多数患者都有婴幼儿期反复、多次臀部注射药物或苯甲醇止痛剂的病史，此外，尚有：

1. 步态异常，行走时双下肢呈外展、外旋状，即所谓"外八字"步态，由于髋内收受限，特别在跑步时，步幅较小，出现跳跃前进，有人称"跳步征"。

2. 站立时，双下肢轻度外旋，不能完全靠拢。由于臀大肌上部肌纤维挛缩，肌肉容积减小，相对显现患侧臀部尖削的外形，称为"尖臀征"。

3. 患侧臀部欠丰满，局部皮肤可见凹陷皮纹沟或小窝。扪诊常可触及硬结或硬性索带。

## 五、特殊检查

1. "二郎腿试验"阳性

坐位时，双膝外展分开，不能靠拢，搭腿试验（＋），又称"二郎腿试验"（＋）。

2. "划圈试验"阳性及"蛙腿征"阳性

下蹲时，大部分病儿表现为，双下肢并腿下蹲过程中，当髋关节屈曲接近 90° 时，屈髋受限，不能完成继续下蹲，只有在双膝向外摆动，似划一弧圈后，双腿才能再次并拢完成下蹲动作，该体征称为"划圈试验"（＋）。另有少数严重病例，双腿并拢不能完成下蹲全过程，下蹲时双髋、双膝都要在外展、外旋状态下，如青蛙腿样完成下蹲动作，故称"蛙腿征"（＋）。二者不同的临床表现，是由于病变范围及程度的轻重不同所致。

3. "弹跳征"阳性

髋部的弹响与弹跳，在下肢并腿被动屈髋屈膝和伸髋伸膝时，紧张的挛缩索带滑过大转子表面瞬间，摩擦产生弹响或弹跳，该"弹跳征"为临床诊断本病的重要体征之一。

4. 交腿试验阳性

患儿双下肢并腿平卧，分别将一肢体抬高作内收交架于另一肢体上，不能交架于膝关节髌骨以上（股骨中下段）水平为（＋），说明髋内收受限。若双侧臀肌挛缩均较重，则两侧交腿试验都呈（＋）；若一侧挛缩较重而另一侧正常或挛缩轻，可出现挛缩较重侧（＋）而轻侧正常或阴性。该项体征对估计本病臀肌挛缩程度有重要意义。

## 六、辅助检查

X 线检查：骨盆 X 线片骨质无异常改变，两侧病变可见"双侧假性髋外翻"，股骨颈干角大于 130°，股骨小转子明显可见。单侧病例可引起骨盆倾斜，患侧髋外翻畸形，肢体假性增长；健侧出现髋内收畸形，股骨头假性半脱位

## 七、鉴别诊断

一般确诊并无困难，但遇单侧臀肌挛缩病例，诊断往往多有波折，首先在鉴别髋周围诸疾病时，亦应将本病考虑在内，所谓顽固性双下肢不等长并非真性，让患者平卧骨盆放于正常位，通过双下肢测量

长度完全一样，并且健侧髋关节各向活动检查完全正常。患侧却都有典型臀肌挛缩的体征存在。

## 八、治疗

早期非手术疗法，后期需采用手术矫正，效果一般良好。不予矫正者，往往引起髋部疼痛，易疲劳，乏力，畸形步态难以矫正，影响劳动能力。

### （一）非手术治疗

按摩疗法加推拿，早期有预防及治疗效果，但长年坚持实行亦非易事。坚持至后期者，即使需要手术，往往其瘢痕松软，无须试行广泛松解和大片瘢痕组织切除，术后疗效相当满意。此外，支具早期采用，亦可预防挛缩畸形或减轻该畸形的程度。

### （二）手术治疗

臀肌挛缩症的主要治疗方法是手术治疗，但手术时采用的切口及松解术式却有较大差异，其种类繁多。手术应充分认识挛缩机制，根据挛缩的程度和部位具体选择手术方式。

1. 手术切口

（1）小切口：在大转子上3横指处切开皮肤，约长3~5 cm。适用于年龄小轻度的患者，创伤小，可早期活动，但存在暴露不完全，松解不彻底，易复发。

（2）直切口：早期常用的切口，松解较彻底，但常引起瘢痕挛缩。

（3）大S形切口：目前比较常用，手术范围大，松解彻底，使用于中重度患者。但是切口大，切除范围广，易残留无效腔，并发血肿形成及感染。

（4）股骨大转子后2 cm弧形切口：主要是满足患者的美观要求，提高疗效。

（5）纵形切口（约6~8 cm）+皮肤Z形延长术：适用于重度患者，在大转子与髂后上棘连线中下1/3处切开，要避免切口过高损伤臀上神经下支。此纵形切口，容易暴露挛缩组织，易于松解臀中、小肌及关节囊，松解时横断切口要与皮肤切口垂直，利于术后愈合及减轻粘连。如果发现皮肤过紧时可以行皮肤Z形成形术，甚至可以行皮瓣转移。

（6）联合切口：绕大转子弧形切口十沿髂骨翼切口，对于伴有骨盆倾斜患者，较为彻底松解肌肉及关节囊，并将臀中、小肌起点自髂骨板剥离下移，避免术后出现屈氏步态。

2. 手术方式

（1）单纯挛缩组织切断术：彻底切断影响髋关节内收内旋的一切组织，尤其是夹杂在正常肌肉中纤维变性的挛缩束。

（2）挛缩组织切除或部分切除术：彻底松解挛缩后横形切除一小段挛缩带，以免术后瘢痕粘连造成病变复发。

（3）挛缩带"Z"形延长术：在松解挛缩的基础上将纤维带作"T"形延长，以解除对髋关节活动的限制。

（4）阔筋膜张肌腱膜转位术：单纯松解术可能会留下无效腔，皮肤凹陷粘连，肌力减弱，行走跛行。因此在单纯松解的基础上，可在髂前上棘水平切断阔筋膜，向下游离至大转子，与回缩的臀大肌、臀中肌挛缩带端端吻合，来消除上述缺陷。

（5）臀肌起点下移术：经髂嵴后缘作弧形横切口，行髂骨外板剥离，切断并分离阔筋膜张肌及臀大肌，使臀肌起点下移，适应证是中度臀肌挛缩，尤其对挛缩以阔筋膜张肌和臀中肌为主者较好。

（6）臀大肌止点上移术：纵形切开大转子后外侧，暴露阔筋膜、臀大肌及其筋膜，纵形切开臀大肌前缘，髋关节外展后伸，松弛臀大肌，推开坐骨神经，在臀肌粗隆止点处切断臀大肌，分离后向上移至大转子后上方处缝合断端，并松解臀中、小肌及关节囊，最后行皮下及皮肤Z形松解或植皮术治疗。该术式适用于重型臀肌挛缩症患者。

（7）合并骨盆倾斜者：此类患者常肯定合并臀中肌、臀小肌及髋关节周围的挛缩，术中也要予以松解，对于臀中、小肌及关节囊的松解要谨慎，避免过多切除挛缩的组织。有人认为夹在正常肌纤维中的少许变性纤维可以切除，但若有较多变性纤维时应宜行延长术，这样可以保持髋关节的稳定，避免屈氏步态。

（8）关节镜手术：有报道称采用关节镜下射频汽化来治疗臀肌挛缩，优良率达100%，创伤小，利于早期功能锻炼。

3. 术中松解标准

被动活动时范围达到：在内收内旋10°位，髋关节由伸直位10°，屈曲到120°以上，屈髋90°位，髋内收>30°，伸髋0°位，髋内收>10°，极度内收内旋位时作屈髋试验无弹跳。交腿试验及Ober试验等为阴性。

4. 术后并发症

（1）血肿形成：多位术中臀上动脉或分支止血不彻底，或术后引流不够通畅、加压包扎不足所致，术中一定要结扎牢靠，否则引起大出血甚至影响生命。

（2）术后复发：因术中挛缩组织松解不彻底引起。

（3）术后感染：切口部分裂开或全部裂开，甚至需要二次手术。

（4）坐骨神经损伤：最为严重的并发症之一，术中应注意仔细分离坐骨神经并加以保护，当坐骨神经有变异时尤其应重视，一旦损伤预后极差。

（5）术后下肢行走步态不稳：由于臀中肌切断过多所致。

（6）瘢痕形成：术后患者大多数都伴有瘢痕形成。

5. 术后康复

术后康复对于患者的预后极其重要，是一个必需的步骤。康复训练能牵伸松解挛缩组织，防止再次粘连，促进功能恢复，防止复发。术后除一般功能锻炼措施外，需加强有针对性的特殊方式。关于开始进行功能锻炼的时间存在差异，有人认为术后2 d即可在床上行屈髋屈膝锻炼，4 d即可下地行并膝下蹲和走一字步练习。但也有主张先行2周的下肢牵引，然后再行功能锻炼，并辅以理疗。还有人认为术后过早锻炼，切口处张力大，瘢痕增生明显。但多数作者认为术后将患儿双下肢并膝固定包扎或双下肢皮牵引数日，可防止患儿因怕痛将髋关节置于外展外旋位形成瘢痕而影响手术效果。术后2周拆线，开始进行髋关节内收内旋练习和并腿下蹲练习等。

# 第二节 弹响髋

## 一、局部解剖

髂胫束是全身最厚的筋膜，由阔筋膜张肌和臀大肌腱膜共同组成。阔筋膜张肌起自髂前上棘和髂嵴外唇前2.5 cm处，位于缝匠肌和臀中肌之间，肌腹呈梭形，纤维向下而稍向后走行，在大转子上方移行为腱性组织，构成髂胫束前上部分的起始。臀大肌起自髂后上棘至尾骨尖部分，肌纤维平行斜向外下，其止点腱膜外上部分构成髂胫束后下部分的起始，止点腱膜的后下部分止于臀肌粗隆。髂胫束与大转子间有一滑囊，髂胫束浅方有一皮下滑囊，外伤或反复摩擦会引起滑囊炎症。髂胫束下止点分为两部分，主要部分止于胫骨上端外侧的Gerdy结节，另有一小部分斜行腱纤维止于髌骨外侧缘，因此髂胫束挛缩所致的大转子弹拨感有时可以传至膝关节外侧而被误认为是膝关节外侧半月板弹响。

## 二、病因病机

1. 髋关节结构改变

髋关节结构改变常发生于儿童，多是由于股骨头在髋臼的后上方边缘自发性移位，造成大腿突然屈曲及内收而发生弹响。可能与儿童髋臼及周围韧带结构发育不够完善有关。见于成年人则是由于髂股韧带增厚呈条索状，髋关节过伸、外旋时与股骨头摩擦而发生弹响。

2. 大转子异常改变

有时大转子肥大成骨突或有软骨瘤，阔筋膜张肌后部在其上滑动而产生弹响；或是由于髂胫束后缘或臀大肌腱的前缘增厚，在髋关节屈曲、内收或内旋时，上述组织滑过大粗隆的突起而发生弹响。反复发作后，可因增厚组织的刺激而发生大粗隆部位的滑囊炎，产生疼痛。

### 三、临床表现

弹响髋除髋关节活动时发出弹响音、患者因出现响声而感不安外，一般多无症状。部分患者可有轻度疼痛。弹响常发生于髋关屈曲、内收或旋内活动时。弹响发生同时常可用手触知或甚至可看到一条粗而紧的纤维带在大粗隆部前后滑动。个别患者可能由于发生滑囊炎而在大粗隆部位有压痛。

### 四、诊断

诊断本病并不困难，检查时令患者做患侧髋关节的伸屈、内收或内旋活动，在大转子部听到弹响，同时摸到或看到索条状物在大粗隆上滑移，就可诊断。但必须与咔嗒髋和其他关节内疾病，如骨软骨病、增生性关节炎、陈旧性关节损伤、先天性髋关节半脱位等相鉴别。

### 五、鉴别诊断

1. 先天性髋关节脱位

行走前患儿在关节脱出及复位时可有弹响，行走后患儿出现跛行步态。检查时均可见髋、臀部的畸形。X 线片可显示髋关节脱位及髋臼的发育不良。

2. 髋关节骨性炎及关节内游离体

多见于中老年人。骨性关节炎患者髋关节活动时疼痛明显，功能活动受限。当出现关节内游离体时，髋关节活动时弹响，同时伴有交锁象。X 线摄片可见髋关节增生改变，发生游离体时，可显示关节内有小的钙化阴影。

### 六、治疗

#### （一）外侧结构紊乱

引起弹响髋的外侧结构紊乱是髂胫束后缘增厚或臀大肌前缘近止点处增厚。上述两种结构在大粗隆上的滑动均可引起弹响。Brignall 报告，多次肌肉注射致臀大肌后部肌肉纤维化也可引起弹响，并需要手术治疗。

髋外侧结构紊乱引起的弹响由于不引起疼痛，极少需要手术。患者在了解病因后多不愿进行治疗。如果出现疼痛，首先应尽可能采取保守治疗控制症状，如理疗、局部注射或改变动作习惯，一般疗效较好。

当有手术指征时，手术应在局麻下进行，因为全麻下肌肉完全松弛，很难发现紧张带；另外患者还可以在术中随意引发弹响，这样可直接看到或触摸到紧张带。

手术方法：

切口起自髂前上棘后 2.5 cm、下 5 cm 处，向下至大粗隆后缘，然后沿大腿纵轴而下 10 cm 或更长。在髂胫束后缘纵向切开阔筋膜，此时一般可在其后缘深面摸到增厚的条索，自大粗隆近端开始，游离髂胫束深面至大粗隆下 7.5 ~ 10 cm 处，在此处横断髂胫束后半部。向近端沿中线剪开髂胫束形成一个后半部的筋膜瓣，经皮下分离显露前半部及更前部的阔筋膜，将筋膜瓣远端前移并间断缝合于大腿前外侧的筋膜上。

术后处理：切口愈合后开始主动功能锻炼。

对髂胫束后部在大粗隆上滑动引起的弹响，也可按 Brignall 和 Stainsby 所述的方法进行髂胫束 Z 形延长。

手术方法（Brignall 和 Stainby）：

患者仰卧，臀下垫沙袋。自大粗隆中心起做一个纵向外侧切口，向近端延长 10 ~ 12 cm。找到紧张的髂胫束，在紧张的髂胫束前缘将阔筋膜纵向切开 8 cm，切口尽可能地位于近端，以防大粗隆自缝合不牢的筋膜处突出。在此切口近端做第二个切口，向前方和远端延长。在第一切口远端做第三个切口，向近端后侧延长。将筋膜瓣与下方组织游离，使其移位，用粗的可吸收线将移位后的筋膜瓣缝合。

术后处理：髋外展位卧床休息至切口愈合并拆线，然后扶拐下肢部分负重，外展状态下行走，6周时下肢可完全负重。

### （二）内侧结构紊乱

弹响髋可由髂腰肌腱或其下滑囊的结构紊乱引起。Schaberg 等及 Jacobson 和 Allen 都发现髋屈曲时髂腰肌腱移向股骨头中心的外侧，而伸髋时该肌腱越过股骨头滑向内侧，髂腰肌腱在股骨头上的这种来回移动可产生弹响。

Schaberg 等发现髂腰肌在髂耻嵴突起或小粗隆外生骨赘上滑动也会发生弹响。该肌腱越过肌腱与髋关节囊前部之间隆起的髂腰肌滑囊时，同样会产生弹响症状。Harper 等和其他人证明髂腰肌滑囊造影是鉴别髋内侧弹响原因的最为有用的放射学检查方法。对这种患者，MRI 可有效地排除关节内病变。

Jacobsen 和 Allen 报告了经腹股沟横切口的髂腰肌腱阶梯切开延长法。其 18 名患者（20 个弹响髋）中，术后 6 例弹响复发，但程度减轻。2 例需再次手术，3 名患者自述有主观无力。常见并发症是大腿前外侧暂时或永久性感觉缺失。Taylor 和 Clarke 报告采用内侧切口松解髂腰肌腱 16 例（14 例患者），其中 10 例弹响消失，5 例仅偶尔有疼痛，1 例无变化。尽管大部分患者认为手术改善了髋关节功能，这些作者仍建议术前延长保守治疗的时间。

手术方法：

在腹股沟韧带下自髂前上棘向耻骨沿腹股沟做横切口，找到股外侧皮神经，将缝匠肌和股直肌向外牵开。在股直肌和内收肌间隙内分离，显露髂腰肌及其肌腱和骨盆，切除小粗隆上的所有骨性突起及在髂耻隆突与髂前下棘间滑动的所有腱性分隔，或按指征在小粗隆水平 Z 形延长松解髂腰肌腱。

### （三）关节内结构紊乱

患者和医生均能感觉到的弹跳感有时可由关节内疾患引起，如骨软骨瘤病、其他游离体或继发于髋臼后缘异常或髋部肌肉瘫痪引起的髋关节半脱位。Stuart 和 Epstein 发现儿童和青年的习惯性髋脱位或半脱位也是弹响髋的原因之一。

如果致病原因不是急性创伤，标准的前后髋关节入路均可使用。几乎全部的探查和游离体取出操作都是在将股骨头从髋臼脱出后才能完成。对新鲜创伤性或复发性脱位，应由股骨头脱位的方向进入。

微信扫码
◆临床科研
◆医学前沿
◆临床资讯
◆临床笔记

# 第八章  膝部疾病

## 第一节  半月板损伤

### 一、损伤机制

半月板承受膝关节的部分应力，具有一定的移动性，随着膝关节的运动而改变其位置与形态。最易受损伤的姿势是膝关节由屈曲位向伸直位运动，同时伴旋转。膝关节在半屈曲位时，关节周围的肌肉和韧带都较松弛，关节不稳定，可发生内收外展和旋转活动，容易造成半月板损伤。膝半屈曲外展位，内侧半月板向膝关节中央和后侧移位，如同时股骨下端骤然内旋，半月板即被拉入股骨内踝和胫骨平台之间，由于旋转力和挤压，都会使半月板破裂。当膝半屈曲位和内收时，股骨猛力外旋，外侧半月板也会破裂，跑步改变方向，受到损伤的机会常是运动中。另外，当膝关节交叉韧带断裂，特别是前交叉韧带断裂，患者在运动时经常会出现膝关节的错动，其剪切应力作用于半月板，容易造成半月板损伤，特别是内侧半月板后角损伤。除外力之外，半月板自身的改变也是破裂的重要原因，如半月板囊肿形成，或原先就有半月板疾病存在，轻微损伤即可使半月板损伤，半月板的先天畸形，尤其是外侧盘状半月板退变和损伤的倾向。半月板损伤可发生在外侧、内侧或内外两侧。我国外侧半月板损伤多见。与欧美不同，这可能与国人外侧盘状软骨多发有关。

### 二、分型

依据半月板损伤的形状、部位、大小和稳定性，分为退变型、水平型、放射型、纵型（垂直型）、横型、前后角撕裂型、边缘型和混合型（图 8-1）。

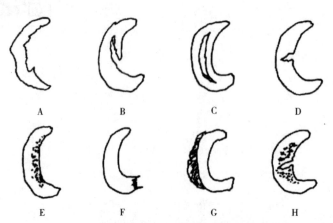

A. 退变型；B. 放射型；C. 纵型；D. 横型；E. 水平型；F. 前角撕裂型；G. 边缘型；H. 混合型

**图 8-1  膝半月板损伤类型**

1. 退变型

退变型多发生在40岁以上，常伴有X线片示关节间隙变窄，以辨别其症状来源于退变或半月板病变。

2. 水平型

多自半月板游离缘向滑膜缘呈现水平撕裂，形成上、下两层。其症状常由其中一层在关节间隙中滑动而引起。

3. 放射型

放射型又分斜型和鸟嘴型，常使沿周缘走向排列的环形纤维断裂，当此放射裂或斜裂延伸至滑膜时，则半月板的延展作用完全丧失，大大影响到载荷的正常传导。

4. 纵型

纵型又分垂直型和桶柄型，可以是全层的，也可以仅涉及股骨面或胫骨面，多靠近后角，如其纵长>1.5 cm为不稳定者，即"桶柄"，易向中间滑动，常与前交叉韧带断裂合并发生。

5. 横型

自游离缘横向断裂，多位于体部，如伸至滑膜缘，则环形纤维完全断裂。

6. 前后角撕裂型

易进而变为部分边缘。

7. 边缘撕裂型

前后角完整，游离的半月板可滑至髁间窝形成交锁，常合并前交叉韧带断裂。

8. 混合型

上述两种类型以上兼而有之。

## 三、临床表现

患者多有膝关节突然旋转、跳起落地时扭伤史，或有多次膝关节扭伤、肿痛史。损伤时患膝内有撕裂感。随即关节疼痛、肿胀，关节内积血。一般关节一侧或后方痛，位置较固定。关节间隙压痛，有时伴有响声。部分患者会发生关节交锁（伸屈障碍）、不稳或滑落感（俗称打软腿），在上、下楼梯时明显。损伤后期，股四头肌萎缩肌力减弱，腿变细。半月板损伤有时会合并膝关节交叉韧带、侧副韧带损伤，当合并韧带伤时，可能会有关节不稳的表现。

膝关节过伸、过屈试验可引起疼痛，回旋挤压试验阳性。损伤后，膝关节有剧痛，不能自动伸直，关节肿胀。膝关节间隙处的压痛是半月板损伤的重要依据。

## 四、诊断

根据病史、临床表现及查体基本可以诊断。一般尚需要以下检查：

1. 关节间隙压痛征

受损半月板临近部位关节间隙压痛，阳性率高，临床意义最大。

2. 麦氏试验

仰卧位检查，屈髋屈膝，检查者在伸屈膝关节的过程中对小腿施加内旋内收、外展伸直、外旋外展、内收伸直等力量，如有疼痛或弹响者为阳性。该试验是临床应用最广泛的检查方法，近年来发现其阳性率低于关节间隙压痛征。

3. 研磨试验（Apley 试验）

俯卧位检查，患膝屈曲90°，检查者在足踝部用力下压并作旋转研磨，在某一体位有痛感时为阳性，部分病例可阳性。

4. 核磁共振（MR）检查

核磁共振（MR）检查是诊断半月板损伤的重要检查，准确率超过90%，不仅可以确诊，而且可以判定撕裂形态及范围，指导治疗、康复方案的制定。

5. 关节镜检查准确性最高的检查方法，但属于有创检查，一般现在只在有明确适应证时，作为治疗手段应用。

## 五、半月板损伤的治疗

### （一）半月板切除术

对无法彻底修复的半月板损伤应手术切除半月板，手术成功的关键在于熟练的操作，术后的护理及功能康复训练。半月板切除手术是一个择期手术，如果膝关节周围皮肤条件不好（水肿、瘀血及擦伤等）应该延期手术。半月板切除分为部分切除及全部切除（图 8-2、图 8-3）。

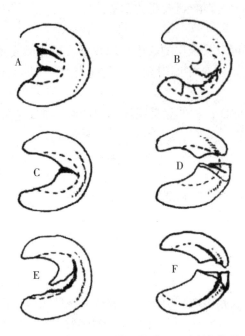

切除范围用点表示：A.桶柄样撕裂；B.舌瓣样撕裂；C.横形撕裂；D.放射状撕裂；E.退行性舌瓣样撕裂；F.盘状半月板放射状撕裂

**图 8-2　半月板撕裂的分类及切除范围**

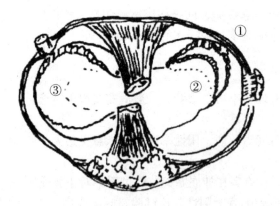

①部分半月板切除；②次全半月板切除；③半月板全部切除

**图 8-3　半月板切除类型及切除范围**

术前应了解患者的全身情况，手术时应使用气囊止血带，使术中不出血以便更好地观察半月板损伤情况。在手术终了应放松止血带，明确出血部位用电凝止血。半月板手术需要特殊器械以利于手术操作，包括：Martin 半月板钳、垂体钳、狭窄的睛状牵开器、半月板钩刀、Kocher 钳等。手术时屈曲膝关节于 90°，小腿垂于台边向下牵拉胫骨使关节间隙完全被牵开。要注意小腿垂于手术台下（图 8-4）。

髌骨下支，以防日后出现膝关节内侧皮肤感觉减退及发生神经瘤。充分暴露膝关节，根据半月板病变部位不同决定手术范围。

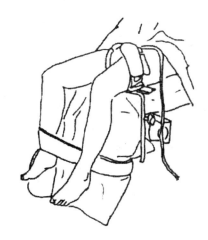

足距离有菌区域很近易造成术区污染。做内侧半月板手术切口时注意勿损伤隐神经

**图8-4　膝关节镜半月板切除的体位**

1. 内侧半月板切除

最常用"L"型切口对整个半月板进行切除，做前内侧切口，与髌骨和髌腱平行，约5 cm长，到达关节间隙时顺关节间隙横切约4 cm长，呈"L"型。切开关节囊，提起滑膜促使其离开关节，切开滑膜后进入关节，分开延伸滑膜切口，此时如关节腔内有积液、积血及碎组织可流出关节外，用生理盐水冲洗膝关节腔，使关节内无滑液，有利于进行观察。切开内侧关节囊时注意不要损伤到半月板前角。根据一定的顺序来检查膝关节腔，先内侧半月板、髌骨关节面、股骨、胫骨、髌上囊、前交叉韧带、胫骨前缘、外侧间隙。外侧间室在膝关节屈曲、外旋时更易观察。用关节腔探钩触摸整个半月板的两面，肯定有撕裂时，切除整个半月板。

直视下解剖分离半月板前面周围附着部，用Kocher钳夹住半月板前部并轻微牵拉放置膝关节牵开器，牵开内侧副韧带，直视下游离半月板中部，小心半月板关节囊边缘，避免损伤关节囊韧带和内侧副韧带。用止血钳探清半月板和关节囊之间的软组织，用半月板切除刀的凹面，沿半月板周围附着部向后推进，以Kocher钳夹住半月板并持续牵引半月板刀随着附着处边缘推进，不会损伤到腘窝结构，在到达后内侧部时注意勿损伤到关节囊及囊外结构，防止引起后内侧不稳定。继续牵引半月板周围部，使半月板更进一步牵向前，于是整个后部附着部分被分离。若损伤到关节软骨的边缘和关节囊附着部，可能导致骨赘形成和关节炎的改变。继续切开后部，牵拉半月板进入髁间凹，使剩余的后中央附着部能够处在直视下，通过髁间凹完整切下附着部。

当关节间隙狭窄，半月板刀通过胫骨髁的内侧缘困难时，另做后内侧切口，切除内侧半月板前部，再将止于髁间凹内的半月板碎片切除。彻底灌洗关节腔，以防残留半月板碎片导致日后游离体形成，或引起关节交锁症状。切开的滑膜边缘尽可能缝合，间断缝合关节囊、伸肌装置及皮肤等。整个手术也可以在关节镜监视下完成，手术方法及步骤与切开关节基本相同。

术后应用弹力绷带加压包扎膝关节，将膝关节伸直位固定。手术后立即使用冰带贴敷在膝关节周围，术后48 h内应抬高患肢以减少关节腔内出血，第3 d开始行股四头肌功能训练，并在术后第3 d做关节穿刺抽出关节内积血及残留的生理盐水，如关节积液量多，可在术后第6 d再次抽吸。10～14 d后解除固定，开始膝关节的屈伸功能训练，直到膝关节能屈曲到90°。患者早期可在床边训练，将膝关节放置在床边上，做膝关节屈伸训练，并逐渐过渡到递增的抗阻力训练。对年轻患者，手术后关节功能恢复快，而对中老年患者，由于伴有髌骨软化或骨性关节炎，关节功能恢复时间要长，因此在关节功能训练时应多做肌肉等长收缩训练，减少抗阻力，因为抗阻力训练会增加髌骨的负担，髌骨在髌股关节滑车中运动，经常刺激而产生滑膜炎、增加渗出，反而阻碍功能的恢复。

2. 外侧半月板切除术

经前外侧倒"L"型切口来切除整个外侧半月板，也可以用两个切口如前外侧切口及后外侧切口来完成。

患者仰卧并悬垂小腿于手术台边，膝关节充分屈曲。沿髌韧带外侧缘开始切开到达关节间隙，沿间隙向后延伸约4 cm，切开股四头肌腱膜，前外侧关节囊，注意勿切断外侧副韧带，并切开滑膜。为避免切断外侧半月板的前方附着处，在切开关节囊及滑膜时，用叶片状拉钩牵开髌骨下脂肪垫及滑膜韧带。用刀柄游离外侧半月板并用Kocher钳夹住并向关节中心方向牵拉，用半月板刀游离半月板前部分，小心分离半月板周围肌腱（图8-5），切除后外侧角。在切除外侧半月板时切勿将腘肌肌腱切断而造成膝关节外侧不稳定，因此在切除外侧半月板时一定分离半月板与周围组织。牵开游离的半月板前部分，在关节屈曲的同时施加外翻力，外侧间隙可以张开3～5 mm，清楚地了解半月板后外侧角与周围的关系，在直视下切除。如果半月板后角与周围附着部不能完全切除时，可再做后外侧切口，做这个切口要避免切开肌腱或外侧副韧带。寻找并结扎膝下外动脉。手术完毕后冲洗关节腔，逐层缝合关节囊及皮肤。

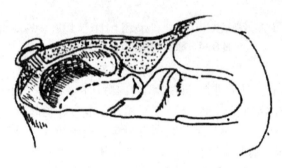

**图8-5　切除半月板外缘时注意不要拉伤肌腱**

**（二）异体半月板移植**

适用于半月板切除后的年轻患者，无明显骨性关节炎发生者。由于半月板大小配型及其愈合问题，目前在国内也只有少数几家医院在临床开展，例数不多。临床效果有待长期观察。

目前许多基层医院都已有膝关节镜，膝关节半月板损伤早期最好在关节镜下检查，并进行相应的微创治疗，患者恢复及治疗效果较好。

**（三）半月板撕裂的手术修复**

1. 手术修复

（1）适应证：半月板损伤修复手术的适应证是半月板外周或外周附近（滑膜半月板移行处1～3 mm）的撕裂。短的撕裂（不到1.7 mm）通常不需要修复，常能自行愈合或没有任何症状，最理想的修复是半月板撕裂对半月板稳定性没有构成影响。

半月板滑膜撕裂手术修复从半月板后1/3或中间部或前1/3需要广泛的暴露，并在关节镜辅助下进行。内外侧半月板外周前1/3撕裂也可以手术修复，80%的半月板撕裂伴有急性或慢性前交叉韧带损伤。如果要修复前交叉韧带，内侧半月板的缝合不能太紧，以防在关节运动时再次对半月板造成损伤，在韧带修复后要进行抽屉试验证明重建后关节稳定性。

（2）修复技术：术前常规使用抗生素，静脉应用1 g头孢菌素，手术结束时放空止血带后再静脉使用1 g头孢菌素。以往有青霉素或头孢菌素过敏史时，改用其他类型的抗生素静脉注射并在放空止血带后再次使用。

①内侧半月板修复：以关节间隙为中心，选择后内侧切口约5～6 cm长，切开深筋膜暴露关节囊后内侧，斜形切开关节囊，暴露半月板后部。半月板外缘常附着有不牢固的赘生物或组织予以切除；仔细处理关节囊，并切除陈旧的撕裂缘组织，但不要切除过多组织及健康、结构稳定的半月板组织。

缝线针距约3～4 mm，用可吸收缝线或不吸收缝线。线结放在关节内或关节外。Kohn对不同方式缝合进行力学实验，发现垂直缝合术最大强度为105±4 N，而打结缝合术强度最小，为24±9 N。侯筱魁也对不同的缝合方式进行了力学测定，结果抗拉强度不同。

②外侧半月板修复：外侧半月板修复技术及手术入路与内侧半月板完全不同，修复比内侧半月板困难，这是由于外侧半月板解剖结构中有腘肌腱存在。皮肤切口与腓骨小头后缘平行，位于后外侧，呈垂

直状，长约 5 ~ 6 cm，切开后沿髂胫束纤维方向暴露内层关节囊。

正确的部位应在撕裂部扭转的最上面，撕裂部扭转向下时，缝合部位应在最下面。

由于腘肌腱与外侧半月板很近，操作上较困难。可选用小针及细的可吸收缝线。缝合线从上缘到下缘经过半月板，并通过关节囊。为了有足够的空间通过缝线，用神经拉钩把关节囊及腘肌腱拉开。第一针穿过修复的关节囊，包括深层组织及丰富的血管层；第二针通过关节囊浅层富有的血管层，只用两针或三针完成腘肌腱后缘的缝合，缝合后线结应放在关节囊内。如果在修复半月板同时有前交叉韧带，在韧带修复或重建后再对半月板进行修复。如果半月板撕裂到达腘肌腱周围，手术暴露应从撕裂缘到腘肌腱之间，暴露较大，在这种情况下应用关节镜协助下完成。

2. 改良的 Henning 关节内到关节外技术

过去 20 年，关节镜下修复半月板技术得到迅速发展。早在 1969 年，日本学者就在 4 个患者中进行了关节镜下半月板修复手术，但 4 个月后有 2 例失败，如此高的失败率曾经一度使这一技术受到影响。随着研究的深入，关节镜下缝合技术得到提高，出现了很多成功的经验，其中以关节外到关节内缝合技术及关节内到关节外缝合技术更有代表性。膝关节镜下手术要求技术精湛、设备条件高、操作复杂。只适合于半月板边缘不到 2.5 cm 宽的撕裂。由于出现了关节内到关节外缝合技术，同时发明了单条或双条环形器械，使外科医师缝合技术上既能做到垂直性缝合，又能水平位缝合。垂直性缝合使半月板纵形纤维更加紧密，水平位缝合使半月板垂直纤维更加靠紧，因此这两种方法可结合使用。

本节主要介绍 Henning 技术，它的最大优点是辅助外科医师对复杂的半月板损伤进行精细的缝合。而技术的困难之处在于需要使 6 mm 的针通过后侧切口。

（1）手术前准备：关节镜下准确的诊断半月板损伤部位、类型。最好对年轻患者术前进行核磁共振检查，如果磁共振检查提示半月板可以手术修复，应慎重选择手术方式，并与患者共同商量取得同意，这样可以在思想上有充分准备。

半月板修复的适应证应严格掌握，首选半月板外缘 3 mm 宽血管区内的水平样撕裂或垂直性撕裂进行修复，对无血管供应区的有些半月板如内外侧半月板接近后角处的撕裂也可做修复手术。半月板撕裂合并有前交叉韧带撕裂比单纯的半月板撕裂修复后更容易愈合。

（2）内侧半月板修复：如果医师喜欢坐着做手术，患者的体位应是小腿下垂到手术台边，髋关节内收或外展 20° ~ 30°，这样较容易暴露后内侧或后外侧角。而正常肢体大腿应放在海绵垫上以避免压迫神经。或者放患肢在支架上，髋关节屈曲约 40°，用厚的海绵放在大腿后部以避免坐骨神经长时间受压。如果要修复或重建前交叉韧带时应改变体位。止血带放置在大腿下 1/3。

术前做诊断性关节镜检查以了解半月板能否修复。如果发现内侧半月板撕裂，且能做外科修复时，要在膝关节后内侧角切开皮肤约 7 cm 长，中心在关节间隙。为了能准确定位，关节镜经前外侧入路插入并经过胫骨髁间嵴，这样看到膝关节后内侧角情况（图 8-6）。在膝关节屈曲 90° 位做手术解剖。为了使隐神经能拉向后，触到半膜肌上点，在半膜肌腱前方解剖出隐神经，并向后牵开予以保护。用 Henning 拉钩牵拉腘肌以利于半月板缝合针经过时能碰到 Henning 拉钩改变方向，也可使用小的刮匙替代 Henning 拉钩。如果半月板损伤较大，应前方进行暴露。如果要修复长柄状半月板撕裂，应适当向内侧或前内侧延伸切口以利于手术的进行。

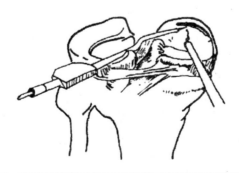

**图 8-6　弧形穿刺针绕过胫骨髁间嵴对内侧半月板进行缝合**

从后内侧角切开滑膜，切口应能通过 2 ~ 3 mm 的圆头锉。通过这个小切口置入圆头锉或电锉刀，放入时应避免擦伤半月板后角及半月板滑膜移行处。对半月板撕裂缘两边均要擦挫，使之成为新鲜的损伤。病理学发现半月板破损缘表面细胞成分较少，这会影响正常愈合过程，因此在手术修复前要擦磨掉。后角的前表面用锉或圆头锉经前内侧切口擦磨，或者通过后内侧切口擦磨。用不吸收缝线缝合半月板。双臂针从针尖到末端有 10° ~ 15° 弯曲。针上的这个弯曲能使医师从套管外插入半月板缝合针，使针顺利地通过半月板。

第一针放置在特制的针套内，膝关节屈曲 15° ~ 20° 位，通过前内侧入路放置小套管，置入时尽可能靠近髌韧带内侧缘。如果切口太靠内时，利用单一的外侧入路缝合针很难进入到腘窝中央。第一针应通过撕裂缘靠后角进入，在针进入到半月板内，针的第一个弯曲应在上面，这样允许缝合针到达后内侧皮肤切口内，此时腘窝牵引器放置在内侧半月板后角后部。针通过半月板时，医师用指头触及针即将穿出的部位，当手放置在后内侧切口处时，不应继续进针，膝关节屈曲 50° ~ 60° 以确保针尖在针套内，此时膝关节伸直 15° ~ 20°，针通过后内侧切口被拉出，缝线一端随之被拉出，这样完成了第一针缝合。第二针套管针尖应指向半月板浅层，这样避免两条缝合缠绕在一起。第二针应在第一针上面，与第一针相距 3 mm，这时针应浅但尽可能穿过半月板。第二针应经过半月板顶端并到达半月板滑膜移行处，在 3 ~ 4 mm 时应改变进针，可从深到浅或从浅到深。如果缝合到半月板后内侧角靠前位置时，很容易取出套管改用最外侧入路。这时针要穿过柄状撕裂前缘比较困难，针指向后内侧切口。

半月板最基本的缝合技术，第一针先穿过半月板上表面，第二针经半月板下缘穿过半月板滑膜移行处。如果前交叉韧带损伤时，应进行韧带重建后行半月板缝合，可以用 5 cm 长的消毒注射针刺入到半月板下面起固定作用，保证重建韧带时半月板不发生移位。如果半月板的内侧间室较紧，针指向半月板的后角时不能穿过大多数半月板组织，医师经前内侧入路放置神经拉钩。神经拉钩作用是把半月板拉向上及向下，使针容易穿过半月板，向下缝合针经过半月板的后角指向半膜肌腱，如果缝合针不容易刺出或者改变了方向，将缝线朝半膜肌的方向打结。

Aronoczky 等人应用血凝块填充半月板撕裂，加速半月板愈合。在消毒情况下，植入前 30 min 从自体静脉内抽取 50 ~ 70 mL 血液，血液放置在消毒容器内用注射器搅拌 8 min 左右，当血凝块黏附在玻璃棒上，把凝块制成管状，将半月板及血凝块缝合在中间，缝线要穿过血凝块。前内侧切口处放置 5 ~ 7 mm 套管，套 2 根针，在撕裂前端和后端各自穿过半月板的下面，拉紧缝线，血凝块通过套管用针芯堆叠到破损半月板中间。如果血凝块发生位置改变，可用神经拉钩调整。在植入血凝块时应放松缝线，一旦血凝块放置适当，拉紧缝线，把血凝块固定在中间缝线打结，剪除多余缝线。

（3）外侧半月板修复：膝关节后外侧角切开 6 ~ 7 cm 长皮肤，切口上端位于髂胫束后缘，分离二头肌腱与髂胫束，腓总神经位于二头肌腱后方，牵开器将其拉向后方保护腓总神经。膝关节屈曲 90° 时解剖周围结构，从关节囊后缘解剖出腓肠肌内侧头，解剖原则是从下往上。神经拉钩应从前内侧入路插入，经过髁间嵴，到外侧半月板后角，触及放在后外侧角切口的手指，确保正确的手术切口，通过前内侧切口看到髁间嵴时，医师应平行擦磨半月板陈旧撕裂缘。

膝关节屈曲 60° ~ 90°，套管经前内侧入路放置到半月板损伤部位。第一针通过半月板后角浅层，针的第一个弯曲指向上外侧，套管尖端指向后外侧切口，这样避免缝合针刺入到外侧半月板后角后方的腘动脉，确保针尖方向在后外侧角，而不是直接指向后方。缝合技术与内侧半月板相同，另外，要避免针直接穿过腘肌腱，减少手术后慢性疼痛发生。

3. 关节镜从外向内技术

20 世纪 80 年代以来，人们逐渐应用从外向内技术进行半月板修复，由于切口较小，减少了对神经血管的损伤，比切开修复手术血管神经并发症大幅度减少。从外向内修复半月板技术最早由 Wairen 发展起来，这种技术缩短了手术时间，对半月板外周 2 cm 撕裂约需 10 min 可以完成，从外向内技术适合于半月板前角的撕裂（图 8-7）。弥补了从内向外技术无法对半月板前角进行修复的不足。

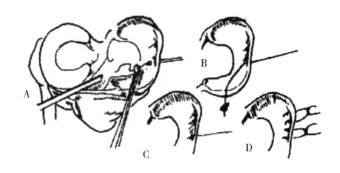

A. 硬膜外针穿过半月板；B. 缝线拉出关节外打结；C. 同样方法缝合数针；D. 缝线关节外拉紧固定

**图 8-7 Outside-in 缝合技术**

（1）适应证：从外向内技术适应各种各样类型半月板损伤，包括垂直性、纵形及复杂性半月板撕裂。

（2）手术技术：患者仰卧位，手术台升高以便使患肢置于手术台下。腿下放置海绵垫，膝关节屈曲90°，束止血带，常规消毒皮肤。如果半月板损伤同时伴有前交叉韧带损伤，在修复半月板前，止血带不应充气，半月板修复后止血带充气，以便修复及重建前交叉韧带时手术视野内无血，这样减少充气时间。关节镜检查后确诊半月板撕裂的类型，关节镜经对侧前入路插入并放置在对侧损伤部位，清除陈旧性损伤边缘、局部滑膜组织及表面脱落或增生组织。

（3）缝合技术：从外向内缝合技术用18号注射针从皮下刺入到缝合部位，经关节囊到达半月板并穿过半月板，整个操作应在关节镜监视下进行，一旦看到针尖刺过半月板，单股可吸收丝线通过针心穿过撕裂缘到达对侧，这时缝线通过撕裂半月板到达关节内，用钳将关节内端钳夹防止被拉出。然后拉出18号针，这时缝线一端留在关节内，另一端在关节外。同样方法进行第二针的缝合，将夹线器放入18号针心内，在关节镜监视下到达关节，将关节内线头夹紧，回拉到关节外。根据撕裂的长度判断缝合的针数，确保半月板已被牢固地固定，把关节外的缝合拉紧，缝合线两两打结，固定在关节外皮下组织内。

由于半月板撕裂大多数在后角，所以选择关节镜时用70°关节镜经髁间嵴来观察。膝关节屈曲时后角撕裂分离很大，关节伸直时分离变小，为了避免修复后半月板的张力，主张修复缝合后膝关节固定在伸直位，减轻了因屈曲固定对半月板产生过大的张力。

在缝合前应充分了解膝关节周围各部解剖，选择完全的缝合口。外侧半月板后外角修复，选择手术入路时注意腓总神经。膝关节屈曲90°时，腓总神经位于关节间隙以下，二头肌腱的后方。修复内侧半月板后角时注意隐神经损伤，如隐神经主干及缝匠肌的分支位于缝匠肌后缘。有时髌上囊分支从前到缝匠肌后缘。隐神经的位置相对靠后内侧关节间隙，并随关节运动改变位置。伸直时，隐神经及所有髌上囊分支跨过内侧关节间隙，从前到后内角，位于半膜肌腱前2～3cm，这里可以触摸到，把这点作为参考点。而膝关节屈曲时，隐神经的缝匠肌主干及所有髌上囊支通过内侧关节间隙或稍在后内侧角后方。为了避免损伤隐神经，内侧半月板后角修复时膝关节应在伸直位，选择缝合口应在半膜肌腱稍后方。

一般主张内侧半月板缝合时膝关节应处在伸直位，外侧半月板缝合时膝关节应处在屈曲位。不管内、外侧半月板何处缝合，安全入口应在关节间隙以下。相反，对于外侧半月板缝合，如果膝关节处在伸直位，腓总神经经过外侧关节间隙在后外侧角后方，正好在缝合口附近。因此，在缝合外侧半月板后外侧角时应避免半月板处在伸直位。内侧半月板缝合时，膝关节处在屈曲位，隐神经位置正好在手术切口部位。

4. 缝合半月板双管及单管技术

（1）双管技术：修复半月板的双管系统有直的双管和带有一定弧度的双管，这些双管可以通过半月板撕裂的同一侧入口，也可通过对侧入口进入关节。

有不同形状及不同大小双管，有垂直双管，也有弧度向左和右双管；直的双管针尖端向上或向下，缝合时针放置在撕裂半月板上表面或下表面。大多数缝线应放在撕裂半月板的上表面，从上表面较容易操作而且容易在关节镜下观察。

完成了关节镜诊断检查后，确定半月板撕裂的部位、大小、撕裂的范围及估计要缝合的针数。用探针使撕裂缘复位，观察复位后半月板形态。锉刀将半月板撕裂缘打毛糙并呈新鲜化，将不整齐的边缘用篮钳修整，或用电动打磨器处理撕裂缘，使撕裂缘出血。观察发现，处理半月板床与半月板能否如期愈合有一定的关系。一致认为如果要缝合半月板损伤，最好在手术前处理好半月板床。

处理半月板床，清理撕裂缘并清除临近的滑膜组织。急性半月板撕裂时，清理好撕裂部位的瘀血块，注意清理不要范围太大。慢性半月板撕裂时，清理及打磨半月板撕裂缘显得非常重要，这有利于血管再通。

对于内侧半月板，撕裂常发生在后角及中后 1/3 交界处。为了完成半月板修复，膝关节可屈曲 80°，触及后内侧关节间隙。并在后内侧间隙垂直切开 1 cm 的皮肤切口，用尖和钝的穿刺器触及关节囊。需要做半月板缝合的部位放置牵引器，将神经及血管牵向后侧。关节镜可在前内侧或前外侧入路进入，弧形双管从对侧入路进入关节内并放置在撕裂半月板的表面（图 8-8）。

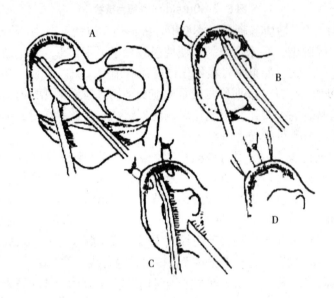

A. 内侧入路观察，外侧入路放置缝合管，第一针穿过半月板体部；B. 直针放置在半月板后角，后内侧切开，帮助缝线拉出；C. 关节镜人口与器械人口可相互交换帮助缝线拉出；D. 半月板撕裂缘得到缝合

**图 8-8　用双管从内到外技术修复内侧半月板后角**

用 2 根 10 cm 长针或 25 cm 长针及丝线通过双套管针，针通过半月板达 2 cm，仔细小心地将针从后内侧穿出关节囊并去除双套管针，膝关节屈曲 90°，关节镜直视下，触及针到达关节囊外，从后内侧皮肤切口处将针拉出关节外。根据撕裂的大小来决定需要缝合的针数，一般来说，按照 4 ~ 5 mm 为一针的原则进行缝合。

过去使用不同的缝合材料，包括可吸收缝线和不吸收缝合线。在以后的随访中，选择什么样的缝线对半月板愈合无任何影响。Rosenberg 对关节镜下半月板缝合患者做第二次关节镜检查，未发现任何关节软骨的损伤。对于内侧半月板的后角撕裂，下内侧入口处放置关节镜是最安全的方法。双管针经过下外侧入口对后侧半月板撕裂进行缝合手术时，将双套针通过胫骨髁间嵴非常困难，因此要用直的或带弧度的双套管针经过胫骨髁间嵴从后插入。一旦缝线放置好后拉紧，用探针检查半月板的稳定情况，然后缝针在关节囊外打结，留在皮下。缝合完成后膝关节做屈伸活动，观察在什么位置时缝合半月板处在最稳定的状态。手术后将下肢放置在膝关节铰链支具上进行康复训练。开始时膝关节屈曲 30°，术后关节制动的程度和时间应根据手术时情况来决定。

患者 4 周后扶双拐下地活动，但患肢不负重，可选用电刺激及直腿抬高试验以避免造成股四头肌萎缩。4 周后将支具调整到 60° 活动范围，也可以在 10° ~ 70° 范围内活动，后扶双拐做部分负重活动。但在早期，膝关节只允许在支具上做屈伸活动，以后加强股四头肌功能锻炼。6 周后去除支具，可进行被动及主动练习，患者允许在抗阻下做功能练习。

膝关节活动范围内患者应完全无疼痛感，无跛行，股四头肌和腘绳肌力得到很好的恢复，逐渐可以参加体育活动。

当患者达到以上条件后，逐渐做跑步训练，一般来说 3 ~ 4 个月后才能参加体育活动。在进行前交叉韧带重建及半月板修复术后，手术后的康复活动应同重建前交叉韧带一样。

如果出现膝前疼痛及股四头肌萎缩可能是由于与前交叉韧带重建后地伸直位固定时间过长有关，没有早期活动关节的缘故。

同时也观察证明早期活动对半月板缝合后的愈合没有构成危险。对于外侧半月板修复，关节镜通过下外侧入口放入，下肢放置在"4"字位，检查并了解撕裂的情况。一旦确定要进行半月板修复术时，处理半月板床，触及关节间隙的后外侧角，在髂胫束与股二头肌腱之间后缘做 2 ~ 3 cm 长的皮肤切口，切开皮下组织并到达关节囊。下肢屈曲时腓总神经位于股二头肌腱后方，双套管针通过前内侧入口放入到近半月板体部，将带有缝线的针放入到双套管针内。针刺入到半月板体，通过半月板缘出关节囊，在前面皮肤切口处放置牵引器，缝合针要确保从股二头肌腱前方穿出，以防损伤处于二头肌腱后方的腓总神经。

根据半月板撕裂的情况来决定缝线通过撕裂半月板上表面或下表面。许多外侧半月板的撕裂可以通过前内侧入口放置双套管针。但有时改变入口及互换入口对缝合半月板有利。手术后拉紧缝线，关节镜下用探针检查半月板的稳定性。拉紧缝线在后外侧关节囊外打结，缝合皮肤。手术后康复训练同以前所述。

（2）应用单管从内向外缝合半月板：Hendler、Stone 及 Henning 应用直的套管针对半月板进行缝合术，由于直的套管针在关节腔内受到胫骨髁间嵴的阻碍，对有些部位的半月板损伤很难进行缝合。以后 Rosenberg 对直的套管针进行了改良，改变成了不同弯曲的套管针，套管的直径约 2.7 mm，由于弧形套管可以改变不同的方向（图 8-9）。

对于水平样或垂直样缝合可以将缝线放在前表面、下表面。套管通常放在破裂半月板的对侧入口，而关节镜放在撕裂半月板的同侧入口以便观察。后内侧和后外侧入口由于暴露较难只能作为保护神经血管之用。套管放置好后，装入缝合针，针通过半月板体部、外周缘及关节囊，缝线从后方切口内拉出。套管放置在另一个位置，放置第二针，同法穿过，两针打结。

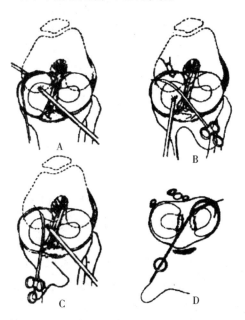

A. 用锉刀或篮式钳在缝合前进行准备；B. 用单套管技术缝合内侧半月板的边缘撕裂，套管通过同侧入口插入，进行后部缝合；C. 套管通过对侧入口，进行前外和前内侧中点撕裂的缝合；D. 应用弯的单套管技术，缝合内侧半月板边缘撕裂，套管从对侧入口经内侧胫骨隆凸后方。

**图 8-9　内侧半月板边缘撕裂单套管系统缝合术**

最近，由于带弧度的套管对有些部位缝合也十分困难。Rosenberg 发明了一种特殊部位缝合套管。根据不同撕裂部位应用不同的套管。套管有向左、向右形成弧度。并设计有绕过胫骨髁间嵴的套管来解决半月板后角撕裂缝合，但这些套管是否比其他的双套管方法优越有待以后观察。

（3）应用单管从外向内缝合半月板技术：从外到内缝合技术早期的并发症是穿破关节，由于需要设备简单，选用硬膜外穿刺针可完成手术，许多骨科医师采用以上技术完成了从关节外到关节内半月板缝合。手术方法是在修复内侧半月板撕裂时，沿着后内侧关节间隙做一小的皮肤切口；如果修复外侧半月板应在后外侧切开皮肤。如果修复外侧半月板，膝关节屈曲 90°，后外侧切口在后外侧关节间隙股二头肌腱的上方。准备好半月板床，在关节镜监视下通过外侧入路、用 18 号穿刺针从关节外后侧皮肤切口穿过到撕裂的半月板及半月板体。不吸收的缝线放入穿刺针内，从对侧前外侧入路拉紧缝线，缝线被拉入到关节外，缝线的远端打结，拉出穿刺针并将缝线拉到关节腔内，缝线结拉紧到撕裂半月板的一侧，并在关节镜监视下使撕裂半月板恢复正常结构。如果撕裂较大时，可以用同样的方法来缝合第二、第三针，缝合数量应根据撕裂的大小来决定。缝线拉紧，两两打结。并用探针来检查半月板的稳定性。手术后康复同前所述一样。

另外一种从外到内技术应用半月板 Mender Ⅱ 系统，应用此系统是将缝合针穿过小的后侧皮肤切口，穿过半月板后角的撕裂处，缝线通过针到达关节腔内。用同样的方法穿刺第二针，套管内放置绊状夹持器，第二针离第一针为 2 mm，第二针的夹持器通过线顶端，将缝线通过绊状夹持器后拉紧夹持器，使缝线被夹持在该套管内。从后侧出口处拉出夹持器并将缝线带出关节外，拉紧缝线使撕裂缘得到恢复。检查半月板稳定性。

5. 关节镜下缝合内侧半月板步骤

（1）用 5.5 mm 的套管插入到所选定的关节入路，一般来说有 5 个入路可供选择。从关节外侧入路插入关节内侧间隙来观察，目的是在修复时冲洗关节腔以利于视野清晰。

（2）用 25° 的带有光导纤维的关节镜经过中间入路插入到关节间隙（图 8-10）。

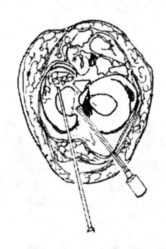

**图 8-10 膝关节镜下内侧修复半月板损伤**

（3）用 5.5 mm 的套管插入到髌上外侧间隙或髌骨中间外侧间隙，以便引导克氏针放置在 Henning 针套内。

（4）膝关节屈曲 10°，施加一个外翻力（应根据屈曲的不同，放针部位也不同）。

（5）用带钝内芯的套管插入到关节内侧间室，观察内侧半月板破损情况。

（6）拔出钝的内芯，打开冲洗管进行关节冲洗。

（7）使用克氏针尖端向下 1 cm 处弯曲成 25°。

（8）用 3 mm 的有齿钳从进水管孔内进入关节腔，齿钳用于把破损的半月板钳夹在一起（图 8-11）。

（9）克氏针前端穿上 40 cm 长的 0 号线。

（10）把克氏针及缝线放在套管内。

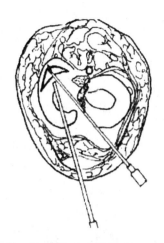

**图 8-11　缝合前用有齿钳将破损缘夹在一起**

（11）针套内的克氏针插入到损伤的半月板处，针的弯曲朝内（图 8-12），冲洗管根据情况可以退回以能提供最佳观察。

（12）克氏针针尖通过半月板的上面，在破损缘外 2 mm 处进针（图 8-13）。

（13）克氏针通过损伤缘半月板，再到内侧关节囊。手术者要确信针尖应在半膜肌腱的内侧以避免损伤了周围动脉，用食指或拇指放在半膜肌腱的表面来感觉出针的部位。

（14）克氏针一直向前插入到皮下，并从皮下拉出。

（15）克氏针上的缝线被夹住，缝线的另一端放置在髌内、外侧间隙的套管的外面。

（16）另一端缝线又穿过第二个克氏针，以同样方式经过撕裂的半月板，第二个克氏针的成角方式同第一个克氏针一样，但第二个进针要与第一个针之间相距 2 mm。

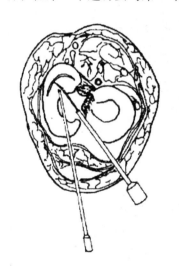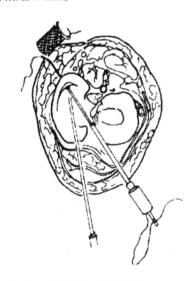

**图 8-12　将缝合针尖端朝内，刺入半月板内**　　　　**图 8-13　针尖刺入点离破损缘 2 mm**

（17）缝线结放置在皮下，用小刀切开皮肤，分离皮下组织。皮肤切口应与关节线平行，把缝线拉入到切口下方的皮下组织内打结。

（18）膝关节固定约 6 周，如果伴有韧带损伤时延长固定时间。

6. 关节镜下缝合外侧半月板步骤

（1）5.5 mm 的套管插入到上内侧关节间隙，目的是能冲洗视野以利于观察损伤情况。

（2）把带有光导纤维的关节镜从中间入路插入关节。

（3）膝关节在内翻下屈曲 60°，这样使膝关节外侧间隙加大，将克氏针套管放在关节内。

（4）用带钝芯的套管分别插入，以利于观察破损。

（5）拔出针芯、保持套管的位置不变。

（6）用 3 mm 有齿钳把破损缘钳夹在一起。

（7）准备 25° 角的克氏针并穿上 40 cm 长的 0 号缝线（图 8-14）。

（8）克氏针经过进水管套管到达外侧半月板上面，在撕裂缘内侧 2 mm 处，穿过半月板后到达外侧关节囊，把进水套管回缩以便看到克氏针的出现。关节镜医师在确保克氏针的尖端指向二头肌腱的前面以避免损伤腓总神经；另外将食指放置在二头肌腱外，缝线也可以放置在撕裂缘的外侧。

（9）针全部穿过皮肤用止血钳夹住（图 8-15）。

（10）把缝线从针上取下，另一端缝线在髌前套管的外侧保留。

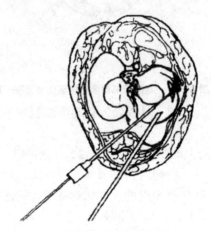

**图 8-14　膝关节镜下修复外侧半月板**

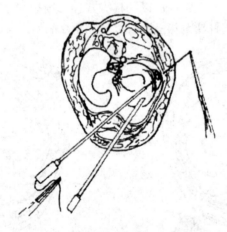

**图 8-15　缝合针在膝关节后外侧被拉出**

（11）保留在套管外的缝线按照上述同样方法放置在第二个克氏针上，进行第二针的缝合。

（12）第二针克氏针用同样方法到达半月板损伤缘，并在第一针间隔 2 mm 处穿过破损的半月板，用同样方法穿过关节囊后到达皮下。

（13）对 5 mm 的半月板损伤，一个缝线足可以，如 25 mm 长的撕裂约需 4 个缝线方可固定。

（14）拉紧缝线，把缝线结留置在皮下组织内。

（15）术后膝关节固定约 6 周，如有韧带损伤时应延长固定时间。

## 第二节　髌骨不稳定

髌骨不稳定是造成慢性膝关节疼痛的常见原因。目前对髌骨不稳定的自然发生过程不甚清楚。由于这种疾病可造成长期的诸如膝关节疼痛、不稳定、绞锁、脱位感和肿胀等症状，严重影响日常活动，所以肯定需要治疗。保守治疗效果往往不佳，故而需要手术治疗。该病女性明显多于男性（男女比例为 1：5.8），儿童中发病率较高，也有一些患者直到成年后，在一次外伤后才发现。

## 一、临床表现

髌骨不稳定临床表现缺乏特点，许多主观症状与膝关节其他疾病极为相似，而独特的客观的体征较少，因此诊断需综合分析病史及体检，并依靠影像学及辅助检查来判断。

### （一）症状

1. 疼痛

疼痛为最常见的主要症状，其位置多位于膝前内侧。疼痛可因活动过多而加重，特别是上、下楼、登高或长时间屈伸活动时更为明显。

2. 打"软腿"

当走路负重时，膝关节出现的瞬间软弱无力，不稳定感。此常由于股四头肌无力，或由于半脱位的髌骨滑出髁间沟所致。

3. 假性嵌顿

假性嵌顿是指伸膝时出现的瞬间非自主性的限制障碍。临床上常需与半月板撕裂或移位出现的绞锁或游离体引起的真性嵌顿相鉴别。

### （二）体征

1. 股四头肌萎缩

它是膝关节疾患的共同体征，当伸膝装置出现功能障碍时表现更为明显，以股内侧肌为重。

2. 肿胀

股四头肌无力，导致滑膜炎，出现关节肿胀，浮髌试验阳性。

3. 髌骨"斜视"

膝外翻或髌骨高位，股骨前倾角增大，胫骨外旋等膝部畸形，力线不正引起的髌骨向内侧倾斜是髌骨不稳定常见病因。

4. 轨迹试验

患者坐位于床边，双小腿下垂，膝屈曲90°，使膝关节慢慢伸直，观察髌骨运动轨迹，是否呈一直线。若有向外滑动，则为阳性，是髌骨不稳定的特异性体征。

5. 压痛

多分布在髌骨内缘及内侧支持带处。当检查者手掌压迫患者髌骨，并作伸屈试验，可诱发出髌下疼痛，临床上压痛点有时与患者主诉疼痛部位并不一致。

6. 轧音

膝关节伸直位，压迫髌骨并使其上、下、左、右移动，可感到或听到髌骨后面有压轧音，并伴有酸痛。主动伸屈活动时可有摩擦感或听到压轧音。

7. 恐惧症

膝轻度屈曲位，检查者向外推移髌骨诱发半脱位或脱位，患者产生恐惧不安和疼痛，使膝屈曲时可使疼痛加剧。恐惧症亦是髌骨不稳定的特异性体征。

8. 关节松弛

关节松弛按髌骨向外侧可移动程度分为三度。Ⅰ：髌骨中心在下肢轴线的内侧或轴线上；Ⅱ：髌骨中心位于轴线外侧；Ⅲ：髌骨内缘越过下肢的轴线。

9. Q角异常

Q角是衡量髌骨力线的指标，股骨内旋和胫骨外旋可使Q角增大，导致髌骨倾斜。

## 二、辅助检查

1.X线片

对诊断有很大价值，可以显示髌骨形态和位置是否正常，常规应拍膝关节正侧位及髌骨轴位X线片。正常人正位片髌骨位于股骨髁中央，其下极位于膝关节线，在侧位片可测量髌骨的高度，其方法有多种，常用 3 种方法，即 Blumenssat 法（1938），Insall 和 Salvati 法（1971），Blackburne 与 Peel 法（1977），Blu-merassat 技术要求在准确的膝关节屈曲 30° 位侧位 X 线片上测量，正常膝关节髌骨应在髁痕画线和髁间窝画线之间（图 8-16A）；Insall 应用屈膝 30° 的侧位 X 线片，测量髌骨长度 Lp 和髌腱长度 Lt 之比，髌骨的长度取最长对角线的长度，而髌腱的长度是在它的后面测量，从其起点即髌骨下极至它的胫骨结节处（图 8-16B），两者之比 Lt/Lp 的正常值为 0.8 ～ 1.20，>1.2 为高位髌骨，<0.8 为低位髌骨。如胫骨结节病变时，此法不够准确。Blackburne 和 Peel 提出一种测量法，在屈膝 30° 侧位 X 线片上测量，沿胫骨平台向前引一直线，并做两个测量，即 a 代表髌骨关节面远端至胫骨平台延长线最短的距离，b 代表髌骨关节面的长度（图 8-16C）。a/b 之值，正常为 0.8，如 >1.0 为高位髌骨，此法最可信赖。

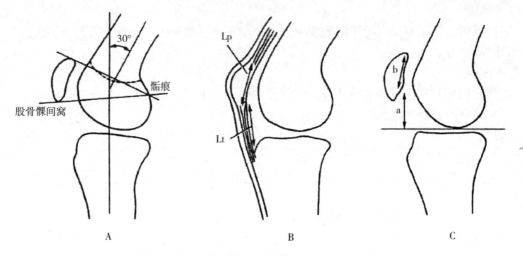

A.Blumenssat法；B.Insall 法； C.Blackbume和Peel法

**图 8-16　测置髌骨高度**

髌骨轴位 X 线片对髌骨向外侧偏斜及半脱位有肯定的意义，可显示髌骨及滑车发育不良，髌股关节面不相适应及髌骨移位情况，可通过测量外侧髌股角、股骨髁间角、髌股适合角及髌股指数，以明确诊断。Lauzin 等报道仰卧屈膝 20° ～ 30° 位拍髌骨轴位可显示股骨髁间线与髌骨外侧关节面两缘的连线之间形成外侧髌股角。正常者此角应向外张开，髌骨半脱位者此角则消失或向内侧张开。股骨深间窝角是指内外侧髁关节面连线之夹角，正常为 138° ±6°。髌股适合度是指股骨髁间窝角平分线与髁间窝和髌骨关节面中央嵴连线之夹角正常为 -6 ±6°。髌股指数是指内侧髌股关节间隙最短距离与外侧髌股关节最短距离之比，正常为≤ 1：1.6，当 >1：1.6 时，可表明髌骨倾斜或半脱位。

2. 关节镜下直接观察

可观察髌骨与股骨的位置关系、运动轨道、髌骨与股骨关节软骨的改变。关节造影不仅能观察髌骨软骨的改变，还可以对比检查髌骨两侧支持带以及诊断滑膜皱襞综合征。

3. CT 扫描

可以更准确地反映髌股关节情况，以股骨髁后侧缘作为基线测量外侧髌股角，由于排除股骨的旋转因素，更加准确，且 CT 扫描可连续地测量适合角，是髌骨不稳定有力的检查手段。

# 四、治疗

## （一）非手术治疗

复发性半脱位或脱位非手术治疗效果难以令人满意，对病情较轻、拒绝手术或有禁忌证者，可试行股四头肌练习、限制增加髌股关节负荷的活动、绷带包扎或护膝保护等。骨关节炎症状严重者，适当应用非甾体类消炎止痛药物。

## （二）手术治疗

1. 手术适应证

（1）急性髌骨脱位：手术治疗有 3 个主要适应证：骨软骨骨折，X 线片明显的持续的外侧半脱位及运动员急性脱位。对急性脱位作者不行单纯的外侧支持带松解，因为文献报道效果不佳。

若手术的依据是 X 线片上显示持续半脱位，则若有中度积血抽出后再复查 X 线片特别重要。关节积血对髌骨半脱位的影响不可预测。在骨软骨骨折施术时，术者应该在试恢复近端对线时即估计危险因素，包括异常 Q 角、股骨髁发育不良、扁平沟及外侧关节面高耸髌骨 W-B Ⅲ型或Ⅳ型髌骨，同时应考虑对侧髌骨外侧紧张挛缩及倾斜。术者心中应有数，曾有报道把 MPFL 内收肌结节撕脱当作髌脱位的基本病变。当然，MRI 上的这种发现及内收肌结节点压痛使探查更合理。MRI 发现在其他中心已有报道，所以作者不把它归入现行治疗系统中。

（2）习惯性髌骨不稳定：习惯性髌骨脱位和慢性半脱位都可保守治疗 3 ~ 6 个月，但对运动员，作者建议采用积极的手术治疗，大多数患者的术式需要根据术中具体情况而定。通常患者外侧解剖结构病理性紧张性挛缩，外侧支持带松解（LRR）的疗效有点不可预见。

术前即应对外侧支持带紧张程度予以评价，患者系 Schutzer-Fulkerson Ⅱ型异常对线，伴倾斜和半脱位，常规行诊断性膝关节镜检查后，行 LRR 松解术。下一步术者应将髌股关系分为正常或异常，作者将有两个或两个以上的下述特征定为异常：①扁平沟 150°；②Schutzer-Fulkerson Ⅲ型或Ⅳ型髌骨；③股骨髁发育不良；④高位髌骨；⑤髌骨超常动度。下一条要评估的是 Q 角，即远端向量导致的异常对位角。膝伸直及屈曲 90° 位测量 Q 角（如同测量结节 - 沟角）。若异常，作者常采用远侧重建对线对位，以矫正远侧向量，然后重新评估大体髌骨轨迹并经内上入口用关节镜评价。若髌骨仍然偏向外侧，作者行近侧重新对位对线。远侧重新对位校正相合角不如近侧重建可靠，若有必要应毫不犹豫行联合校正。

若 Q 角正常，首先行近侧重建，如果近端重建后，髌骨运行轨迹仍不能接受，应再参照髌股关系以确定治疗目的。若解剖正常，常单纯重新加强近端对位，以使轨道更好。

若解剖不正常，首先重新拉紧修复处，然后用半腱肌固定术增加内侧紧栓固定。施此术时，保留半腱肌的远侧附着点。掀起近端腱穿过髌骨上预钻的孔，反折缝合回其自身。这可为外侧半脱位或脱位提供"紧栓"的作用。

此时，应对近端相对于远端重建对线作一简短讨论。有些骨科医师仅施行这些手术步骤中的某一种，临床效果支持他们的做法。Insall 推广近端重新对线对位术，而 Fulkerson 对现在的远侧对线术做出了贡献。作者觉得每一方法有其各自的适应证，术者最好对两种方式都很熟悉。近端重新对线似乎能更好地使髌骨位于沟中央，但这可使 Q 角变大。Insall 等已注意到这点，但却不能阐述其对疗效有何影响。这种对 Q 角的副作用是当角异常时先施行远端手术的一个理论基础。远端重新对线术可使 Q 角正常，但却不能像近端对线术那样使髌骨位于正中。Aglietti 等到对慢性移位患者施以近端对线术、远端对线术或二者联用，近期疗效临床上无显著差异，但单纯行外侧松解术，有 40% 不能接受的复发脱位。作者的观点是无论远近端均先处理近端或远端的解剖异常。

2. 手术方法

最经典的也最常引用的方法是 Insall 学派的手术方法：开放 LRR 并且 VMO 前移。此术首次介绍以后几经改良。起初，外侧松解术不向近端分离股外侧肌，但 Insall 后来将股外侧肌完全分离，视为此术不可缺少的一部分。

但作者行关节镜下外侧松解后，再做近侧重建。为求完整，作者同时描述另外 3 种方法。LRR 术后，重新粗略检查。同时也用关节镜检查轨迹和 Q 角。近端重新对线时，沿髌内缘做约 4 ~ 5 cm 切口，用翻转试验检查 LRR 松解够不够。沿皮肤和皮下组织做切口后，术者可见 VMO 纤维进入内侧支持带部。沿髌内侧旁切口全层切开直至滑膜，自髌骨上极近端 2 ~ 3 cm 向下延长直至髌腱的内上缘。切勿损伤髌韧带。用线将 VMO 肌腱成片缝至髌骨筋膜上，将 VMO 向内和远侧移位。偶尔，髌的筋膜不足，此时有必要用缝线锚定。先置几根缝线，在膝关节屈曲至 90° 范围内活动使缝线紧张度刚好。若轨道满意，此时打结；若不满意，重新拉紧缝线或重新缝合，以使张力及轨迹合适。

术中对髌股轨迹的评价既是一门科学也是一种艺术运用。对此，作者有两种有效的方法：一是经内上入口关节镜评价轨迹，然后外侧松解和近侧重新对线。术后可重复此检查。注意，在外侧松解后髌股关系可无足够恢复，近侧重新对线后则有较大改善。髌骨轨迹是动力性的,膝关节必须做一定范围的活动,以便术者能注意到髌骨在何处滑入沟内。另一评价轨道方法是膝关节做一定范围活动时，将一拇指置于股骨外侧髁部。若髌骨有向外侧脱位，检查者可注意到脱位的程度，髌骨应该贴紧拇指，但不应加很大压力于拇指上以保持髌骨于沟内。确信轨迹适当后，用 1 号或 2 号 Ethibond（不吸收）缝线缝合近侧对线处，然后用 1 号或 0 号 Vicryl 可吸收缝线加强修补处。用组织覆盖 Ethibond 缝线结处以免皮下组织受刺激。

除非患者有持续性半脱位及髌股发育不良而 Q 角正常。此时，可行 Galeazzi 半腱肌腱固定术，它可以使远端重新对线，因利用半腱肌腱的解剖附着点使系紧固定点位于远侧。应用此术时，若远侧向量（Q 角）正常，则不干扰胫骨结节。这种系紧固定术对于骨骼未成熟的患者也同样是一种选择，因为对于他们来说，结节手术是禁忌证。

# 第三节　髌软骨软化症

髌骨软化症由 Alman1917 年首次提出并沿用至今，又称髌骨软骨软化症、髌骨软骨炎，是引起膝前痛的常见原因之一。顾名思义，是指髌骨软骨的软化。所谓髌骨软骨的软化，实际上就是髌骨软骨的退行性病变。许多人称之为"髌骨软化"，包括许多医生也这么说，其实并不是髌骨发生了软化，而是髌骨后面的软骨层的退变。因此准确的说法应该是"髌骨软骨软化"。对髌骨软化症的普查结果发现，其患病率高达 36.2%，该病可见任何年龄，多见于 30 ~ 40 岁，且女性发病率高于男性。

## 一、病因学

### （一）创伤学说

创伤、膝部撞击或髌骨急性脱位均可直接或间接造成髌骨软骨损害，引起髌骨软骨软化。有人曾经制造了打击兔髌骨引起髌骨软骨软化的动物模型。曲绵域等在兔髌骨软骨摩擦实验中发现，45 h 后软骨明显退变，硫酸软骨素严重丢失；并调查了 241 例髌骨软骨软化运动员，结果有创伤史者高达 91%。

### （二）髌骨不稳定

髌骨不稳定主要是指高位髌骨、低位髌骨、髌骨倾斜、髌骨半脱位或脱位。高髌骨是指髌韧带过长引起髌骨滑动时的不稳定。正常膝关节屈曲时股四头肌与股骨髁接触，髌骨关节面上的压力被分散，而当高位髌骨时，在同一屈曲角度股四头肌不能和股骨髁接触，这样髌骨关节面上压力增大，高位髌骨还可使髌股关节活动障碍，致髌股关节不稳。低位髌是指髌韧带过短引起髌骨位置过低。因为低位髌不仅由于髌韧带相对较短，而且也由于髌骨长度增加而可能增加了伸膝装置的张力。q 角是股四头肌腱与髌韧带延长线形成的夹角，正常值应小于 15°，若大于 20° 则视为异常。由于 q 角的存在，膝关节在伸直过程中，髌骨受到股四头肌肌力牵拉的同时也产生一向外的分力。q 角越大髌骨向外分力也越大，髌骨越不稳定，同时也造成髌股关节压力的异常分布。

### （三）髌骨骨内压增高

骨内压是反映骨内血液循环状态的重要指标。髌骨的血供主要在中部、内 1/3 和髌尖区。由于髌周动脉环和髌前丛（髌网）在膝前软组织损伤或膝关节过度活动时易受损，从而影响髌内血供和静脉回流，发生骨内静脉淤阻，产生骨内高压。Bjorkstrom 测定结果正常为 19 mmHg，髌骨软化症患者髌骨平均骨内压为 44 mmHg，并提出髌骨软化症与髌骨骨内高压有关的理论。Hejgaard 将髌骨的临界压定为 30 mmHg。

### （四）髌股压力的影响

多年来，大多数学者都强调接触高压对髌骨软化症的影响，认为高应力所致的退变首先导致软骨基质的破坏，使胶原纤维网架断裂，蛋白多糖丧失；基质破坏使正常的微环境发生变化，导致软骨细胞的退变，且高应力造成软骨基质损伤的早期可引起部分软骨细胞增生，并具有活跃的合成分泌功能，但随后大部分细胞退变。但用压力过高学说难以解释临床上髌骨内侧偏面为髌骨软化症高发区的现象。因为内侧偏面为髌骨的"非习惯性接触区"，只有当屈膝超过 120° 以上时产生接触，平时很少受到应力的作用。元建洪通过兔髌骨外侧支持带紧缩造成髌骨内侧应力降低，致使深层软骨细胞首先变性继之周围基质变性，认为低应力环境与高应力环境下软骨退变发生的机理不同。顾延发现适当应力环境对维持关节软骨的完整性具有非常重要的作用，缺乏足够的应力，即使保留关节活动，软骨仍不能有效地获得营养，因此导致软骨退变。近年来髌股关节压力分布不均已引起重视，认为应力失衡是软骨退变的原因。

## 二、病理

用简化式图解来表示各期关节软骨的退化性改变，它们表示了软骨进行性破坏的过程，从软骨的表面，直到最终软骨下骨质的暴露，在成人身体各个关节常常发现这种改变，而且它们变得较为常见，同时随着患者年龄的增长，负重的增多，受累软骨的面积也在增大和扩大，Harriso 等描述达股骨头软骨也曾周围普遍纤维化，其软骨纤维化的中心则形成了骨赘。

Bennet 等在 1942 年曾报告膝关节以及其他一些关节内软骨退变的类型，证明了其关节面长期的损害，呈特殊区域性分布。由此看来，得知髌骨经常发生退变性改变并不奇怪，随着年龄增长，磨损程度增加其退化改变更为常见和更为广泛，而且这些改变出现特殊的图样，以下图表示早期关节退化改变的分布，整个周围边缘为切线层剥脱和薄片脱落，并正在内侧纵行面最多。

国外通过 Meachim 和 Emery 在 1974 年对死者的调查研究，至少在英国的人口中，已确定了这些改变的流行和程度，像一些较小的软骨磨损，溃疡式的病变，可以在大多数年青成人关节当中发现，而且随着年龄的增长这些改变更为严重，具有软骨下骨质暴露的明显的溃疡，在其周围是很少看到的，而且在老年的患者，没损害不侵入较中心的区，这些观察和对人体髋关节周围软骨的损害是相互一致的，同髋关节一样，它们的预后同样是良性的，未必预示着更严重的关节退化改变。

Meachim 等也记录了偶见的一种损害，其位置不在周围也在奇面上，而在内侧和外侧面的中央，这种损害则常常暴露出软骨的骨质并且主要发生在老年人。来自手术中的观察，证明髌骨软骨的所谓正常的状态。Outerbrdge 在 1961 年在 101 例半月板切除时观察患者髌骨的状态并记录关节面裂纹和纤维化主要点在内侧面。12 ~ 19 岁患者，12 例中有 4 例，20 ~ 29 岁患者，17 例中有 11 例，每 10 岁一组，其发生率逐增，50 ~ 59 岁患者，15 例中有 12 例发生了这种损害。

国内对于关节炎软骨的超微结构研究有许多的报道，但对髌骨软化病 I ~ IV 期关节软骨修复和破坏分期研究与所受压力关系未有明确的论述，因此对于手术切下的髌骨软骨面及滑膜组织进行电镜观察，证实髌股关节炎中软骨破坏与髌股小关节局部不正常负荷和摩擦成正比，其修复能力与局部所受压力成反比，中晚期髌骨软化症软骨中软骨细胞呈崩毁状态，细胞数极少，代之以致密的胶原纤维且纤维间基质极少，类似于纤维软骨，无关节软骨的功能，此事实表明，髌骨软化症晚期阶段，不存在真正软骨修复能力，此为髌股关节及以后的全膝关节表面置换术提供了理论根据，据此也可以解释过去尝试过的一些方法。如"骨刺磨平修理术"、"关节面骨筋膜或筋膜移植修补"术，股骨外髁截骨垫高术为什么疗效不佳或疗效短暂或暂时无效的原因，是因为由髌骨半脱位所致的不正常磨损未根本解决，也提醒医务工作者注意本病的早期诊断，应在早期（I ~ II 期）软骨尚有修复能力的阶段，进行有效的非手术治疗，才能防止本病的恶化。

## 三、临床表现

1. 青壮年尤其是青年运动员较为多见，初期为髌骨下疼痛，开始运动时明显，稍加活动后缓解，过久活动后又加重，上下楼梯时加重，休息后可消失，随着病程的延长，疼痛的时间多于缓解的时间，以至于不能下蹲，下蹲后不能站起，上下阶梯时困难或突然膝关节无力而出现软腿现象，由此而出现摔倒。

2. 髌骨边缘压痛，伸膝位挤压或者推动髌骨时可有摩擦感，并伴有疼痛，称为髌骨研磨试验阳性，单纯髌骨软骨损害时，无关节积液，后期形成髌股关节骨关节病时，可继发滑膜炎而出现关节积液，此时称髌研磨试验阳性，病程较长，因下肢活动受限，则可出现股四头肌萎缩。

3. X 线片早期可无明显异常，但在髌骨的轴位象上可出现髌骨位置异常。一侧靠近股骨髁的髌软骨面出现磨损。晚期可见髌骨边缘骨赘形成，髌股关节间隙狭窄，X 线片可尚可发现部分病因，如小髌骨，高位髌骨或股骨外低平等畸形。

4. 放射性核素骨象检查时，侧位置系髌骨局限性放射性浓聚，有早期的分断意义。

## 四、鉴别诊断

### （一）髌下脂肪垫损伤

膝关节前下方疼痛，膝关节半屈曲位，上下楼梯时疼痛加重。髌骨下缘、髌腱及其两侧有压痛，髌腱两侧隆起，有硬韧感及压痛。

### （二）半月板损伤

半月板损伤，膝关节疼痛，有弹响、绞锁称真性绞锁。半月板损伤关节间隙有压痛。McMurray 征阳性，膝关节造影，超声波检查，MRI 检查和关节镜检查可明确半月板病变。

### （三）骨性关节病

多见于老年人，疼痛特点为休息痛，早晨走路时膝关节疼痛明显，走一会疼痛可减轻，但是走路过多，则疼痛又加重。上下楼梯时疼痛也加重。晚期为持续性疼痛，关节活动受限。X 线片显示关节间隙狭窄。软骨下骨质硬化，关节边缘及胫骨髁间嵴变尖锐，有骨赘形成。髌骨上下缘有唇样骨赘，有时关节内可见游离体。

## 五、治疗

### （一）非手术治疗

1. 出现症状以后，首先行膝关节制动 1 ~ 2 周，同时进行股四头肌抗阻力锻炼，以增加膝关节的稳定性。

2. 电刺激治疗。髌软骨软化症通常出现股四头肌内侧头的萎缩和松弛，造成髌骨向外侧移位而出现髌骨外侧软骨面的剥脱与磨损，采用两个电极，分别放在股内侧肌的两个头，采用一定量的电脉冲刺激，在单位时间内使股四头肌的内侧头均匀地收缩，以达到增强肌肉拉力的目的，股四头肌内侧头肌力增强后，才能与股四头肌的外侧头产生对抗力，使髌骨处于股骨髁的正中点，避免外侧髌骨的磨损面与股骨髁的磨损面相互摩擦，使临床症状消失。

3. 肿胀，疼痛突然加剧时，应行冷敷，48 h 以后改用热敷和理疗。

4. 抗炎药中"氨糖美锌"含氨基葡萄糖，有助于软骨中蛋白多糖的合成，口服 0.2 ~ 4 g，每日 2 次，即可止痛，又有利于软骨修复。

5. 关节内注射玻璃酸钠（透明质酸钠），可增加关节液的黏稠性和润滑功能，保护关节软骨，促进关节软骨的愈合和再生，缓解痉痛和增加关节的活动度，通常每次关节内注射 2 mL，每周 1 次，4 ~ 5 次为一疗程，直至症状改善。

6. 关节内注射醋酸泼尼松龙虽然可以溶解症状，但由于抑制糖蛋白、腹原的合成对软骨修复不利，故应慎用。

7. 严格非手术治疗无效，或有先天性畸形者可手术治疗，手术目的增加髌骨在关节活动过程中的稳定性，如关节囊的外侧松解内侧紧缩术，股骨外侧垫高术；刮除髌骨关节软骨上较小的修蚀病灶，并用克氏针进行减压，以促进软骨的修复。髌骨关节软骨已完全破坏者有用髌骨切除方法减轻髌股关节骨关节病的发展，但术后膝关节明显无力，难以继续其运动员的运动生涯。

### （二）手术治疗

包括关节外及关节内手术。关节外手术主要是调整髌骨的位置，使半脱位的髌骨回到正常位置。手术方法有外侧松解术、髌韧带转位术和胫骨结节前移术等。胫骨结节前移术可以增加股四头肌的力臂，减小髌股关节之间关节压力及增加髌股关节接触面积，胫骨结节前移术通过增加股四头肌和髌韧带之间的夹角，减少髌股关节压力，Maquent 计算胫骨结节前移 2 cm 可以减小髌股压力 50%。截骨术适用于膝内外翻；髌骨骨髓减压术（钻孔术），于髌骨侧向钻 3 ~ 4 个孔（在骨内），部分患者症状可明显减轻。这些术式可选择应用。

Maquent 胫骨结节前移术采用膝前内侧皮肤切口，游离髌韧带并松解髌下脂肪垫。切开关节，完成髌软骨面清创及切除股骨内髁嵴部。松解膝外侧和缩紧膝内侧支持结构。将一条包括胫骨结节和髌韧带止点，大小约为长 11 cm，宽 2 cm，厚 1.5 cm 的舌形骨块细心向前掀起，自髂骨嵴取一全厚骨块，修成约 2.5 cm 正方形嵌垫于舌形骨瓣上端与胫骨主干之间，以加压螺纹钉固定（图 8-17）。缝合皮肤前需广泛游离皮瓣，避免缝合张力。术后石膏固定 6 周，进行股四头肌与小腿肌肉练习，术后 3 周可扶拐下地。

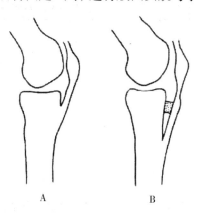

A.术前；B.胫骨结节前移固定后

**图 8-17　Maquent 胫骨结节前移术**

如患者同时伴有髌骨脱位或倾斜，可行胫骨结节内移位术，胫骨结节内移可调整髌骨力线，减小 Q 角，Fulkerson 通过斜行截骨行胫骨结节前内移位术，调整截骨角度，可获得不同程度的前移或内移（图 8-18）。手术时用加压螺钉固定胫骨结节，术后石膏固定 6 周。

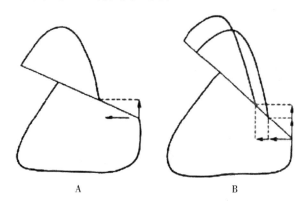

A.斜行截肯叫便胫肯结节间前内移位；B.斜度大的截骨可产生较多的向前内移位

**图 8-18　斜行截骨胫骨结节前内移位术**

关节内手术包括髌软骨病灶环切，髌骨床钻孔，关节小面切除和病变软骨刨削等，疗效难以肯定。

随着关节镜外科技术的发展，近年来开展了关节镜下对髌软骨软化症进行手术治疗。治疗方法包括灌洗、刨削和膝外侧松解，射频气化刀处理不平毛糙软骨面。结果也是病变轻者好，重者差。据认为关节腔灌洗可以清除引起滑膜炎的软骨碎屑，缓解症状。刨削旨在清除和平整软骨病灶，据 Ogilvie-Harris 的经验，对由外伤引起的髌软骨软化症有效。外侧松解对髌骨位置不正者可改变髌股关节的病理力学状态。关节镜下手术造成的病残较轻，有条件者可以采用。

髌软骨软化症的疼痛症状与髌骨内高压可能有关。Bjorkstrom（1980）测出髌软骨软化症患者的髌骨内压比对照组明显增高，二者分别为 5.83 kPa 和 2.47 kPa。有迹象表明，髌骨钻孔减压可以缓解髌股痛。

对严重的病变广泛的髌软骨软化症可行髌骨部分切除或全切除术、股四头肌成形术。

# 第九章　颈椎疾病

## 第一节　颈椎管狭窄症

### 一、病因和病理

#### （一）病因

1. 先天性因素

先天性颈椎管狭窄是软骨发育不全（Achondroplasia）、神经纤维瘤病、颈椎先天性畸形的相应表现，其椎体、椎弓形态往往也有异常。

2. 发育性因素

颈椎在胚胎发生和发育过程中，由于某种因素造成椎弓发育障碍，导致椎管矢状径小于正常的长度，椎管扁平。

3. 颈椎退行性病变

颈椎退行性变是后天继发性颈椎管狭窄的最主要原因，其病因主要是颈椎间盘退变、椎体后缘骨质增生、黄韧带肥厚、椎板增厚、小关节增生肥大等，这些因素都可引起椎管径的继发性狭窄。

4. 外伤

严重的颈椎外伤可引起外伤性颈椎管狭窄症。骨折的椎体向背侧突入椎管腔，使局部椎管变形；外伤性颈椎脱位、半脱位使相应节段颈椎管狭窄，引起颈髓或神经根受压。

5. 医源性病变

颈部的某些手术可致颈椎管狭窄。例如，颈椎板切除术后可产生硬膜外纤维化，而局部的纤维化常导致瘢痕形成，是医源性颈椎管狭窄的常见原因；颈前路椎间盘切除、自体髂骨植骨块或钛网置入太深，亦可造成颈椎管狭窄，甚至颈髓压迫。

6. 其他

后纵韧带骨化症、黄韧带骨化症、特发性弥漫性骨肥厚症、氟骨症、强直性脊柱炎等疾病均可伴有颈椎管狭窄。

#### （二）病理

由于发育性，退变性或其他原因所致的颈椎管狭窄症，均可引起脊髓血液循环障碍，导致脊髓压迫。因此，引起颈椎管狭窄症的病理改变也是多方面的。

1. 椎弓根变短，引起椎管矢状径较正常狭窄，但是单纯先天性狭小一般不致产生脊髓和脊神经根病变，只有在原有椎管先天性狭小基础上再附加其他病变，使管腔有进一步的不规则狭小时，才产生神经系统的症状。

2. 椎体后缘骨质增生，后纵韧带骨化和髓核的突出或脱出等，均易造成脊髓前方受压，尤以仰伸时最为明显（图 9-1）。

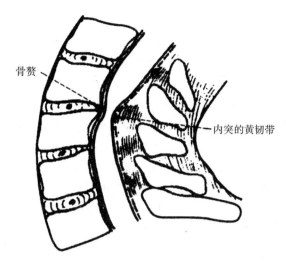

骨赘

内突的黄韧带

**图 9-1　颈椎管狭窄**

在椎管狭窄基础上，如椎管前方有骨刺或髓核突出，则脊髓更易受累，尤以仰伸时为甚

3. 椎板增厚、黄韧带肥厚、硬膜外瘢痕等在颈后伸时从后方刺激、压迫脊髓。

4. 小关节突增生肥大，从脊髓侧后方压迫脊髓。

5. 钩椎关节的增生性改变引起椎间孔的狭窄，从而导致颈椎神经根受刺激或压迫。

6. 上述病理改变可使构成颈椎管后壁、前壁和侧壁的骨性和纤维性结构均存在不同程度的增生、肥大，向椎管内占位，使椎管狭窄而压迫脊髓。另外，椎间孔狭窄亦属椎管狭窄的范畴，其狭窄症的表现以神经根受刺激而引起的根性神经症状为主。

## 二、临床表现

颈椎管狭窄症多见于中老年人，发病缓慢，好发于下颈椎，以 $C_4 \sim C_6$ 节段最为多见。颈椎管狭窄引起颈髓受压，从而出现颈脊髓损害的症状与体征，主要表现为四肢感觉运动与括约肌功能障碍。

1. 症状

大多数患者于本病的早期即可出现四肢麻木、皮肤过敏或感觉分离的感觉障碍的表现。这主要是由于脊髓丘脑束及其他感觉神经纤维束受累所致，其中 90% 以上的病例感觉障碍先从上肢开始，以手臂部尤为多发，亦可能先从肩部开始；而感觉障碍出现后一般持续时间较长，可有阵发性加剧，此多与各种诱发因素有关。而运动障碍出现多在感觉障碍之后出现，其中大多是在检查时发现，表现为锥体束征，患者大多从步态沉重、下肢无力、抬步困难、易跪倒及胸腹或骨盆区的束带感等症状开始，随着症状的逐渐加重而出现四肢瘫痪。另外，部分患者在本病的中后期可出现大小便障碍，以尿频、尿急及便秘为多见；后期则可引起尿潴留，甚至有大小便失禁等表现。

2. 体征

颈部症状不多，活动受限不明显。躯干及四肢常有感觉障碍，但很不规则，四肢肌肉萎缩、肌力减退、肌张力增高，而肌萎缩出现较早，且症状也多较明显，范围亦较广泛。浅反射诸如腹壁反射、提睾反射及肛门反射等多呈现减弱或消失；而深反射如上肢的肱二头肌反射、肱三头肌反射、桡骨膜反射，下肢的膝反射和踝反射等多呈对称性活跃或亢进，而 Hoffmann 征、掌颏反射及 Babinski 等病理征亦多发。

## 三、诊断和鉴别诊断

### （一）诊断

颈椎管狭窄症的诊断主要依据临床症状、体征和影像学检查。

1. 一般特点

患者多为中老年，发病缓慢，逐渐出现四肢麻木、无力、步态不稳等脊髓受压症状。往往从下肢开始，双脚有踩棉花的感觉，躯干部有"束带感"。

2. 检查和体征

查体可见患者呈痉挛步态，行走缓慢，四肢及躯干感觉减退或消失，肌力减退，肌张力增加，四肢腱反射亢进，Hoffmann 征阳性，重者存在踝阵挛及 Babinski 征阳性。

3. X 线平片

在 X 线平片侧位片上可清晰显示颈椎椎管矢状径和椎体矢状径，而在标准侧位片行椎管矢状径测量是诊断发育性颈椎管狭窄简便的方法。椎管矢状径为椎体后缘中点到椎板棘突结合部之间的最短距离，一般以 $C_5$、$C_6$ 椎节为标准，其他椎节也应逐一测量。实际测得的颈椎管中矢径绝对值小于 12 mm，为椎管相对狭窄；小于 10 mm 为绝对狭窄。为排除放大率的影响，测量颈椎管中矢状径与椎体中矢状径的比值更为准确。若 3 节以上的比值均小于 0.82，则提示椎管狭窄；当比值小于 0.75 则可确定为椎管狭窄（图 9-2）。

而继发性颈椎管狭窄症的影像学表现除上述所见外，尚可见到原发病的相应表现，如侧位片显示颈椎变直或弧度反曲、多发性椎间隙狭窄、颈椎不稳、关节突增生等；而动态测量颈椎过伸、过屈位颈椎管功能性矢状径对了解颈椎管的退变状况有意义。功能性矢状径Ⅰ：椎体后下缘到下位颈椎棘突根部前上缘的距离；功能性矢状径Ⅱ：下一椎体后上缘至自体棘突根部前上缘的距离（图 9-3）。

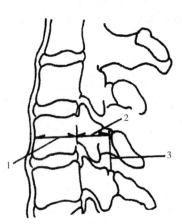

图 9-2　颈椎矢状径测量

1. 矢状径；2. 椎管矢状径；3. 棘突基底连线

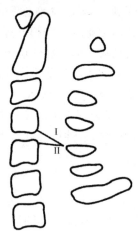

图 9-3　颈椎功能矢状径测量

Ⅰ：功能矢状径Ⅰ；Ⅱ：功能矢状径Ⅱ

而对于后天性颈椎管狭窄症，我们尚可计算有效颈椎管率，分别测量椎管矢状径（a）及其相应的椎体中矢径（b），测量如前述。因椎体的退变首发于椎体上下缘，我们测量同一椎体下缘的椎体矢状径（c），包括向椎管内突入的骨嵴，但不包括向椎体前方突出的骨嵴（图 9-4）。有效颈椎管率 =（a+b-c）/c，当数值 < 0.6 时，临床应考虑退行性颈椎管狭窄。

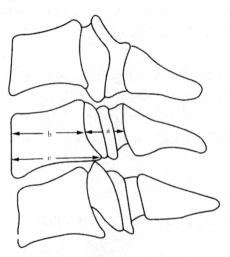

图 9-4　有效颈椎管率测量

4. CT 扫描

CT 扫描可清楚地显示骨性椎管，但对软性椎管显示不良。CT 的轴位断层扫描时须注意平面与椎管纵轴相互垂直，否则斜面扫描而呈椎管扩大伪像，影响测量效果。将增强造影和 CT 扫描结合在一起的 CTM 检查可清楚地显示骨性椎管、硬膜囊和病变的相互关系，可在 CTM 图像上对颈椎横断面的各种不同组织和结构的面积及其之间的比值进行测量，从而诊断病变程度和判定预后。有椎管内造影增强 CT 扫描（IntCECT）和静脉注入造影剂颈椎对比增强 CT 扫描（IvCECT）两种方法。IvCECT 不能用来评定脊髓型的颈椎病，主要用来诊断神经根性的椎管狭窄，尤其是在带有特殊软件 CT 机上，可重组出椎管和颈椎 45° 角斜位三维立体图像，骨窗上可以非常准确地描绘出神经孔的形状和大小。另外，随着 CT 三维成像技术的迅速发展和不断完善，在颈椎管狭窄症的评价中，三维重建图像能更精确显示解剖结构和病变的立体毗邻关系，在骨性病变的评价上具有积极意义，为手术提供更多更丰富的影像信息。

而 CT 尚可通过测量椎管与脊髓的截面积来诊断椎管狭窄。正常人颈椎管截面积在 200 mm$^2$ 以上，而椎管狭窄者最大横截面积为 185 mm$^2$；椎管与脊髓面积之比值，正常人为 2.24：1，而椎管狭窄者为 1.15：1。

5. MRI 检查

MRI 技术是当前了解脊柱脊髓内在图像和各种病理变化最敏感的图像技术，它可了解椎管内外的解剖结构情况，对确定椎管的矢径、椎体后缘骨质增生、椎间盘退变程度及局部炎症情况等可提供准确的依据。但其不能清晰显示椎体、椎板骨皮质及骨化的韧带。颈椎管狭窄症的 MRI 特征表现为颈髓蛛网膜下隙的消失，伴有脊髓的受压变形、髓内改变和致压因素。MRI 尤其在 T$_2$ 加权图像上可看到象征伴随着椎管狭窄的软组织水肿或脊髓软化的髓内信号强度增强。Okado 等在 T$_1$ 加权的横切面图像上定出颈髓正中矢径距和左右最宽横距，设计脊髓受压率的等式为：压迫率 = 矢状距 / 横距·100%，并可用求积仪测绘出颈髓横截面积。而且对于带有钛钢内植入的机体 MRI 可提供安全的检查，并且图像清晰，有助于手术后的随访检查。

6. 脊髓造影检查

颈椎椎管造影术对确定颈椎管狭窄的部位和范围及手术方案制定均具有重要意义。颈椎管造影可采取 2 个途径：腰椎穿刺椎管造影和小脑延髓池穿刺椎管造影。可诊断椎管内占位性病变和椎管形态变化及其与脊髓的相互关系。能早期发现椎管内病变，确定病变部位、范围及大小。对某些疾病尚能做出定性诊断。

**（二）鉴别诊断**

颈椎管狭窄症临床需与多种疾病鉴别，分述如下：

1. 脊髓型颈椎病

临床上颈椎管狭窄症与颈椎病经常伴发，而且约 80% 以上的颈椎病是建立在椎管狭窄这一病理解剖基础上的，但两者仍需鉴别，尤其发育性颈椎管狭窄症和脊髓型颈椎病。鉴别要点：前者好发年龄较轻，起病缓慢，早期上肢或手部麻木、疼痛为早发症状，临床表现以感觉障碍为主，X 线平片显示椎管狭窄。而后者好发年龄多在 55 岁以后，起病较快，早发症状主要为下肢无力，易跌倒，临床以运动障碍为主，X 线主要显示椎间隙狭窄、骨刺及颈椎不稳表现。对临床难以鉴别者，凭借 MRI 检查多能做出诊断。

2. 颈椎后纵韧带骨化症

因颈椎的后纵韧带发生骨化，压迫脊髓和神经根，从而产生肢体感觉和运动障碍，借助影像学检查可予以鉴别。要点如下：侧位 X 线片上可见椎体后有长条状钙化阴影，必要时加摄断层片即可确诊；CT 片上则可见椎体后方有骨化块，从而临床可予鉴别。

3. 椎管内肿瘤

椎管内有占位性病变从而导致脊髓压迫的症状。鉴别如下：临床表现为脊髓呈进行性受压，患者症状逐渐增多，从单肢发展至四肢，感觉障碍及运动障碍同时出现。X 线平片可有椎弓根变薄、距离增宽、椎间孔增大等椎管内占位征象；如瘤体位于髓外硬膜下，造影可有杯口样改变；脑脊液蛋白含量增加，MRI 检查对鉴别诊断很有帮助。

**4. 脊髓空洞症**

多见于青年人，病程缓慢。痛温觉与触觉分离，尤以温度觉减退或消失更为突出。脊髓造影通畅，MRI 检查可见颈髓呈囊性变，中央管扩大。

**5. 脊髓侧索硬化症**

系运动神经元性疾病，症状以肢体无力为主，手部早发，呈进行性、强直性瘫痪，无感觉障碍及膀胱症状；可有明显肌肉萎缩，尤以双手为重；影像学检查可无阳性所见。另外，患者可多伴有发音障碍、舌偏斜及吞咽困难等症状。

# 四、治疗

**1. 保守疗法**

本病由于其病理解剖基础是器质性的椎管狭窄，因此保守疗法常难以解决根本问题。保守治疗主要用于本病的早期阶段及在手术疗法前后作为辅助疗法，而对于发病时间较晚的年迈患者，尤其是全身实质性脏器有病变的患者，临床亦以保守治疗为主。具体措施主要以颈部保护为主，辅以理疗及一般对症措施，对伴有颈椎间盘突出及颈椎节段性不稳的病例可行牵引疗法。对发育性颈椎管狭窄的患者，应慎重应用手法治疗，避免过度旋转及前屈、后伸等被动粗暴手法。而对颈椎管重度狭窄的高龄患者，手法治疗应列为禁忌证。平日应注意颈部体位，不可过伸，更不宜长时间或突然屈颈，尤其是在有骨刺的情况下，易引起脊髓损伤。

**2. 手术疗法**

（1）手术适应证：①广泛的发育性颈椎管狭窄，颈椎管前后径在 12 mm 以下，或椎管矢状中径与椎体矢状中径比值小于 75%，且有临床症状者。②颈椎后纵韧带骨化致广泛椎管狭窄，有相应临床症状者。③颈椎病 3 个椎间隙以上的多发性椎间隙退变致椎管狭窄，有相应临床症状者。④颈椎前路手术后，症状改善不佳，复查仍有颈椎管狭窄者。⑤黄韧带肥厚或骨化致相应临床症状者。

（2）手术入路选择：手术途径应根据压迫脊髓的组织来自脊髓前方或后方，以及椎管狭窄的范围进行选择，以达到使脊髓压迫彻底解除的目的。由于 CT 和 MRI 的广泛临床应用，不仅显示脊髓受压的方位，还可显示脊髓受压的范围和程度，对选择手术途径和方法提供了有利依据。

对于压迫来自脊髓前方，累及范围局限在 2 个椎间隙以内，选用前路手术可直接解除对脊髓的压迫，并植骨融合稳定颈椎以达到治疗效果，如仍有椎管狭窄症状则可酌情再行后路手术。而先天性颈椎管狭窄、黄韧带肥厚、后纵韧带连续性骨化造成的颈椎管狭窄以及虽然脊髓压迫来自前方，但累及 3 个椎间隙以上的颈椎退行性改变致椎体后缘增生，均应施行后路手术。

（3）前路手术：前路手术主要分为 2 类：一类为经颈前路手术，去除间盘组织、骨赘、骨化灶、开槽或椎体次全切除减压后行植骨融合术；另一类为颈椎前路椎管成形术，临床也称前壁漂浮法，主要用于明显的椎管狭窄及严重的后纵韧带骨化者，分述如下。

①椎体次全切除植骨椎管扩大术：麻醉、体位与入路同颈椎前路手术。术中 X 线定位后，先用小尖刀、小刮匙和髓核钳切除拟次全切除的椎体上下端的 2 节椎间盘组织，用三关节咬骨钳咬除或用环钻钻除，或用刮匙刮除拟次全切除椎体宽度的中间约 1/2 椎体骨质（约 1.2 cm 宽），深至后纵韧带浅层或硬膜囊浅层。刮除上下方的椎间隙椎体终板软骨并保留骨性终板组织，与被次全切除椎体相邻椎体的后缘骨赘宜切除干净。切取带三面皮质骨的髂骨块修整成型植入颈椎次全切除处，并予颈椎前路钢板固定。对于经济条件较好的患者可不取自体髂骨，颈椎次全切除处予钛网植入并加颈椎前路钢板固定。

②颈椎前路椎管成形术（前壁漂浮法）：麻醉、体位与入路同颈椎前路手术。术中 X 线定位无误后，利用电钻、凿及刮匙先将病节椎体前方、中部及后部的大半全部切除，后方仅保留椎管前壁骨质（即椎体后缘），范围视具体要求而定。用小号钻头将椎体后缘骨壳四周骨质磨薄，再磨透，使其呈游离状。当椎体前方骨壳呈漂浮状时，由于椎管内的压力较高，则可使已游离的骨壳自动地向前方漂浮，从而扩大椎管的矢状径而有利于改善脊髓受压状态。取自体髂骨块或钛网植入骨槽内并加予颈椎前路钢板固定（图 9-5）。

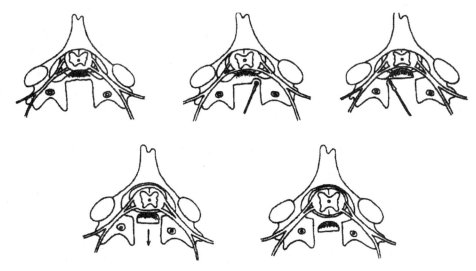

**图 9-5　颈椎前路椎管成形手术图解**

切除前方骨质及椎间盘，磨去一侧椎体后缘骨质再磨去另侧椎体后缘双侧骨质磨去后，使后方的
骨化物呈游离状物逐渐漂向前方，游离骨化从而达到减压目的

（4）后路手术：目前较常用的手术方法主要有4种：①颈椎管单开门成形术。②颈椎管双开门成形术。③棘突悬吊式颈椎管成形术。④颈椎后路"Z"字成形术，分述如下。

①颈椎管单开门成形术：用尖嘴咬骨钳或高速磨钻切除一侧椎板之外板及另侧椎板全层。向半椎板切断侧推动棘突，形成内板骨折，扩大椎管矢状径。椎管矢状径扩大后，为维持其有效间隙的间距，防止再关门，最好将棘突缝合固定至椎板骨折侧的椎旁肌中，以降低关门率。而为避免椎板还位，可将带蒂肌肉或脂肪块置于椎板开口处，亦可以切除棘突，以降低椎板还位程度。关闭切口，逐层缝合（图 9-6）。

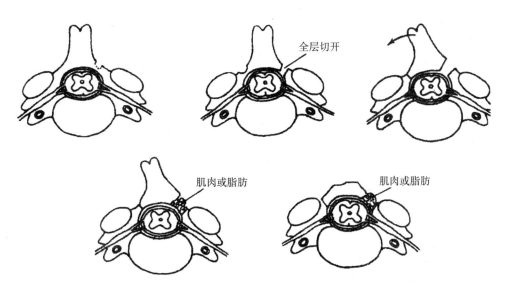

**图 9-6　颈椎管单开门成形术手术图解**

切除一侧椎体外板，再全层切断另侧椎板，推动棘突形成内板骨折，扩大椎管矢状径。为避免椎
板还位，可将带蒂肌肉或脂肪块置于椎板开口处，亦可将棘突切除以降低椎板还位程度

②颈部双（正中）开门式椎管成形术：在两侧关节内缘，用磨钻或尖嘴咬骨钳去除外层皮质做成骨沟，保留底部骨质厚约2 mm，两侧均保留椎板内板。可将棘突切除或保留，而后利用微型电（气）钻或尖头咬骨钳自中线将棘突至椎弓后缘全层切开。将棘突向两侧掀分开，间距以 0.8 ~ 1.2 cm 为佳，将咬除的棘突或髂骨块或异体骨块植入两侧掀开的中间部并予钢丝固定。关闭切口，逐层缝合（图 9-7）。

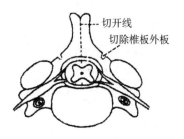
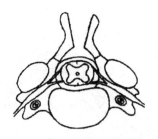
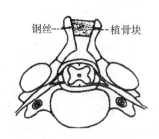

**图 9-7　将劈开的棘突分向两侧，后将植骨块嵌于分开的棘突固定**

③棘突悬吊式颈椎管成形术：用尖嘴咬骨钳或高速磨钻将拟减压节段的双侧椎板切断。咬除部分棘突，使之缩短；保留头侧棘间韧带，切断尾侧棘间韧带、椎板间韧带。拉紧棘突与尾侧正常棘突，用钢丝固定；或以棘突基部穿线拉紧与头尾侧正常棘突固定。关闭切口，逐层缝合。

④颈椎后路"Z"字成形术：先将棘突切除，再将椎管后壁用微型锯等器械切成"Z"形。向两侧掀开以扩大椎管矢状径，并予丝线或钢丝固定扩大椎管矢径的椎板。关闭切口，逐层缝合（图 9-8）。

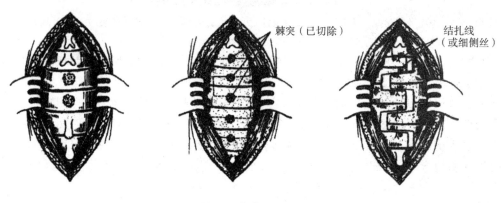

**图 9-8　颈椎后路"Z"字成形术手术图解**

# 第二节　颈椎后纵韧带骨化症

## 一、病因

颈椎后纵韧带骨化（OPLL）的确切病因目前尚不清楚，可能与创伤、慢性劳损、炎症、颈椎间盘变性、遗传等因素有关。有人在研究中发现 OPLL 患者小肠钙的吸收减少，据此认为 OPLL 的发生与代谢有关；也有人对 OPLL 患者的家族史进行调查，提出 OPLL 发生为常染色体显性遗传的可能性；还有人认为 OPLL 的形成与饮食习惯有关，较多进食植物蛋白质者易患 OPLL。综合大量实验研究与临床观察结果，OPLL 的发生可能与以下两种因素的关系最为密切。

1. 内分泌因素

糖尿病、肢端肥大症、甲状腺功能低下等均与 OPLL 上有明显相关性。由于韧带骨化症患者常同时伴有甲状旁腺功能减低或家族性低磷酸盐性佝偻病，提示钙磷代谢异常可以导致韧带骨化。虽然血液化学测定常为正常，但钙摄入量试验显示：后纵韧带骨化症患者的肠腔钙吸收有降低的趋势。就糖尿病而言，临床观察显示有 16% 的糖尿病患者存在 OPLL，两者间虽然互为因果关系，但是否均与某一发生因素相关尚不明确。

2. 局部创伤因素

OPLL 往往与颈椎间盘或椎间关节退变合并存在，同样值得注意的是不少 OPLL 患者曾经有过颈椎外伤史。由于后纵韧带和椎体后缘静脉丛之间关系紧密，当外伤或椎间盘后突时，静脉易遭创伤作用发生出血，并进入后纵韧带引起钙化、骨化。在颈椎退变的情况下，外伤后发生骨化的可能性将明显增加。

## 二、病理改变

后纵韧带位于椎管内，起自第 2 颈椎，沿诸椎体后面延伸至骶骨。韧带上宽下窄，在胸椎比颈、腰椎为厚。在椎间盘平面以及椎体的上下缘，韧带同骨紧密接触，在椎体的中间部分，韧带同骨之间有椎体基底静脉丛分隔。后纵韧带比前纵韧带致密、牢固，通常分为深、浅两层，浅层为一坚强韧带，自颅底垂直下行，在侧方延伸达椎间孔，连续分布 3 个或 4 个椎节；深层呈齿状仅处于相邻两椎体之间，椎体钩椎关节的关节囊一些纤维即始于此层。OPLL 通常始于后纵韧带与椎体纤维性连接的部位，其骨化块中大部分为板层骨，由椎体后缘至板层骨之间依次为纤维组织、纤维软骨、钙化软骨。骨化灶与硬脊膜粘连，随着压迫程度的增加，硬脊膜变薄甚至消失，有时硬脊膜也发生骨化。随着骨化块的不断增大，增厚的后纵韧带骨化可通过挤压、折顶和挫磨等方式对脊髓和神经根造成压迫损伤，脊髓受压发生严重变形，并可压迫脊髓供血血管造成脊髓缺血和静脉回流瘀滞。神经组织充血水肿，脊髓前角细胞数量减少，形态缩小，以灰质受损较重，脊髓白质有广泛的脱髓鞘变。严重者脊髓内可出现变性，坏死，囊变。

OPLL 在病理组织学上可分为成熟型和非成熟型两种类型，反映在后纵韧带的不同区域或节段其骨化程度不一致，即有的部位已完全成熟，而有的部位尚未骨化或刚刚出现软骨细胞。软骨内死骨在 OPLL 形成中可能起重要作用。

后纵韧带骨化的患者还有全身性增生的倾向，除合并脊柱骨质增生、强直性脊柱炎之外，还常伴有前纵韧带、黄韧带骨化。故有人认为，后纵韧带骨化可能是全身性骨质增生和韧带骨化的局部表现。此外，部分患者除颈椎后纵韧带骨化外，尚有胸椎黄韧带、腰椎棘上韧带或髋韧带等组织骨化，具有全身多部位骨化的倾向。在颈椎，整个颈椎后纵韧带都可以发病，但以颈 5、颈 4、颈 6、颈 7 为最多，同时可向纵的方向和水平方向发展。后纵韧带骨化在沿着纵轴方向生长的同时，在水平方向也同时扩大，形成椎管内的占位性病变，使椎管容积变小、椎管狭窄，造成脊髓、神经根受压，脊髓被挤压呈月牙形状，并被推向椎管后壁，骨化块的后壁呈波浪状改变。

## 三、临床表现

OPLL 并非全部都出现临床症状，其中多数可终生未被发现或体检时偶然发现。只有在 OPLL 压迫脊髓和神经根时，才会出现临床症状，轻微的颈部外伤可诱发临床症状的出现造成原有症状的加重。

OPLL 症患者的临床表现与颈椎管狭窄症、颈椎病临床表现十分相似，既可有脊髓压迫症状，也可有神经根受压症状。在早期表现为颈部疼痛及轻度活动受限。在非成熟型 OPLL，由于骨化区相邻的椎间关节出现不稳，也可能引起头晕、恶心、心慌及呈非神经性分布的头面部或肢体的感觉障碍等交感神经刺激症状。随骨化块不断增大变厚，颈椎管逐渐狭窄，脊髓及神经根会受到愈来愈严重的挤压，脊髓缺血情况加重，从而引起神经功能的损害。典型者呈现慢性进行性痉挛及四肢瘫痪的症状与体征，表现为四肢麻木，无力，手指笨拙，步态痉挛致步态不稳，胸腹部呈束带样感觉，括约肌功能障碍等。体验可见肢体及躯干感觉障碍，深反射亢进，多伴有上肢及下肢病理反射。如果脊髓与神经根或脊髓前角细胞均受到损害，也可表现上肢反射减弱而下肢反射亢进的体征。在具有发育性颈椎管狭窄或存在椎间不稳及椎间盘突出者，上述症状与体征可出现更早，进展更快。对绝大多数患者而言，起病时往往无明显诱因，缓慢发病，但有近 1/5 的患者，因程度不同的外伤、行走时跌倒或乘车时头颈突然后仰等突发起病，或使原有症状加剧甚至造成四肢瘫。据统计，OPLL 患者最初出现临床症状的平均年龄男性为 51.2 岁，女性为 48.9 岁。

脊髓症状产生的原因包括：①后纵韧带骨化灶逐渐生长变厚，在脊髓前方直接产生压迫（脊髓丘脑前束及皮质脊髓前束）。②脊髓在受压并逐渐后移过程中，还受到两侧齿状韧带的持续牵拉，这种齿状韧带的牵拉可以在脊髓产生应力区，应力区集中在齿状韧带附着的邻近部位（皮质脊髓侧束）。③当患者颈部突然后伸时，肥厚的黄韧带向前方膨出压迫脊髓，使脊髓在前方的后纵韧带骨化灶及后方前突的黄韧带夹击下造成脊髓中央管损伤综合征，产生四肢瘫，且上肢症状远较下肢为严重。④骨化物突入椎管恰好对脊髓前动脉造成压迫时，可引起中央沟动脉的血供障碍，使脊髓中央部损害，也表现为脊髓中央管损伤综合征。

## 四、影像学检查

1. X 线表现及骨化类型

在颈椎侧位片上，OPLL 显示为椎体或椎间隙后方的高密度条索状或斑块状骨化影。可呈分节状或纵行连续性，边缘光滑整齐，长度与宽度不一，骨化带与椎体间有一线状透明间隙，这与钙化带浅层骨化明显而深层为增厚的非骨化区相符合。骨化易累及 $C_{4\sim6}$ 节段，此段亦常为骨化最厚的部位。据有关数据统计，平均受累的椎体节段为 3.1 节。早期 X 线平片难以发现，CT 检查可提高其显示率。根据骨化灶的形态和范围，有学者将其分为四型（图 9-9）。

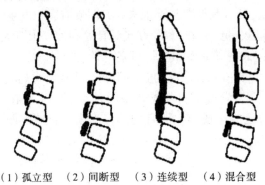

（1）孤立型 （2）间断型 （3）连续型 （4）混合型

**图 9-9　后纵韧带骨化分型**

（1）孤立型：骑跨于相邻 2 个椎体后缘上方及下方，即发生于椎间盘平面，占 7.5%。在 OPLL 中以 $C_2$ 椎节最为多见，其次为 $C_4$ 和 $C_6$ 椎节。一般 2 ~ 5 个椎节为最常见的发病数，平均约 3 个椎节。

（2）节段型：骨化块呈云片状存在于每个椎体后缘，数个骨化灶可分别单独存在而无联系。该型最为多见，占 36%。

（3）连续型：骨化呈条索状连续跨越数个椎体，呈一长条索状，骨化物连续不断，甚至达胸椎水平。此型约占 27.3%。

（4）混合型：既有连续的骨化块又有节段的骨化块，相连续的骨化多位于 $C_{2\sim3}$ 水平，单个者多出现于下颈椎。此型占 29.2%。

为准确判断狭窄程度，可采用普通 X 线摄片和断层片来测量椎管的狭窄率。狭窄率是侧位片中骨化块最大前后径与同一平面椎管矢状径之比。椎管狭窄率的计算公式是：颈椎管狭窄率 = OPLL 最大厚度 / 椎管矢状径。

临床症状和体征情况在很大程度上取决于脊髓受压的程度，及椎管的有效空间。而椎管狭窄率又较为客观地反映了椎管的矢状径和骨化灶厚度的关系，间接地显示了脊髓受压情况。临床上观察到狭窄率大于 40% 者，症状、体征大多较为严重，患者表现为四肢肌力明显减退，行走困难，甚至瘫痪，多有明显的椎体束症状。狭窄率小于 30% 者，临床表现相对较轻，大多数日常生活能自理，部分患者尚能工作。由于下肢肌力减退，此类患者极易跌倒受伤，形成颈椎脊髓损伤，使病情骤然加重。狭窄率在 30% ~ 40%，临床表现基本上介于两者之间。但椎管狭窄率与脊髓压迫也并非绝对平行。

2. 脊髓造影表现

脊髓造影术可观察到后纵韧带骨化灶对硬膜囊的压迫情况，影像上常表现为与骨化水平相一致的不全性或完全性梗阻。当 OPLL 骨化块增厚不显著时，仅可见到造影剂柱前缘有不同程度的长条状压迹，无椎管梗阻的征象。当 OPLL 骨化明显时，椎管可完全或部分梗阻，表现为造影剂柱前缘中断。如合并椎间盘突出时，可见硬膜囊呈弧形受压。OPLL 病变基本居中，椎管正中矢状径狭窄较明显，颈段造影剂柱的受压不限于椎间盘平面。要确定受压梗阻范围，须作上行性和下行性两次造影。脑脊液蛋白含量升高，Quekenstedt 试验表现为部分或完全性梗阻。

3. CT 扫描

CT 扫描是诊断后纵韧带骨化症的重要方法，可以在横断面上观察和测量骨化物的形态分布及其与脊髓的关系。显示 OPLL 的厚度、形态、累及范围及椎管狭窄情况较普通 X 线片更敏感和准确。

在 CT 扫描图像上，可见椎体后缘有高密度骨化块突向椎管，椎管狭窄，容量变小，脊髓和神经根受压移位变形。可用椎管横断面狭窄率来表示椎管狭窄程度，如果对横断面图像进行矢状面重建的骨化物在椎管纵向、横向的发展情况，从而对后纵韧带骨化的范围有更加全面的了解。在 CT 图像上，OPLL 骨化块可呈小圆块影、横条形、半圆形、卵圆形、椭圆形、飞鸟形、三角形、两半卷发形等多种形态。根据椎管最狭窄水平骨化块的形态，在横断面 CT 图像上可将其分为方型、蘑菇型、小山型三种类型。OPLL 的形态可因骨化厚度及骨化分布范围不同，而在不同层面的连续图像出现改变，且 CT 还可观察到 X 线平片不能发现的不成熟骨化灶。从 CT 扫描上观察，绝大多数患者的骨化灶位置居中，偏于一侧甚至同椎骨侧壁融合的较为少见。

CTM 与 CT 相比，除同样能显示 OPLL 在椎管水平断面的形态与大小外，还能清晰显示骨化块对硬膜囊压迫的程度及脊髓受压迫后的形态。

4. MRI 表现

MRI 可根据脊柱韧带的形态和信号变化判断韧带的正常或异常情况，在 MRI 的 $T_1$、$T_2$ 加权像上，骨化的后纵韧带常呈低信号强度突入椎管，并可见硬膜囊外脂肪减少及硬膜囊受压。在相应横断面上，可见椎体后缘呈低信号的后纵韧带骨化影从椎管前方压迫脊髓及神经根。Tobias 认为，由于韧带骨化组织同其他骨组织一样含有骨髓及脂肪，因而在 $T_1$ 加权像上也可表现为高信号强度变化。尽管 MRI 诊断后纵韧带骨化不及 CT 扫描和 X 线断层片，但其能在直接勾画出骨化灶范围程度的同时，反映出脊髓受压后的信号变化，对判断手术预后具有一定意义，并能排除其他原因造成的脊髓压迫症。

## 五、诊断

依据神经学检查，结合上述 X 线、CT、MRI 等影像学所见，常可做出明确诊断。但有两个问题需要明确：①后纵韧带骨化并不一定有临床症状出现，许多 X 线普查发现的后纵韧带骨化十分严重，但患者本人还可以正常生活而无明显的症状。同样，在某些广泛的颈椎后纵韧带骨化灶中，并不是每个平面都产生压迫症状的，必要时可采用神经诱发电位和肌电图来确定受累及的神经范围及平面。②除了后纵韧带骨化，骨化灶还可以发生在黄韧带，这两组韧带的同时骨化就会严重影响椎管的大小，产生明显的脊髓压迫症，若同时累及到胸、腰椎，则病情将更为复杂多变。

伴发疾病有：

1. 颈椎退行性改变：颈椎退行性改变随着年龄的增加而加重，其病理改变累及椎间盘、椎体、椎板、小关节、韧带等各个部位，如椎间盘脱水变性、突出、椎间隙狭窄、椎体后缘骨赘增生、小关节增生、椎板增厚、韧带肥厚等。颈椎退行性改变与后纵韧带骨化之间存在着密切关系，一方面，尽管后纵韧带骨化的病因尚未明确，但退行性改变是引起后纵韧带骨化的因素之一已为大家所公认；另一方面，当颈椎某一节段发生后纵韧带骨化而使活动受到限制时，该部位的上、下椎间隙和小关节承受的负荷活动将增加，可逐渐出现并加速退行性改变。

2. 弥漫性特发性骨肥厚症（DISH）：此病又称 Forestier 病，是老年人中常见疾患，大多数患者临床症状并不明显。其主要病理变化为脊柱连续数个椎体前、外侧钙化和骨化，伴有或不伴有神经压迫症，外周骨与肌腱和韧带附着处通常也发生钙化和骨增生。DISH 多见于下胸段和腰段，典型 X 线片表现为脊柱前外侧连贯性、宽大的骨化带，受累区域椎间隙正常。临床上发现相当多的 OPLL 伴发 DISH，或者说 DISH 伴发 OPLL，有学者认为 OPLL 是 DISH 的一种特殊类型表现，但经过流行病学调查后发现，DISH 与 OPLL 两者间存在着差异，不应视为同一种疾病。

## 六、治疗

### （一）非手术治疗

OPLL 症的治疗包括保守治疗和手术治疗。对于症状轻微，或症状明显但经休息后能得到缓解者，以及年龄较大有器质性疾病不能耐受手术者，均可采用非手术疗法。非手术治疗的目的在于保护和固定颈椎，使骨化区以外出现不稳定的椎间关节变为逐步稳定，从而消除由椎间不稳定而产生的局部运动刺激因素。常用的有持续头颅牵引、卧床休息、颈托固定、理疗和药物治疗等。由于后纵韧带的骨化块既可以对脊髓产生直接接续的压迫，又可以在颈部活动时对脊髓产生摩擦，采用保守疗法将颈部固定后可以消除摩擦引起的刺激，取得的疗效往往较预期的为好。对于颈椎的间歇性牵引法与推拿疗法，有引起症状加重的报道，应慎重选用。药物疗法除注射消炎止痛、神经营养药物之外，近来有神经生长因子运用于临床，显示了一定的疗效。对 OPLL 患者应首先采取保守治疗，若经过一段时间的保守疗法仍无效时考虑手术治疗。

据有关报道，对轻症 OPLL 患者接受非手术治疗后 5 年的随访结果显示：无症状加重者占 54.8%；症状有改善者占 26%；症状加重者为 18.5%。而重症 OPLL 患者经非手术治疗后几乎均无效果。

手法推拿不宜用作 OPLL 症的非手术治疗方法。临床上因推拿手法不当致 OPLL 患者症状加重的例子已有部分报道，推拿造成高位截瘫甚至死亡的病例也非属罕见。据此，手法推拿应视为 OPLL 症治疗的禁忌证。

### （二）手术治疗

手术适应证：①症状严重，骨化明显，椎管矢状径在 12 mm 以下。②症状和体征进行性加重，保守治疗无效者。③影像上骨化灶十分明显，此时颈椎管已极度狭窄，轻微外伤即可引起脊髓损伤，有人主张积极手术。

OPLL 症的手术方式种类繁多，但以手术途径划分，可分为前侧经路、后侧经路及前后联合径路三种途径。各种方法均有其优缺点和适应范围，应用时须根据患者具体情况加以选择。其最终目的是解除骨化的后纵韧带对脊髓的压迫，扩大椎管。

1. 前路减压术颈前路

手术适应证：①颈 3 以下节段性后纵韧带骨化，骨化灶厚度小于 5 mm，椎管狭窄率小于 45%，前路手术较安全。②对于 3 个或 3 个以下节段的后纵韧带骨化灶，前路减压加植骨融合为首选。

从理论上讲，后纵韧带骨化均应施行颈前路手术，直接切除韧带骨化灶解除脊髓压迫，但由于技术上的原因，对于某些较为特殊的后纵韧带骨化，外科医师不得不选择颈后路手术。颈前路手术又包括后纵韧带骨化灶的切除法和漂浮法两种。采用漂浮法时，先切除减压范围内椎间盘，再用咬骨钳将椎体部分咬除，并用微型钻头磨削切除椎体后缘骨质，使黄白色的后纵韧带骨化块逐渐显出手术视野，并将骨化灶四周完全游离软化呈浮动状态，减压后硬脊膜下脑脊液的搏动膨胀，骨化灶可以逐渐向前移动，从而达到减压目的。对于节段型 OPLL 合并显著椎间盘突出时，后者往往是造成脊髓或神经根病损的主要因素，通过椎间盘切除与椎间植骨融合术一般可取得治疗效果。对混合型 OPLL 合并椎间不稳的病例，如果骨化块增厚不显著，脊髓未受到挤压，而椎间不稳因素较突出时，单纯的椎间盘切除及椎体间植骨融合术多可奏效。

对施行的颈前路切除后纵韧带骨化灶手术进行随访总结后认为术中应注意以下问题：①严格掌握前路手术指征，是手术成功的关键之一。②彻底切除骨化灶，扩大减压范围，显露出骨化灶上下两端及左右两侧的正常硬脊膜。③彻底止血，保持手术野清晰，便于手术顺利进行。④术中操作准、轻、稳，防止脊髓伤害。⑤当椎管有效矢状径小于 6 mm 时（椎管原始矢状径减去骨化灶厚度），更要注意无创操作，如果椎管矢状径小于 3 mm 时，在术中发生瘫痪的可能性极大。⑥采用显微外科技术操作，切除相应的椎间盘和骨化灶，可提高手术疗效。⑦减压区域植入修整成形的髂骨或腓骨，但不要超过 4 个椎节，以免术后晚期发生颈椎曲度畸形。⑧颈椎伤口必须放置半管引流条 24 h。⑨术中采用上下界面螺丝钉固定，或术后采用颈颏石膏固定 3 个月，直至植骨块融合。

2. 颈后路手术

颈后路手术适应证：① 4 个或 4 个以上节段的连续型或混合型后纵韧带骨化症。②后纵韧带骨化灶累及颈 1～2 者。③后纵韧带骨化灶波及颈胸段至颈以下椎节者。④后纵韧带骨化灶伴发急性颈脊髓损伤，须作广泛多节段椎板切除减压者。

包括椎板切除减压和椎管成形术两类。椎板切除术中又有半侧椎板切除术和全椎板切除术之分，前者切除一侧椎板，关节突内侧缘、棘突基底部及黄韧带，后者切除棘突及双侧椎板，切除的范围除受骨化灶压迫的脊髓节段之后，还须包括上下各一正常椎节的椎板。半椎板切除术操作简单，对脊柱稳定性影响较小，但椎管扩大范围有限，通常选择临床症状、体征较重的一侧进行颈椎半椎板切除，但有时骨化灶在椎体后缘的一侧较为严重，甚至与椎管侧壁相连，造成一侧椎管极为狭窄，此时若选择该侧进行半椎板切除，会增加脊髓损伤的机会，为此，可选择骨化壁的对侧进行减压，避免上述情况发生。全椎板切除术先将减压节段的棘突切除，再用咬骨钳咬薄椎板或采用微型钻头将椎板削磨到能隐约见到硬膜的菲薄程度，用剪刀将菲薄的椎板剪除，使减压范围内的硬膜与脊髓同时膨隆。全椎板切除减压较为彻底，手术也不复杂，但对脊柱稳定性破坏较大，并可因环形疤痕形成脊髓压迫，在对颈椎后纵韧带骨化行全椎板切除术后患者的长期随访报道中发现约 1/3 的患者骨化灶有不同程度的发展。颈椎曲度畸形率达到 43%。

为此，有人对椎板切除术进行改进，设计了椎管成形术，有单侧开门和双侧开门术等。尽管有人认为在减压程度、神经恢复、脊柱稳定性和颈椎曲度畸形等方面椎板切除术和椎板成形术两者间无显著差异，但更多的研究证明，颈椎管成形术能增加脊柱稳定性，防止颈椎反屈畸形发生，并能控制颈椎后纵韧带骨化灶的发展。椎管成形术中重要的技术环节是维持脊椎后结构稳定在手术时的位置，保持对脊髓的减压效果。早期采用了将椎板棘突缝合在邻近肌肉及关节突上的方法，尽管手术操作较为简单，但由于缝合固定不确实，时常发生椎骨后结构重新恢复到手术前位置，而再次形成椎管狭窄。为避免上述关门现象的发生，人们又设计出了众多的椎板成形方法，采用这种手术，需要有精细的手控高速钻锯，术中采用植骨和内固定技术，同时，由于这种操作较为复杂使术中出血增多，手术时间延长，脊髓损伤的机会也相应增多。

3. 颈后路及前路联合减压术

在混合型 OPLL 并伴有巨大椎间盘突出或显著增厚的局限性骨化块时，有人采用分期手术的方法进行后路和前路联合减压。一期手术行后路减压及椎板成形，使椎管矢状径扩大，脊髓获得充分向后移行的空间，两周后再行第二期手术，切除前方较大的突出间盘或局限性骨化块。这种联合减压的方式使脊髓压迫解除得较为充分。在后路手术已使椎管扩大，脊髓缓冲间隙增加的情况下，再行前路的骨化块或椎间盘摘除也使手术变得更安全。

# 第三节　颈椎间盘突出症

## 一、病因

颈椎间盘突出症是脊柱外科的常见疾病之一，是颈椎间盘在尚无明显退行性改变的基础上，受到一定的外力作用而使纤维环破裂，引起髓核后突，突出的髓核直接引起颈髓和神经根受压，产生的一系列临床症状。

通常是由于颈部突然的过度活动或椎间盘发生退行性变而引起。颈部外伤，如颈椎过伸性损伤引起的上位椎体向后移位和屈曲性损伤所致的双侧小关节脱位或半脱位，均可使椎间盘后方张力增加，导致纤维环破裂，髓核突出，压迫颈髓和神经根。

椎间盘是人体各组织中最早、最易随年龄而发生退行性变的。随着年龄的增长，髓核失去一部分水分及其原有的弹性，致使椎间盘发生退变，颈椎间盘变性和破裂与颈椎伸屈活动频繁引起的局部劳损和全身代谢、内分泌紊乱有关，并且由于齿状韧带的作用，颈髓较为固定，当椎间盘纤维环和后纵韧带破裂时，髓核突出易压迫颈髓。颈椎后外侧的纤维环和后纵韧带较薄弱，颈部神经根在椎间盘水平呈横向走行进入椎间孔，即使突出的椎间盘很少，也可引起神经根受压。

## 二、病理

椎间盘又称椎间纤维软骨盘，是由纤维环、髓核及软骨板组成并联结于上、下两个椎体之间的重要结构。颈部椎间盘除了 $C_1$，$C_2$ 间没有外，自 $C_2$ 下方至 $T_1$ 上方共有 6 个。

颈椎间盘的特点是：纤维环为其周边部的纤维软骨组织，质地坚韧而富弹性，在增加椎间关节的弹性，扭曲和旋转运动方面起重要作用。颈部椎间盘的总高度为颈部脊柱高度的 20% ~ 24%。颈部椎间盘前部较高、较厚，髓核偏后，髓核易向后方突出或脱出。髓核富含水分（含水量在 80% 左右，随年龄增长而递减，老年人可低于 70%）和类似黏蛋白组织。髓核具有较高的膨胀性，受到压力时，含水量减少；解除压力时又吸收水分，体积增大，使髓核能较好地调节椎间盘内压力。椎间盘的血液供应随年龄增长而逐年减少，血管口径变细，一般在 13 岁以后已无血管再穿入深层。所以，在劳损和退变后，椎间盘的修复能力相对较弱。

正是由于颈部椎间盘上述特点，从而保持了颈椎的正常活动。但因前纵韧带宽大肥厚，髓核又偏居于椎间隙后方，在病变、运动负荷过大和外力因素作用下，易导致椎间盘纤维环后部破裂，髓核向狭窄薄弱的后纵韧带处突出或脱出，造成颈椎间盘突出症。尤其是在椎间盘发生一定退变的基础上，受到一定的外力作用，甚至是轻微的外力都可造成颈椎间盘突出或脱出。这种椎间盘的退变，一方面是由于年龄的增长，髓核失去水分和弹性所致；另一方面则与颈椎过度屈伸引起局部劳损有关。另外，全身代谢、内分泌方面的改变，也是颈椎间盘退变和破裂不可忽略的因素。

椎间盘突出症多见于腰段；胸段几乎很少发生；颈段则介于胸段、腰段两者之间，其发生率大约是腰椎间盘突出症的 10%。因为颈椎间盘突出的部位不同，可分别压迫脊髓和脊神经根，产生一系列类似颈椎病的症状和体征。

## 三、临床表现

临床上经常由于轻度劳损或外伤引起，轻重程度主要视神经根受压的程度而不同。一般根据颈椎间盘向椎管内突出所压迫的部位的不同，分为中央突出型、侧方突出型。

1. 中央突出型

突出部位在椎管中央，此型以颈髓受压为主要表现。当颈椎间盘中央突出后，因脊髓受压，可出现不同程度的四肢无力，且下肢重于上肢，表现为步态不稳；严重时可出现四肢不完全性或完全性瘫痪以及大小便功能障碍，表现为尿潴留和排便困难。中央型的体征为：不同程度的肢体肌力下降；肢体肌张力增高；深、浅感觉异常，可因椎间盘突出的节段不同而显示不同的平面；四肢腱反射呈现亢进，病理征可显示阳性。

2. 侧方突出型

突出部位在后纵韧带的外侧，钩椎关节的内侧，该处有颈脊神经通过，因此突出的椎间盘可压迫脊神经根而产生根性症状。主要症状为后颈部疼痛，僵硬，活动受限，疼痛可放射至肩部或枕部；一侧上肢有疼痛和麻木感，但很少双侧同时发生；肌力改变不明显。在发作间歇期，患者可以毫无症状。查体时发现头颈部常处于僵直位，活动受限；病变节段相应椎旁压痛、叩痛；椎间孔挤压实验阳性，根性牵拉试验阳性；受累的脊神经根支配区感觉异常、肌力减退、肌肉萎缩、反射改变（表 9-1）。

表 9-1 颈椎间盘突出症的主要体征

| 椎间隙 | 受压神经 | 麻木区 | 疼痛区 | 肌力减退 | 腱反射 |
|---|---|---|---|---|---|
| $C_{2 \sim 3}$ | $C_3$ | 颈后部，尤其乳突周围 | 颈后部及乳突周围 | 无明显肌力减退 | 无改变 |
| $C_{3 \sim 4}$ | $C_4$ | 颈后部 | 颈后部，沿肩胛提肌放射 | 无明显肌力减退 | 无改变 |
| $C_{4 \sim 5}$ | $C_5$ | 三角肌区 | 颈部侧方至肩部 | 三角肌 | 无改变 |
| $C_{5 \sim 6}$ | $C_6$ | 前臂桡侧和拇指 | 肩及肩胛内侧 | 肱二头肌，拇指及示指屈伸肌 | 肱二头肌反射改变或消失 |
| $C_{6 \sim 7}$ | $C_7$ | 示指，中指 | 肩内侧，胸大肌 | 肱三头肌 | 肱三头肌反射改变 |
| $C_{7 \sim 8}$ | $C_8$ | 前臂尺侧，环指，小指 | 上肢内侧，手掌尺侧，环指，小指 | 握力减退 | 反射正常 |

## 四、诊断

根据本病的病史特点，临床表现以及影像学特点，诊断颈椎间盘突出症多无困难。

1. 临床诊断

本病可分为急性和慢性颈椎间盘突出症。前者多有轻重不等的颈部外伤史，起病后即可出现神经根或脊髓受压症状，如神经根放射痛、上肢麻木、手臂无力、腱反射亢进、病理反射阳性等，并伴有颈椎椎节局部症状。影像学上提示椎间盘有明显的突出或脱出，并压迫颈髓或神经根。本型无颈椎骨折或脱位征，但约 50% 的病例伴有椎管狭窄征。慢性颈椎间盘突出症与脊髓型颈椎病不同，一般发病年龄较轻，病情发展较快。多为缓慢或亚急性起病，大多在连续劳累多日后发生，临床上主要以颈髓或颈神经根受压症状，伴有颈椎椎节局部症状。影像学检查证实致压物为突出的椎间盘，不应存在骨性致压物。此外，根据椎间盘突出的部位及突出物与受压组织结构的关系，可分为中央型和侧方型椎间盘突出，前者指髓核从椎节后方中央突向椎管内者，临床上以颈髓受压所引起的四肢肌力减弱和感觉障碍为主要症状。MRI、CTM 等影像学检查显示椎间盘突出，并压迫硬脊膜或脊髓，大多伴有椎管狭窄。后者指髓核向侧方突出，以根性痛为主要临床表现，影像学检查可见椎间盘突出位于椎管的前外侧，以致颈神经根受压。

2. 影像学表现

（1）X 线检查：常规拍摄包括颈椎正位、侧位及动力位 X 线平片。可发现颈椎生理前凸减小或消失；受累椎间隙变窄，可有退行性变。在年轻或急性外伤性突出的病例，其椎间隙可无异常发现，但在颈椎动力位侧位片上可见受累节段不稳，并出现较为明显的梯形变（假性半脱位）。

（2）CT 检查：在常规的 CT 片上往往不能确诊。近年来，多数学者认为采用脊髓造影 +CT 检查（CTM）对诊断侧方型颈椎间盘突出症具有一定的价值。

（3）MRI 检查：MRI 检查对颈椎间盘突出症的诊断有着重要价值。其准确率明显高于 CTM，MRI 可直接显示颈椎间盘突出的部位、类型以及颈髓和神经根的受损程度，为颈椎间盘突出症的诊断、鉴别诊断、治疗方法的选择和预后判断提供可靠的依据。在 MRI 片上可直接观察到椎间盘向后突入椎管内，椎间盘突出成分与残余髓核的信号强度基本一致。中央型突出者，在 MRI 上可见椎间盘从后方中央部位呈团块状突出，压迫颈髓前方，受压颈髓弯曲变扁及向后移位，并且受压部位的颈髓信号异常。侧方型突出者，在 MRI 上椎间盘从后外侧呈块状或碎片状突出，压迫颈髓前外侧，受压颈髓信号改变，神经根向后外侧移位或消失。

## 五、治疗

本病的外科治疗包括非手术治疗和手术治疗。前者适用于轻型、无明显脊髓压迫成神经根压迫症状者。后者适用于重型、出现脊髓压迫或严重的神经根压迫症状者，以及病情反复发作，经非手术治疗无效者。治疗上宜遵循如下原则：①影像学显示颈椎间盘突出对脊髓、神经根压迫，但无临床表现，或仅有轻微症状，宜取保守治疗，并严密观察。②影像学显示颈椎间盘突出，有明显脊髓神经根压迫征象，有明显症状但无明显临床体征，虽经 3 个月以上正确的保守治疗，但无明显改善，或稍改善后又有进展时，应予手术治疗。③影像学显示颈椎间盘突出，脊髓神经根明显受压，有或无明显症状，但有轻微的神经系统体征者，宜早期手术治疗。④外伤后，无颈部和神经系统症状体征，影像学显示椎间盘突出对脊髓、神经根有重度压迫（MRI 显示超过该矢状面的 1/2）时，宜尽早手术治疗。这是防止术后并发外伤性脊髓空洞症的重要环节。

1. 非手术疗法

（1）颈部牵引：可采取坐位或卧位用四头带（Glisson 带）牵引。重量从轻到重，开始一般用 2 ~ 3 kg，以后逐渐增至 4 ~ 5 kg，牵引时间为每次 1 ~ 2 h，每日 2 次，2 周为 1 个疗程。也可采取卧位持续性牵引，重量变化同前，2 ~ 3 周为 1 个疗程。在牵引过程中如有不良或不适反应，应暂停牵引。牵引适用于侧方型椎间盘突出症。对中央型颈椎间盘突出症，牵引可能加重病情，应用时应慎重。

（2）围颈保护：用一般简易的颈围保护可限制颈部过度活动，增加颈部的支撑作用和减轻椎间隙内压力。在颈部牵引后症状缓解者或者颈椎手术后，应用颈围保护，有利于病情恢复。

（3）理疗和按摩：对轻型病例可选择应用理疗方法，如蜡疗和醋离子透入法。对于按摩或推拿，对一部分病例有效，但对部分病例可能加重症状，甚至瘫痪，应慎用。

（4）药物治疗：可适当应用消炎止痛药物，如塞来昔布（西乐葆）、双氯芬酸（扶他林）、美洛昔康（莫比可）等，对缓解病情有一定作用。

2. 手术疗法

对反复发作，经非手术治疗无效，或是出现脊髓压迫症状者，应及早行手术治疗。对于单节段或双节段受累者，手术方法以颈前路为主，主要是颈前路减压、摘除突出椎间盘及椎体间植骨融合术。近年来，在颈前路摘除突出椎间盘后，行椎间融合器或前路钢板螺钉系统内固定等，已成为当前治疗颈椎间盘突出症的常用方法。采用颈后路手术不能去除脊髓和神经根前方致压物，只起到间接减压作用，仅适用于多节段受累伴椎管狭窄或后纵韧带骨化（OPLL）者。对合并有椎管狭窄的病例，可酌情在前路减压术后间隔 3 ~ 8 周，再行颈后路椎管扩大减压术。

（1）颈前路减压、Cage 植入术：在行颈前路减压后，植入 Cage 是治疗颈椎间盘突出症的一种常用手术方法。Cage 具有支撑、稳定手术节段和诱导成骨的作用。从而达到椎间融合稳定。大多数学者认为手术成功的关键是严格掌握手术适应证、正确放置 Cage 的位置和术后行外固定 3 ~ 4 周。近来有文献报道，由于 Cage 的材料与颈椎骨质的弹性模量相差太大或局部植骨量有限等原因，出现 Cage 沉陷、脱出和假关节形成等并发症。

法国 Scient X 公司生产了一种钢板 – 融合器系统（PCB）。该系统为一体化设计，Cage 置入椎间隙并用两枚螺钉固定在上下方椎体上。临床应用结果表明，PCB 具有提供牢固的即刻稳定性，术后不需颈围外固定，恢复椎间高度和颈椎生理弧度，减少植骨和供骨部位相关的并发症等优点。

（2）颈前路减压植骨、钢板系统内固定术：虽然颈前路减压、植骨融合术对颈椎间盘突出症是有良好的疗效，但对两个节段以上同时受累者，在行开槽减压后，植骨块稳定性较差。如发生植骨块向后移位可压迫颈髓，导致高位截瘫，甚至危及生命，如向前滑移可造成食管、血管、神经损伤等后果。此外，植骨块与上下椎体接触之间存在微动，可引起植骨融合失败，形成假关节，影响手术效果。为防止发生上述情况，术后搬动和翻身时，需特别小心，以防发生意外，日常需行石膏固定 2 ~ 3 个月。随着颈前路内固定系统（ACPS）和技术的不断问世和改进，在行颈前路减压、植骨同时行 ACPS 内固定已成为新的手术方法。

不少生物力学实验和临床研究证实 ACPS 具有显著的优越性。日前，临床上应用的 ACPS 种类很多。这些 ACPS 具有操作简单、可达到术后即刻稳定、防止植骨块移位、术后无须行石膏外固定和可显著提高植骨融合率等优点。

近年来，国内外有报道采用人工颈椎间盘置换术治疗颈椎间盘突出症。临床应用结果表明，人工颈椎间盘置换术可保留颈椎的活动范围，初步应用临床效果令人满意，但其远期疗效仍有待进一步观察。为确保手术效果，应严格掌握手术适应证和操作规程。

## 第四节　枕颈及颈椎不稳症

颈椎椎节的不稳不仅与颈椎各种伤患，尤其是颈椎病的发病、分型及症状学等关系密切，且与诸伤患的治疗，尤其手术疗法的选择关系更为密切。因此有必要对其充分认识。

所谓颈椎不稳症是指由于颈骨本身、椎旁韧带和（或）肌肉等组织的生理功能失调引起椎节的松动与移位，并伴有相应症状者。其中因颈段骨与关节器质病变所致者，称为继发性颈椎不稳症。根据这一基本概念，颈椎不稳症包括的范围较广，但为便于阐述，本节分为上颈椎不稳症与下颈椎不稳症两部分。

## 一、上颈椎不稳症

上颈椎不稳症在临床上较为多见，尤以儿童多见。除先天性因素外，咽喉部炎症为其主要原因，且视处理时间不同，预后差别较大，故应引起重视，以争取及早处理。

### （一）上颈椎不稳定的病因

造成上颈椎不稳定为多种因素，其中主要病因如下。

1. 先天性发育异常

上颈椎的稳定性首先取决于局部的正常解剖状态，尤其是齿状突及其周围的关节与韧带。但该处又是脊柱中最易引起畸形的部位之一，临床上较多见。

（1）齿状突畸形（图9-10）：此种畸形最为多见，主要表现为：

①齿状突发育不良（或缺如）：齿状突完全缺如者十分罕见，多表现为齿状突发育不全。在青少年时可毫无症状，甚至到成年以后也仍无异常感。但如遇有外伤等诱因则易引起正经脱位或半脱位而造成致命后果（其中包括手术操作或者重量牵引治疗时发生者）。

②齿状突分离：指在发育过程中齿状突的骨化中心与椎体的骨化中心未融合。游离的骨片大小不一，与基底部的间隙亦有多有少。此种畸形多在摄X线片时发现，易与齿突骨折相混淆。两者鉴别主要是根据前者无外伤史，表面光滑及无骨折线可见等特点。此种畸形除可引起头颈部畸形外，亦可因外伤而造成致命的后果。

归纳前两者，可将其分为齿状突缺如、齿状突发育不全（部分缺如）及齿状突分离三种类型。

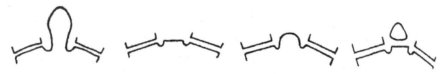

**图9-10　齿状突畸形示意图**

（2）先天性短颈畸形：由多种因素引起，在颈椎处以半锥体畸形或椎体融合（先天性）为多见，其次为颅底凹陷症。这是因为颈椎的长度减少，外观呈短颈状，且多伴有斜颈等其他畸形外观。

（3）寰椎后弓缺如：较罕见，文献上仅有几例报道。

（4）寰椎枕骨化：或称为枕颈融合。此主要由于在胚胎发育过程中枕骨节与第1颈椎骨节分解不全所致。其又可分为：①完全性。即寰椎的前弓与后弓和枕大孔边缘完全相连，融合成一块状态。②部分性。多表现为前弓处融合而后弓则不融合或局部融合，或表现为一侧融合，而另侧不融合。

此种畸形由于寰枕间隙消失（或狭窄），以致颈部运动范围受限，颈部变短，且多合并有颅底凹陷症。

（5）颅底凹陷：可由多种畸形引起，包括发育性颅底扁平，Amold-Chiari畸形（小脑扁桃体下疝）及前述的枕颈融合和颈椎融合等。

（6）其他畸形：如副枕骨畸形、寰椎后方椎动脉沟骨环形成（或半环状）、前寰椎或副枕椎畸形等均与上颈椎不稳有关。

2. 局部炎症

咽喉局部各种炎症（化脓性、结核性及风湿类等）亦是造成颈部不稳的主要因素之一，尤其对儿童，是引起上颈椎自发性脱位的直接原因。主要是由于咽喉部软组织内炎性浸润造成韧带与关节囊的水肿、张力低下及松弛所致，此在临床上较为多见，且易被忽视以致延误诊断，因此必须加以重视。

3. 解剖因素

正常情况下寰椎椎管矢状径大多20 mm，一般为28～32 mm。其中前1/3为齿状突占据，中1/3容有脊髓，后1/3为代偿间隙，或称为安全间隙。因此外伤造成的半脱位如未超过椎管矢状径的1/3时，则一般不易引起脊髓的受压症状，尤其是慢性脱位者。但由于椎底、寰椎及枢椎之小关节面均近于水平状，因此在遭受外伤时易引起完全脱位（也都超过椎管矢状径的1/3），以致脊髓受压引起瘫痪或致死。由于椎动脉从寰椎上方椎动脉孔穿出，并沿椎动脉沟进入颅内。因此，此处不稳定时椎动脉亦可被波及而引起狭窄、折曲或痉挛，以致出现椎基底动脉（Ⅴ～Ⅲ段）供血不全症状。

4. 外伤

任何头颈部外伤都可波及上颈段造成局部韧带、肌肉及关节囊的损伤而构成不稳的常见因素。尤其是近年来随着高层建筑的增多，高速公路及高速车辆的发展，此种情况明显增加。在临床上常见的挥鞭性损伤对上颈段的影响并不亚于下颈段，且早期不易被发现。在外伤情况下，如果颈椎本身再伴有先天性畸形，则更易引起颈髓或延髓的损伤，并可立即死亡。

5. 血供因素

上颈段血供一般较为丰富，但齿状突之血供类似股骨头，来源于中央动脉、周围动脉和局部韧带（翼状韧带与齿尖韧带）上的细微血管枝。如齿状突一旦骨折，前两者通过基底部来的血供中断，而仅靠顶端的细微血管枝，这当然不足以维持需要，以致影响愈合而增加上颈段的不稳因素。

6. 颈椎退行性病变

尽管其对上颈段的影响不如下颈段明显，但其对上颈椎不稳的发生与发展已起着促进作用。总之，造成上颈段不稳有多种原因，必须对每个病例具体分析。

**（二）临床与影像学特点**

因造成局部不稳的原因、类型、部位及具体情况不同，其临床与 X 线改变差异较大。因器质性病变所引起的不稳（颅底凹陷症、齿状突骨折脱位后等）症状多较重。而仅仅由于动力性因素引起的暂时性不稳，症状较轻，多表现为椎 – 基底动脉血供不全症状。病程长者其症状较轻，而畸形发生者则重；使椎管矢状径变宽的损伤（如 Hangman's 骨折、寰椎分离性骨折等）后期残留的不稳，从 X 片看十分明显，临床症状则轻；而椎管变狭者当然较重。由于上述各种原因，本病的临床症状及 X 线片特点可相差甚大，在观察判定与诊断上需要全面考虑。

1. 临床症状特点

（1）颈部症状：①被迫体位。常呈僵硬状及失去灵活感，患者喜用双手托住下颌以减轻头部的重量，或是采取卧位，而不愿多活动头部。②活动受限。多较明显，尤以旋颈时为甚，几乎可减少正常活动量的一半以上。③痛与压痛。多主诉颈部痛感，压之尤甚，有时可出现电击样感，检查时应小心，切勿用力以防发生意外。

（2）神经症状：多表现为四肢锥体束征、肌张力增高、反射亢进等，以下肢为重，行走时不稳，似有踩棉花感。上肢主要为手部精细动作障碍。四肢可有麻木、疼痛及过敏等感觉障碍症状。位置觉及振动觉多减退，后期则出现痉挛性瘫痪。

（3）椎动脉供血不全症状：如上颈段不稳波及椎动脉时，则可出现明显的椎 – 基底动脉供血不全症状，尤其是寰椎后方椎动脉沟处有骨环或半骨环残留者更易发生。临床上约有半致病例仅仅表现此症状（却无脊髓或根性症状）。因此在对椎动脉型颈椎病诊断时，必须考虑到此处病变的可能性并加以除外。

（4）反射改变：除正常反射亢进外，Hoffmann 征多阳性，Babinski 征病理反射有时亦可别出。

（5）其他症状：视造成上颈段不稳的具体原因不同尚可有其他各组症状。因颅底凹陷瞬致者主要表现为短颈畸形，亦可伴有颅神经症状、小脑症状和延髓症状等。因炎性所致者，除咽部红肿外，多有低热、白细胞计数升高和红细胞沉降率增快等；因外伤后遗症所致者，多伴有其他体征，应注意检查。

2. X 线片特点

对上颈椎不稳定者除常规正侧位片外，主要强调：

（1）开口位：即让患者作下颌不停地张口动作时摄以颈 1、2 处为中心的正位点片，此时可以较清晰地显示出颈 1、2 处有无畸形及损伤征，并可判定颈 1、2 之间的咬合关系有无变异（侧方移位或旋转）。

（2）颈 1、2 为中心侧位屈伸点片：除观察有无颅底凹陷症、颈椎有无其他先天性畸形及测绘颅底各条连线（常用的有 McCregor 线、Chamberlain 线、Fischgold 线和 Metzger 线）（图 9–11、图 9–12）外，尚用测量寰齿间的前后距离以判定有无寰枢脱位并推断脊髓有否受压之可能。在正常情况下，寰椎前弓后下缘与齿状突前缘的间距（ADI）为 2 ～ 3 mm（女性偏小），前屈时稍宽，仰伸时则狭窄，如超过 5 mm，则属异常。另一方面亦可同时测量寰椎后弓前缘至齿状突后缘之间的距离（SAC）（图9-13），并求出两者之比值。用 a 代表寰椎椎管矢径，b 代表 SAC，则：齿状突后方椎管比率（%）=b/a×100%

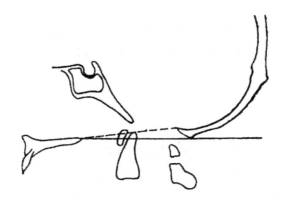

**图 9-11 实线 -McGregor 线 虚线 -Chamberlain 线**

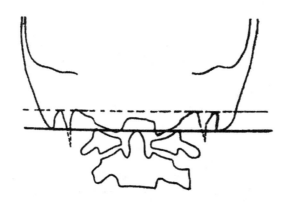

**图 9-12 实线 -Fischgold 线 虚线 -Metzger 线**

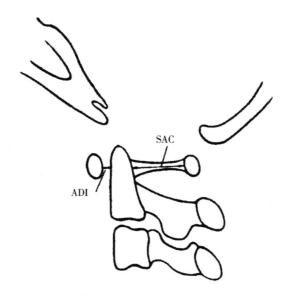

**图 9-13 寰枢关节在正常状态下 ADI 与 SAC 关系**

（3）其他：正常情况下应占 62%～63%，小于此值者则表示异常（图9-14），尤其是儿童。如果其屈伸两种体位差别在 4.5 mm 以内，不应视为异常，超过 4.5 mm 以上时方考虑为自发性寰枢脱位，在正常情况下寰椎前软组织阴影宽度小于 13 mm，遇有炎症时则增宽。

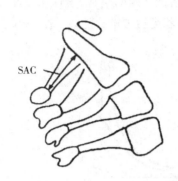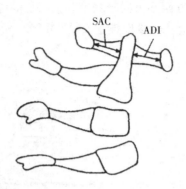

**图 9-14　上颈段动力性拍片**

3. 其他辅助检查

包括 CT、MRI 及 SA。前两者对上颈椎不稳及其属于何种不稳的判定较一般 X 线平片更为精确与直接，尽可能争取此项检查，尤其是伴有脊髓受压症状者。对有椎动脉症状者，则应设法采用数字减影技术（DSA）判定椎动脉有无受压及其受累情况。

**（三）诊断**

本病之诊断主要是依据既往病史，包括先天性发育畸形、外伤及咽喉部炎症等；临床症状特点，以及 X 线片或其他检查，包括 CT 及 MRI 等。在临床上可将其分为以下两类。

1. 器质性不稳

器质性不稳即因颈枕部病变所致者，包括：①自发性寰枢脱位：以儿童多见，多因咽喉部软组织内炎症所致。②陈旧性、外伤性寰枢脱位：由于急性期未获治疗，或治疗不当及损伤严重者，均可引起不稳症。③颅底凹陷症：并不少见，应注意早期诊断，主要在于对本病的认识，并注意测绘颅底各条连线。④肌原性：主要因各种累及颈部肌肉的疾患，包括高位脊髓侧索硬化症、肌营养不良症等均可造成上颈椎不稳，虽较少见，但预后不佳。⑤医源性：主要指由于对颈部的各种手法操作过重，或头颈部牵引时重量过大等所致。

2. 动力性不稳

动力性不稳主要因横韧带、翼状韧带及周围关节囊等松弛与不稳所致。除可查出明显原因归器质性不稳症外，其余均属此类。此种不稳除可引起前后向或侧向不稳外，其余均属此类。此种不稳除可引起前后向或侧向（左右）不稳外（可分别从 X 线侧位及正位片上判定），应注意因一侧翼状韧带松弛所引起的旋转不稳。

**（四）鉴别诊断**

本病除需与一般疾患鉴别外，在临床上主要与以下病种相区别。

1. 脊髓型颈椎病

在未对其进行详细的临床与影像学检查前易将两者混淆。但如能想及本病，并对上颈椎摄以动力性点片，则不难鉴别。

2. 椎动脉型颈椎病

因两者均可引起完全相同的临床症状，故易混淆，可借助于 X 线平片、CT 片等加以鉴别，必要时行椎动脉造影判定之。

3. 偏头痛

在枕颈不稳时，由于第 1 颈神经受累而引起后头部剧痛易被误诊为偏头痛。此时可根据两者各自的临床特点加以鉴别外，对枕大神经行封闭疗法将有助于鉴别。

4. 颈部肿瘤

椎骨之肿瘤易被发现，但椎管内肿瘤，尤其是枕大孔附近肿瘤易被漏诊。有学者曾遇到 4 例脊髓造影阴性而实际为此处肿瘤的病例。因此凡疑及此种情况者，可及早行 MRI 检查，将有助于早期诊断。

5. 其他

尚应与颈型颈椎病、颈背部筋膜纤维织炎及颈部扭伤等鉴别。

## （五）治疗

视病因及病情不同而酌情选择手术或非手术疗法，原则上应先试以非手术疗法，无效时方考虑手术疗法。

1. 非手术疗法

（1）适应证：①一般性上颈椎不稳，不伴有脊髓受压或神经刺激症状者。②儿童上颈椎不稳者，即便有神经刺激或压迫症状，亦应先行非手术疗法，多可好转或痊愈。③年龄在 65 岁以上，或合并全身性疾患不适于手术者。④其他包括不适合手术疗法的危重病例，术前待床或待手术者，手术失败及其他特殊情况者。

（2）具体方法：①颈部制动。可酌情选用吊带牵引、颅骨牵引（均维持重量 1 ~ 2 kg，切勿过重）、带头颈段之石膏床、头 – 颈 – 胸石膏或 Halo 制动装置等。②避免外伤。任何外伤均可招致致命的后果，应设法避免。③脱水疗法。对有神经刺激或压迫者应采取各种有效的脱水剂，包括高渗葡萄糖液、地塞米松、甘露醇或低分子右旋糖酐等。④酌情选用相应的措施。呼吸困难者可行气管切开，感觉障碍者注意预防褥疮等并发症。

（3）注意事项：凡已确定上颈椎不稳者，均按重症处理，绝对卧床休息，尤以有脊髓症状者，切忌随意下地活动；对卧床病例，应保持呼吸道通畅。注意病房内通风及温度，并酌情以氧气、急救药品及气管切开包等备用；随时注意病情变化，需要手术者应及早施术，涉及神经本身疾患及颅内病变者应随时与神经内、外科保持联系，注意防止脑疝发生。

2. 手术疗法

（1）手术适应证：因上颈椎不稳（包括枕颈与寰枢不稳），已引起脊髓或延髓刺激或压迫症状，或椎动脉供血不全症状对非手术疗法无效者，或是虽有显效，一旦中止此种疗法症状复发者。

（2）手术禁忌证：高位颈髓受压已出现完全瘫痪及呼吸功能衰竭、靠呼吸机维持生命者，全身情况不佳、高龄、主要脏器实质性病变无法承担手术者，伴颅内高压症状者，应请神经科处理。

（3）术前准备：①术前训练大小便；训练俯卧位，并能持续 3 h 以上而无呼吸困难及缺氧症状。②预制前后两副石膏床，其长度自头顶至臀部，并经试用满意。③按颈后路手术常规，并按重大手术办理审批手术。④视手术不同备血 200 ~ 1 200 mL。

（4）手术方法选择：①颈枕融合术。此为上颈椎较为常用的手术，但危险性较大，应慎重。此手术适用于伴有椎动脉受压症状之枕颈不稳者；枕颈不稳合并有脊髓刺激症状者；枕颈不稳合并轻度脊髓压迫症状，经颈部制动等疗法症状已经消失或可以消失的患者。②寰椎后弓切除加枕颈融合术。主要为寰 – 枢或枕寰脱位压迫脊髓引起瘫痪、经保守疗法无效者，施以该手术。③寰 – 枢椎植骨融合术。此为近年来国外开展较多的术式之一，主要为枕 – 寰脱位伴有脊髓刺激或压迫症状保守疗法无效者。术式可酌情选择前路或后路两种。④齿状突固定术。主要用于齿状突骨折复位满意者，可从前路以螺丝钉固定之。⑤颅后窝及寰椎后弓减压术。对颅底凹陷症者如通过切除寰椎后弓获取扩大减压目的则不仅手术困难，且相当危险，不如先从颅后窝处开窗，由此再向寰椎后弓处减压较为安全。

## （六）预后判定

根据病情不同治疗方法及疗效差异较大，因此预后亦不尽相同，一般规律如下：①单纯性不稳者预后较好。②合并椎 – 基底动脉供血不全之不稳者，采取制动或手术融合亦可获得满意的疗效。③合并脊髓压迫症伴全瘫、尤以颅底凹陷所致者，预后欠佳。④全身情况不佳者预后差。

## 二、下颈椎不稳症

对颈 2 ~ 3 椎节以下的颈椎段椎节不稳定者，称为下颈椎不稳症，此在临床上十分常见，且其病情相差甚大。

### （一）下颈椎不稳症的病因

其基本原因与上颈椎不稳症相似，但主次有别，后天性因素起着较为重要的作用。

1. 退行性变

自机体生长发育停止后所开始的退行性变过程，即意味着各组织将朝着失去自身形态与功能的方向发展。尽管这一过程持续到生命停止，但在不同阶段所造成的病理解剖特点与后果并不一致。从颈椎失稳这一角度来看，其程度不与退变的严重度相一致，而是表现为以下特征。

（1）退变早期－轻度不稳：指纤维环及髓核刚刚脱水、体积变小及弹性降低，在此情况下椎节必然出现松动。于侧位动力性 X 线片上显示椎节轻度梯形变，并易激惹后纵韧带及根管处的窦椎神经而引起局部症状。此期相当于颈型颈椎病或颈椎间盘症期颈椎病的病理解剖与病理生理基础。

（2）退变中期－明显失稳：指椎体间关节等退行性变进一步加剧，髓核明显脱水、破裂及移位，以及韧带骨膜下间隙形成，乃至引起椎节的明显松动、变位，严重者似半脱位状。在此情况下，视椎管的矢状径不同而在临床上有所差异。

①大椎管者：指椎矢状径在正常范围内，患者可仅仅表现为窦椎神经受刺激所出现的颈部症状，少有脊髓或神经根受激惹之症状。

②小椎管者：椎管愈小，椎节位移所引起的脊髓或神经根或椎动脉受压症愈明显。因此，其不仅具有颈型颈椎病症状，尚可出现根型、椎动脉型或脊髓型症状与体征。其特点是症状的变动幅度较大，与患者颈部的体位关系密切。

（3）退变后期－失稳恢复：此主要由于前期的明显失稳引起椎间隙四周韧带骨膜下出血、机化、软骨化、钙盐沉积及骨化，从而使失稳的椎节逐渐恢复原来的稳定。尽管前纵韧带、后纵韧带以及周围其他韧带为增生的骨赘所取代，并可对脊神经根、椎动脉或脊椎神经形成持续性压迫，但从椎节的稳定性来讲却获得恢复。此种人体的自然防御机制对小椎管者是有害的，而对大椎管者则十分有利，因为后者一般不引起神经组织的受压症状。

2. 外伤与劳损

突发性外伤与头部的慢性劳损均可引起椎节程度不同的松动与失稳，其即使构成颈椎病的重要发病原因之一，又可直接引起与前者早期或中期相类似的后果，尤其是发病突然，椎节位移明显及椎管狭窄者。

3. 咽喉部炎症

主要是局部炎症反应招致椎节周围韧带及关节囊的松弛，加之椎旁肌肉受累、无力，从而加剧颈椎的不稳。

4. 其他

包括颈椎的先天性畸形，大重量的持续牵引，不恰当的手法操作，以及其他引起颈部肌肉萎缩的伤患等均可引起或加重颈椎的失稳。

### （二）临床与影像学特点

视颈椎不稳的程度、椎管矢状径大小的差异、受累椎节的高低及发病速度快慢等不同，其临床特点及影像学表现也有明显的差别。因此在 X 线片上显示典型的颈椎不稳，临床上可以毫无症状；而对于一位椎管明显狭小者，即使是少许的松动也可引起严重症状，甚至脊椎或脊椎前中央动脉受压（或刺激）而表现出精神症状。鉴于这一情况，对此类患者的临床与影像学特点必须全面考虑。

1. 临床症状特点主要表现为以下四个方面。

（1）颈部症状：主要表现为颈型颈椎病症状，包括颈部不适、僵硬感、活动不便及疼痛等较为多见。

（2）根型颈椎病：当不稳的椎节由于椎节位移继发根管狭窄时，则可使脊神经根遭受刺激或压迫而引起程度不同的根性症状。

（3）椎动脉供血不全症状：主要由于Ⅴ～Ⅱ段椎动脉受椎体间关节位移引起钩椎关节变位以刺激或压迫椎动脉所致。

（4）脊髓症状：其原理与前者相似，主要是椎节的后椎体边缘刺激或压迫脊髓前方或通过脊髓前中动脉所致。此组症状较前者少见。

2. 影像学特点

（1）X 线平片：除常规的颈椎正位、侧位及斜位外主要摄过伸及过屈动力性侧位片，此刻清晰地显示出颈椎唯一的方向及程度，并加以测量。

（2）MRI 检查：对伴有脊髓症状者，应争取同时行 MRI 检查以判定脊髓有无受累及其程度等。

（3）其他：伴有明显椎动脉症状者应酌情行 DAS 检查；CT 及脊髓造影一般不用。

### （三）诊断

如前所述，从病理解剖及病理生理角度来看，除外伤所引起的韧带及关节囊损伤以致椎节松动外，颈椎不稳症主要是颈椎椎间盘退变过程中的一个阶段，因此其与腰椎不稳症不同，当前很少将其视为以独立疾患加以诊断。但从今后的发展来看，一旦将颈椎病的不同状态列为不同诊断命名，那么颈椎不稳症当然也是其诊断名词之一。

### （四）治疗及预后

1. 治疗原则

视引起颈椎不稳的原因不同应首先处理原发病。对严重不稳定的椎节可通过非手术疗法使其稳定，包括颈围制动、颌 – 胸石膏固定及牵引疗法等。因椎节不稳引起神经血管症状者，可根据原发病要求行椎体间植骨融合术等。其治疗具体实施和要求与颈椎病中的颈型及颈椎间盘突出症相似。

2. 预后

单纯性椎节不稳者预后均佳，但原发伤病严重，或椎管矢状径明显狭窄者，则预后较差。

# 第十章　胸腰椎疾病

## 第一节　胸椎管狭窄症

胸椎管狭窄症是发育性因素或由椎间盘退变突出、椎体后缘骨赘及小关节增生、韧带骨化等因素导致的胸椎管或神经根管狭窄，引起相应的脊髓、神经根受压的症状和体征。自 Nakanish 等于 1971 年报道胸椎后纵韧带骨化症，Msrzluff 等 1977 年报道胸椎管狭窄以来，随着 CT 及 MRI 等先进影像诊断技术的应用，胸椎管狭窄症的诊断率逐步提高。胸椎管狭窄症并不少见，虽然只有很少一部分患者产生脊髓压迫的临床症状，但由于其能够严重影响人们正常生活与工作，致瘫率高，而临床诊断困难，手术治疗风险大，因而必须予以高度重视。

### 一、病因与病理

胸椎管狭窄症主要是由于胸椎的退行变性致椎管狭窄所致。导致胸椎管狭窄症的原因，80% 以上与胸椎黄韧带骨化（OLF）有关，其次为胸椎间盘突出、发育性胸椎管狭窄、后纵韧带骨化（OPLL）等。

1. 胸椎退行性变：是退变性胸椎管狭窄症的主要致病因素，包括椎间盘突出、黄韧带肥厚钙化、椎板及关节增生、肥大。

2. 胸椎后纵韧带骨化症（TOPLL）：TOPLL 的发病年龄较小，可以是单节，亦可以为多椎节，增厚并骨化的后纵韧带可达数毫米，向椎管突出压迫脊髓。这类病例也可有胸椎管的退行改变，但大多较轻，以 TOPLL 压迫为主。

3. 先天性胸椎管发育狭窄：此类病例较少见，其胸椎管先天性狭窄，椎弓根短粗，椎管前后狭小，但年幼时脊髓在其中尚能适应，成年后有轻微胸椎管退变或其他致胸椎轻微损伤等诱因，即可造成脊髓压迫，出现症状。故总的看来，胸椎管狭窄病系胸椎管退变引起的疾患。

4. 其他：某些全身性骨骼系统疾病，如软骨发育不全、氟骨症、Paget 病等均可造成明显的胸椎管狭窄症。此外，急性外伤性椎间盘突出和脊柱外伤均可导致胸椎管狭窄症。

胸管椎狭窄症的主要病理改变有：椎间盘变性突出压迫硬膜囊和脊髓，使硬膜外间隙消失，硬膜外腔脂肪减少，还可导致椎后静脉丛瘀血，严重时可发生硬膜外血肿。黄韧带肥厚可达 7 ~ 15 mm，多伴有不同程度的钙化、骨化，骨化后黄韧带常与椎板融合成一整块骨板。关节突增生肥大，向椎管内聚，尤其以上关节突增生前倾，压迫脊髓后外方为重。椎体后、外缘骨质增生形成骨赘，严重者可形成骨桥，向后突出压迫脊髓。椎板增厚可达 20 ~ 25 mm，多有骨质硬化呈象牙样改变，从椎管侧后方压迫脊髓。硬脊膜增厚，可达 2 ~ 3 mm，约束脊髓，与其他因素共同作用加重脊髓损伤的程度。

### 二、临床症状与体征

退行性胸椎管狭窄症多见于中老年人，发病年龄以 40 ~ 60 岁多见，男性高于女性。胸椎的各个节段均可发病，好发部位为下段胸椎，以 $T_{6 \sim 12}$ 为最多。

各种原因导致的胸椎管狭窄症都表现为胸脊髓或神经根受累的相应症状和征，相互间并无显著区别。有文献报告疼痛是胸椎间盘突出症最常见的症状和体。

胸椎 OLF 和 OPLL 是因韧带逐渐肥厚、骨化而引起的慢性脊髓压迫性疾病，疼痛症状不突出。大多数胸椎管狭窄症患者年龄在 40 岁以上，隐匿起病，逐渐加重；早期仅感觉行走一段距离后，下肢无力、发僵、发沉、不灵活等，休息片刻又可继续行走，我们称之为脊髓源性间歇性跛行，这与腰椎管狭窄症中常见的以疼痛、麻木为主要特征的神经源性间歇性跛行显著不同。随病情进展，出现踩棉花感、行走困难，躯干及下肢麻木与束带感，大小便困难、尿潴留或失禁，性功能障碍等症状。患者一旦发病，多呈进行性加重，缓解期少而短。病情发展速度快不一，可自半年至五六年不等，快者数月即发生截瘫。

查体可见以脊髓上运动神经元性损害为主的表现，即躯干、下肢感觉障碍，下肢肌力减弱，肌张力升高，膝、跟腱反射亢进，病理征阳性等。但当病变位于胸腰段时，则可能表现为以下运动神经元性损害为主的征象，即广泛下肢肌肉萎缩，肌张力下降，膝、跟腱反射减弱或消失，病理征不能引出；或同时存在有脊髓上下运动神经元性损害的特征，如既有肌张力下降，又有病理征阳性等。

### 三、影像学检查

1. 胸椎 X 线平片

虽然 X 线平片仅能发现不到 50% 的 OLF 或 OPLL 病变，但它仍能提供许多重要信息。平片和体层片可观察到程度不同的胸椎退变性征象和黄韧带钙化，胸椎后纵韧带骨化的情况。如发现有椎体楔形改变或 Scheuermann 病，则可能有椎间盘突出；发现有 DISH、强直性脊柱炎、氟骨症，则可能有 OLF；如发现有下颈椎连续性 OPLL，则可能有胸椎 OLF 等。胸椎退变性征象包括：①椎体广泛骨质增生，可累及一个或多个节段，严重者椎体上下缘骨质增生可形成骨桥。②椎弓根变短、增厚，椎板间隙变窄或模糊不清。③胸椎小关节增生肥大、内聚，上关节突前倾，小关节间隙变窄、密度增高。其中侧位片上关节突肥大增生突入椎管，是平片诊断本症的重要依据。④部分病例显示椎间隙变窄，椎间盘有钙化出现。⑤个别患者显示胸椎畸形，如脊椎分节不全，脊椎隐裂，棘突分叉，胸椎侧弯畸形等。⑥其颈椎和腰椎片多伴有退变征象。

在上述征象中，侧位片上关节突肥大增生突入椎管是诊断本症的重要依据。

2. 脊髓造影检查

脊髓造影检查为有创性检查，且只能间接反映胸椎病变及脊髓的压迫，在不具备 MRI 设备的医院可以选择该方法。脊髓造影不全梗阻时可显示病变部位的全程，当发现硬膜外型后外侧压迹或椎间隙以及椎体后方外压型充盈缺损时有助于诊断。但完全梗阻时只能显示病变的上界或下界，而不能确定梗阻的原因，不易与其他椎管内占位性病变进行鉴别。

3. CT 检查

CT 检查可清晰显示骨性椎管及骨化韧带的改变。椎体后壁增生，后纵韧带骨化，椎弓根变短，椎板增厚，黄韧带增厚，骨化等可使椎管矢状径变小；椎弓根增厚内聚使横径变短；后关节增生肥大，关节囊增厚骨化使椎管呈三角形或三叶草形，这些情况可为手术治疗提供有效的信息。

胸椎管狭窄症的 CTM 检查可较好地显示出椎管内黄韧带、后纵韧带肥厚、钙化及椎板和小关节增生，或椎间盘突出造成的相应水平的椎管横径和矢状径变窄，蛛网膜下腔充盈不良、变扁，可对比显示出脊髓的形态。椎管最小矢状径可仅有 1 mm，脊髓严重受压而呈"缝隙状"改变。脊髓造影显示完全梗阻的患者延迟 CTM 扫描可显示椎管狭窄的上界水平，为手术提供可靠的依据。同时 CTM 可较好地显示胸段硬膜囊和脊髓的情况，可检查出脊髓造影遗漏的病变，并可显示在 MRI 图像上为低信号或无信号的黄韧带和后纵韧带病变。因此，胸椎 CTM 扫描是诊断胸椎管狭窄症的有效方法。

4. MRI 检查

MRI 检查可清楚显示整个胸椎病变及部位、病因、压迫程度、脊髓损害情况，是确诊胸椎管狭窄症最为有效的辅助检查方法。此外，临床上有 10% 以上的胸椎管狭窄症的病例是在接受颈椎或腰椎 MRI 检查时偶然发现 OLF 或胸椎椎间盘突出。

矢状位 $T_1$ 加权像可显示蛛网膜下腔变窄，闭塞，脊髓受压、变形情况。同时可显示胸椎间盘突出，椎体骨质增生，韧带肥厚等改变。椎间盘突出在 $T_1$ 加权像显示清晰，为超出椎体后缘突入蛛网膜下腔的中等信号强度的异常信号。而椎体后缘骨增生，增厚的黄韧带和后纵韧带与蛛网膜下腔在 $T_1$ 加权像信号相似，均表现为低信号，有时难以区分。矢状位 $T_2$ 加权像上脑脊液信号增高，呈现高信号，而椎体后缘骨增生，黄韧带和后纵韧带增厚仍为低信号，因此，可清晰地显示蛛网膜下腔的受压情况。后纵韧带骨化在 $T_2$ 加权像显示为椎体后缘纵行低信号，椎间盘突出对蛛网膜下腔的压迫程度在正中或旁正中矢状位也可很好地显示。当多发椎间盘突出合并黄韧带肥厚、骨化时，高信号的蛛网膜下腔前后受压而呈"串珠样"改变。

MRI 还可显示脊髓受压的异常改变。当脊髓长时间受压或受压较严重时，可出现脊髓水肿、肿胀和脊髓软化。在 $T_1$ 加权像表现为髓内局限性低等信号，在 $T_2$ 加权像则为明显的高信号。

CT 和 MRI 对脊柱脊髓疾病的诊断具有定性和定位作用。CT 扫描可显示椎管狭窄的程度及病变的具体部位。MRI 可获得清晰的立体图像，根据脊髓后方受压变形的范围可以确定椎管狭窄的长度，对椎间盘突出比 CT 横断扫描显示更清楚。通过对脊髓异常 MRI 信号的分析，还可以判断其病理改变，从而对预后估计具有重要价值。但 MRI 对椎管侧后方的退变不如 X 线平片和 CT 显示清楚。同时，椎管侧方或后方的退变若同时又伴有椎间盘变性时，由于 MRI 对椎间盘变性比椎管后方结构显示清楚而易引起误解，忽略椎管后方结构的退变。因此，MRI 对椎管狭窄的诊断准确性，其估价不如 CT。

## 四、诊断与鉴别诊断

### 1. 诊断

依据临床表现和影像学检查，诊断多无困难。诊断本病时主要依据如下几点：①患者为中年人，无明确原因逐渐出现下肢麻木、无力、僵硬不灵活等截瘫症状，呈现慢性进行性，或因轻微外伤而加重。②清晰的 X 线片显示胸椎退变、增生，特别注意侧位片上有关节突起肥大、增生、突入椎管。侧位断层片上有无 OYLEY 及 TOPLL，并排除脊椎的外伤及破坏性病变。③脊髓造影呈不完全梗阻或完全梗阻。不完全梗阻者呈节段性狭窄改变，压迫来自后方肥大的关节突及 OYLEY，或前方的 OPLL。④ CT 可见关节突关节肥大向椎管内突出，椎弓根短，OYLEY 或 OPLL 致椎管狭窄。⑤ MRI 可显示椎管狭窄，有无椎间盘突出，及脊髓的改变。依据以上各点多可明确诊断，仅根据①、②、③项亦可明确诊断。为方便诊断，避免漏诊，可按照以下程序进行诊断。

### 2. 鉴别诊断

有关临床研究结果显示，40% 胸椎管狭窄症合并脊髓型颈椎病，10% 颈椎病合并胸椎管狭窄症，10% 胸椎管狭窄症合并腰椎间盘突出症，1% ~ 2% 患者同时存在有神经损害的颈、胸、腰椎椎管狭窄症。这表明胸椎管狭窄症常与脊柱其他退变性疾病同时存在。

（1）与脊髓型颈椎病的鉴别：颈椎病可以导致四肢麻木、无力，下肢症状常常重于上肢。但是当仅有下肢较明显症状，或下肢症状显著重于上肢时，应该考虑有胸椎管狭窄症的可能。

有的学者用 JOA 评分法，计算上肢占总分的构成比，发现当 > 36% 时，合并胸椎 OLF 者占 72.2%；> 40% 时，合并胸椎 OLF 者占 81.8%；> 43% 时，合并胸椎 OLF 者为 100%。该方法有助于鉴别颈椎病是否同时合并有胸椎管狭窄症。

此外，约有 40% 胸椎管狭窄症合并有颈椎病。因此，在确诊胸椎管狭窄症时要除外颈椎疾患。另外，当存在有下颈椎连续性 OPLL、DISH 病、氟骨症、强直性脊柱炎、Scheuermann 病等时，也要考虑到有胸椎管狭窄的可能。

（2）与腰椎管狭窄症的鉴别：腰椎管狭窄症引发的马尾神经损害实质为下运动神经元性损害，但绝大多数在 $L_{3\sim4}$ 水平以下，腰腿痛症状突出，有明显神经源性间歇跛行。而胸椎管狭窄位于胸腰段时，下运动神经元性损害更为广泛，常混合存在有部分上运动神经损害的表现，早期表现为脊髓源性间歇跛行，如合并存在明确根性症状和体征，则两病同时存在。

（3）与脊髓血管畸形、肿瘤等的鉴别：由于 MRI 等影像学技术水平的提高，鉴别已不困难。

## 五、治疗

对临床中发现的 OLF、OPLL、胸椎间盘突出、确定无脊髓损害者密切观察，患者避免搬运重物等可引起胸椎外伤的活动。对有神经损害的胸椎管狭窄症，目前尚无有效的非手术疗法，一旦诊断明确，即应尽早手术治疗。手术减压是解除压迫恢复脊髓功能的唯一有效方法，特别是脊髓损害发展较快者。

### （一）胸椎 OLF 的治疗

1. 手术技术要点

①后壁"揭盖式"椎板切除减压，即用高速磨钻沿双侧关节突中线磨透包括 OLF 在内的椎管后壁全层，然后将椎管后壁整体切除。②减压范围：横向包括椎板 + 双侧内侧 1/2 关节突，纵向切除至后壁与硬脊膜间无压迫，如有 OPLL，至两端各加一节椎板。③跳跃式骨化时可分部位减压。

2. 合并脊柱其他疾患的处理

①合并颈椎疾患的处理：原则上先处理重的病变。上胸椎 OLF 可与颈椎病一同解决，中、下胸椎部位的 OLF 可分期或一期解决。②合并胸椎间盘突出或局限性 OPLL 的处理：先行椎管后壁 OLF 切除，再经侧前方行间盘或 OPLL 切除。③合并腰椎间盘突出的处理：一般先处理胸椎 OLF。

### （二）胸椎间盘突出的治疗

1. 手术入路选择

①经后路椎板切除入路：尽管过去、现在一直有人采用，但要进行彻底减压而不牵拉脊髓是难以做到的，我们认为应将此方法列为禁忌。②经椎弓根入路或经关节突的后外侧入路或经肋骨横突入路：手术视野仍偏后，难以安全切除突出于脊髓复侧的椎间盘，但可适用于极外侧或更靠后外侧的椎间盘的切除。③经侧前方入路：术者视野及器械直对椎管前外侧，切除椎间盘或椎体骨赘时不需牵拉脊髓，因而比较安全可靠。可经胸腔或腹膜后胸膜外手术，但如同时进行内固定，则最好经胸腔手术。原则上应同时进行固定融合。

2. 经侧前方入路椎间盘切除术的要点

①虽然经该入路较其他入路相对安全，但仍然是一种风险较大、技术要求高的手术，术者应接受过良好的培训。②椎体节段血管的处理要牢靠，可结扎或电凝烧结后切断，应在椎体侧方中部进行，避免过于靠前或靠后。③切除椎间盘时的器械操作，用力方向要由椎管内向椎管外，切忌任何向椎管内用力地操作。④显露要直接、充分，如果拟切除间盘不在术者直接视野下，势必加大术中止血及切除间盘时的风险。

### （三）胸椎 OPLL 的治疗

在理论上，由于胸椎后凸，椎板切除后脊髓不能产生良好向后漂移效应，胸脊髓前方压迫应当从前方减压方能获得最好的效果，但 OPLL 硬如象牙，与脊髓硬膜囊紧密粘连，经椎管侧前方减压、切除 OPLL 风险极大，尤其是要将超过 2 节以上椎体的长节段 OPLL 完整切除更是如此。因此，对于长节段或位于 $T_4$ 以上的 OPLL，原则上采用后路揭盖式椎板切除减压术；对于短节段 OPLL，采用经椎体侧前方入路。OPLL 切除、椎体间植骨融合固定术，要点同胸椎间盘切除术。

## 六、预后

术后效果与术前瘫痪程度、病程长短、病变累及范围、狭窄程度以及手术方法等诸多因素有关。狭窄或瘫痪较重而时间较长者，除致压物使脊髓直接受压造成损伤外，还由于局部血循环障碍、缺血缺氧时间较长，可以导致脊髓组织发生不可逆性变性。MRI 显示脊髓软化、囊变、明显萎缩者，往往提示预后不良。

治疗效果以截瘫完全恢复为优。恢复自由行走，括约肌完全主动控制，但肌力不及正常或有麻木感，存在病理反射者为良。减压后感觉运动及括约肌功能有进步，但不能自由行走，需用拐杖辅助，或尚不能起床者为进步。较术前无进步者为差。还有术后病情加重，由不完全截瘫成为完全截瘫者为加重。

## 第二节　胸椎后纵韧带骨化症

后纵韧带位于椎管内,紧贴椎体的后面自第2颈椎延伸至骶骨。韧带上宽下窄,在胸椎比颈、腰椎为厚。在椎间盘平面以及椎体的上下缘,韧带同骨紧密接触,在椎体的中间部分,韧带同骨之间有椎体基底静脉丛所分隔。后纵韧带比前纵韧带致密、牢固,通常分为深、浅两层,浅层连续分布3个或4个椎节,深层仅处于相邻两椎体之间。后纵韧带骨化症是一个老年性疾病,好发于50～60岁,在60岁以上患者中,发病率可高达20%,在一般成人门诊中,约占1%～3%。后纵韧带骨化确切病因尚不明确,一般的常规化验检查,如血常规、血清蛋白、血沉等均在正常范围内。但在这些患者中,12.6%患有糖尿病,而有隐性糖尿病的比例更高,可见葡萄糖代谢与韧带骨化倾向之间有一个比较密切的关系。

胸椎后纵韧带骨化症(Thoracic Ossification of Posterior Longitudinal Ligament,TOPLL)临床表现主要为下肢力弱、感觉障碍、排便、排尿异常和括约肌功能障碍、胸腹或下肢束带感,少数病例出现肋间神经痛、腰腿痛及间歇性跛行等。胸段脊髓受损主要表现为上运动神经元损伤,但胸腰段病损可以累及脊髓圆锥与马尾神经,出现下运动神经元受损的表现,下肢某些肌肉的肌力减弱、膝或跟腱反射减弱或消失胸椎后纵韧带骨化症的诊断与治疗参见第一节胸椎管狭窄症。

## 第三节　腰椎间盘突出症

腰椎间盘突出症是指腰椎间盘发生退行性变以后,在外力作用下,纤维环部分或全部破裂,单独或连同髓核、软骨终板向外突出,刺激或压迫窦椎神经和神经根引起的以腰腿痛为主要症状的一种病变。腰椎间盘突出症是骨科常见病,是引起腰腿痛的最常见的原因。本病多见于青壮年,患者痛苦大,有马尾神经损害者可有大小便功能障碍,严重者可致截瘫,对患者的生活工作和劳动均产生较大影响。多数患者可根据详细病史,临床检查腰椎X线片做出明确诊断,有时需借助CT、MRI及椎管造影做出诊断。治疗应根据不同病例分别选用非手术疗法和手术疗法。

### 一、病因

退行性变是腰椎间盘突出的基本因素,它与以下诱因有关。

1. 外伤:急性腰扭伤或反复腰扭伤是本病发病的重要原因,因为当脊柱在轻度负荷和发生快速旋转时,能导致纤维环的水平撕裂。

2. 过度负重:长期从事体力劳动者和举重运动员过度负荷导致椎间盘早期退变。

3. 职业:司机及长期坐位工作者。当司机踩离合器时,椎间盘内压增大1倍,如此反复,易导致腰椎间盘突出症的发生。

4. 先天性发育异常:如腰椎骶化、骶椎腰化以及关节突不对称,使下腰部产生异常应力,易致椎间盘旋转撕裂。

5. 其他:如妊娠时腰痛的发生率明显高于正常人。

### 二、病理

椎间盘是人体中最早退变的组织之一,其病理改变如下。

1. 纤维环:纤维环退变表现在外周放射状裂隙,多出现在后部或侧方,可由反复微小的创伤所致,裂隙成为椎间盘的薄弱区,是髓核突出的最佳途径。

2. 软骨板:早期可有钙化和囊性变,部分软骨细胞坏死。随着年龄增长,可出现裂隙,也可成为髓核突出的通道。

3. 髓核:正常髓核是一种富有弹性的胶状物质,细胞成分为软骨样细胞,分散于基质中。退变时软骨样细胞数量减少,功能性活力下降。由于生理发育上髓核位于椎间盘中部偏后,当纤维侧后方出现裂隙时，较易通过裂隙突向椎管，引起椎间盘突出。

4. 突出组织的转归：椎间盘组织突出后其水分逐渐减少，并且营养缺乏而萎缩，萎缩后的椎间盘组织可被肉芽组织替代，一部分可出现纤维化或钙化，使临床症状减轻。

5. 腰椎间盘突出症的分型：①按突出位置分型 A. 侧方型：此型最常见，突出组织不超过椎管矢状线，临床症状表现多为一侧。B. 旁中央型：突出组织超过椎管矢状线 3 mm，但其中心不在矢状线上，此型也往往引起一侧肢体的症状。C 中央型：突出组织的中心在椎管矢状线上，可引起单侧或双侧肢体的临床症状。严重时可出现马尾神经障碍，大小便失禁，鞍区麻木。②按病理分型 A. 凸起型：纤维环内层破裂，外层尚完整。B. 破裂型：纤维环完全破裂，突出的髓核仅有后纵韧带扩张部覆盖。C. 游离型：突出的椎间盘组织游离于椎管中，可直接压迫神经根及马尾神经。

## 三、临床表现

### （一）症状

1. 腰痛

腰椎间盘突出症的患者大多数有腰痛，腰痛可在腿痛之前发生，也可在腿痛之后出现，单纯腰痛者仅占 1.4%，腰痛伴腿痛者占 89%。腰椎间盘突出症患者约 70% 有过急性腰部扭伤或反复扭伤史，腰部扭伤可导致纤维环的撕裂，引起椎间盘突出，突出的椎间盘组织刺激了后纵韧带中的窦椎神经而引起腰痛。部位主要在下腰部及腰骶部，可表现为钝痛、刺痛或放射痛。腰痛可以缓慢发生，逐渐加剧，往往处于某一体位或姿势时症状加重，卧床休息时可减轻。一少部分可发病急骤，疼痛严重，呈持续性，强迫体位，腰背肌痉挛，夜不能寐，服一般止痛药物难以奏效，此类患者椎间盘突出往往是破裂型或游离型。

2. 下肢放射痛

$L_{4/5}$、$L_5/S_1$ 椎间盘突出症占腰椎间盘突出症的 95% 以上，因此以坐骨神经痛为主要表现的占大多数。表现为由腰部至大腿及小腿后侧的放射痛或麻木感，直达足底部，一般可以忍受。重者则表现为由腰至足部的电击样剧痛，且多伴有麻木感。疼痛轻者仍可步行，但步态不稳，呈跛行，腰部多取前倾状或手扶腰以缓解对坐骨神经的应力；重者则卧床休息，并喜采取屈髋、屈膝、侧卧位。凡增加腹压的因素均使放射痛加剧。由于屈颈可通过对硬膜囊的牵拉使脊神经刺激加重（即屈颈试验），以致使患者头颈多取仰伸位。放射痛的肢体多为一侧性，仅极少数中央型或旁中型髓核突出者表现为双下肢症状。

### （二）体征

1. 腰椎侧突

腰椎侧突是一种为减轻疼痛的姿势性代偿畸形，具有辅助诊断价值。如髓核突出在神经根外侧，上身向健侧弯曲，腰椎凸向患侧可松弛受压的神经根；当突出髓核在神经根内侧时，上身向患侧弯，腰椎凸向健侧可缓解疼痛。如神经根与脱出的髓核已有粘连，则无论腰椎凸向何侧均不能缓解疼痛。

2. 腰部活动受限

腰椎正常活动度为前屈 90°，后伸 20°，左、右侧屈各 30°，左右旋转各 30°，当突出物不大而纤维环尚完整时，对脊柱的活动影响较小，通过保守治疗仍可恢复脊柱的运动，倘若突出物直接将神经根顶起，前屈可增加神经根的张力和刺激而产生疼痛，从而使前屈受限。当腰椎有侧凸时，躯干向凸侧屈会明显受限，而向凹侧屈不受限制。突出物较小，一般后伸不受限，若突出物大或髓核游离到椎管时，后伸同样也会受到限制。

3. 压痛及骶棘肌痉挛

89% 患者在病变间隙的棘突间有压痛，其旁侧 1 cm 处压之有沿坐骨神经的放射痛。约 1/3 患者有腰部骶棘肌痉挛，使腰部固定于强迫体位。

4. 神经系统表现

①感觉异常：受累神经根分布区可出现感觉过敏、减退或消失。$L_5$ 神经根受压常有小腿前外侧及足背感觉减退。$S_1$ 神经根受压，则为小腿后外、足跟部及足外侧感觉减退。$L_4$ 神经根受压为小腿前内侧感

觉减退。也有椎间盘突出较大，将相应平面的神经根压迫外，还会压迫下一节段的神经根，可表现为双节段神经根受损的征象。②肌力下降：受累神经根所支配的肌肉发生萎缩，肌力减退，极少有完全瘫痪。$L_{4/5}$ 椎间盘突出者，压迫腰 5 神经根，常有伸踇及伸第二趾肌力减退，严重者偶有足下垂。$L_5/S_1$ 椎间盘突出者，压迫骶 1 神经根，可使踇趾屈力减弱。$L_{3/4}$ 椎间盘突出者，小腿前内侧感觉减退。据此，也可以通过检查肌力判断病变的部位，有助于定位。③反射异常：约 70% 的患者出现反射的改变，表现为反射减弱或消失。跟腱反射消失表现为 $S_1$ 神经根变化；膝腱反射减弱或消失，表现为 $L_4$ 神经根变化；若马尾神经受压，除了跟腱反射消失以外，还会出现肛门反射消失。

5. 直腿抬高试验及直腿抬高加强试验

正常人神经根的滑动度为 4 mm。当神经根受压或粘连时，活动度减小。患者仰卧，膝关节伸直，被动抬高患肢，肢体抬高到 70° 以内时，出现坐骨神经痛并有阻力，即为直腿抬高试验阳性。同法当下肢缓慢抬高出现坐骨神经痛时将下肢降低少许使放射痛消失，用手将踝关节背伸，若再次出现同样的现状即为直腿抬高加强试验阳性。本试验是腰椎间盘突出的重要体征，80% 患者会出现。

6. 股神经牵拉试验和跟臀试验

①股神经牵拉试验：俯卧，屈膝 90°，将小腿上提，出现大腿前面疼痛即为阳性。②跟臀试验：俯卧，握踝使足跟向臀部靠拢，若出现髋关节屈曲，骨盆离开床面，大腿前方痛即为阳性。

7. 屈颈试验

患者取坐位或半坐位，双下肢伸直，向前屈颈引起患侧下肢的放射痛即为阳性。

8. 腓总神经压迫试验

患者仰卧，患者髋及膝关节屈曲 90°，然后逐渐伸直膝关节直至出现坐骨神经痛时，将膝关节稍屈使坐骨神经痛消失，以手指压迫股二头肌腱内侧的腓总神经，如出现由腰至下肢的放射痛为阳性。此试验在腰椎间盘突出症时为阳性，而其他肌肉因素引起的腰腿痛时为阴性。

## 四、辅助检查

1. X 线平片

尽管常规 X 线平片检查不能直接反映出腰椎间间盘突出，但可以看到脊柱侧凸、椎体边缘的骨赘、椎间隙的改变等脊椎退变的表现，也能发现有无移行椎、脊柱隐裂、脊柱滑脱、椎弓根崩裂等因素存在，同时能排除脊柱结核、肿瘤等骨病，对鉴别诊断非常重要。

2. 椎管造影

椎管造影可以间接地显示出腰椎间盘突出的部位、突出的程度。造影时神经根显影中断或硬膜囊的受压对腰椎间盘突出和神经根管狭窄的诊断很有意义，但对极外侧型椎间盘突出不能显示。目前多选用水溶性碘剂，具有副作用较小、排泄快等优点。

3. CT 和 MRI 检查

（1）CT 检查：CT 片上椎间盘是低密度影，骨呈高密度影。①膨出型：在椎体后缘以外有一长弧形的低密度影，较少压迫神经根和硬膜囊。②破裂型：椎体后缘以外有形态不规则的一团中密度影，原因是髓核水分丢失。③游离型：除有破裂型的表现外，在椎间隙水平以外可见到髓核组织，可压迫神经根和硬膜使其移位，硬膜变形。但 CT 有局限性，对软组织的成像不如 MRI 清晰。

（2）MRI 检查：MRI 是一种非创伤性检查，是利用原子核磁显像，在人体目前主要是以氢核质子在磁场中的变化作为信号来源。体内不同组织含水量不同，在 MRI 上信号即不同。含水量的软组织，其信号高于韧带、骨骼等含水量低的组织。MRI 显示椎管内病变分辨力强，该检查能清楚显示椎管内病变。

4. 肌电图检查

肌电图检查可记录神经肌肉的生物电活动，借以判定神经肌肉所处的功能状态，从而有助于对运动神经肌肉疾患的诊断，对神经根压迫的诊断，肌电图有独特的价值。椎间盘突出节段和肌电图所检查各肌肉阳性改变的关系为：$L_{4/5}$ 椎间盘突出主要累及腓骨长肌和胫前肌；$L_5/S_1$ 椎间盘突出主要累及腓肠肌内侧头和外侧头；$L_{3/4}$ 椎间盘突出累及的肌肉较多，股四头肌等可出现异常肌电位。

## 五、诊断

依据患者的病史、症状、体征及相关的辅助检查即可确诊。值得注意的是，在诊断过程中不能片面强调影像学检查，当影像表现为椎间盘突出时，而无临床表现时就不能诊断为腰椎间盘突出症；当有典型临床表现时，往往有椎间盘突出的影像学表现。由于 CT 扫描具有一定距离间隔，有时并不能正确反映出病变部位，因此在有典型的临床表现，而 CT 检查无阳性表现必要时需行 MRI 检查。另外还应注意高位腰椎间盘突出症的病史采集和体格检查，以免引起漏诊。

对于腰椎间盘突出症的诊断一定要明确椎间盘突出的平面明确定位，以免手术范围过大所造成的不良后果。对患者进行检查时切记要与神经根及马尾神经肿瘤、下肢的血管病变、股骨头坏死、腰椎弓根崩裂和脊柱滑脱症、腰椎结核、腰椎管狭窄相鉴别。

# 六、治疗

腰椎间盘突出症的治疗分为非手术治疗和手术治疗，绝大多数腰椎间盘突出症能经非手术治疗使症状消失。

### （一）非手术治疗

非手术治疗是腰椎间盘突出症的首选方法，其适应证包括：①初次发病，病程短的患者。②病程虽长，但症状及体征较轻的患者。③经特殊检查发现突出较小的患者。④由于全身性疾患或局部皮肤疾病，不能施行手术者。⑤不同意手术的患者。

非手术治疗方法包括如下几种：

1. 卧床休息

临床实践证明，大多数腰椎间盘突出症患者卧床休息可使疼痛症状明显缓解或逐步消失。腰椎间盘压力在坐位时最高，站位居中，平卧位最低。在卧位状态下可去除体重对椎间盘的压力。制动可以解除肌肉收缩力与椎间各韧带张力对椎间盘所造成的挤压，处于休息状态利于椎间盘的营养，使损伤纤维环得以修复，椎间盘高度得到一定程度的恢复；利于椎间盘周围静脉回流，去除水肿，加速炎症消退；避免走路或运动时腰骶神经在椎管内反复移动所造成的神经根刺激。因此可以说卧床休息是非手术疗法的基础。

患者必须卧床休息直到症状明显缓解。有些患者虽经卧床休息数周或更长时间但症状得不到改善，其原因是并未完全卧床休息，还像正常人一样从事家务劳动或工作，或症状稍减轻便恢复工作，从而使症状时轻时重，迁延发作。卧床休息是指患者需全天躺在床上，让患者吃饭、洗漱以及大小便均在床上。特别是行腰椎手法治疗之后，在最初绝对卧床休息几天是必要的。

2. 牵引疗法

牵引的方法有多种，有手法牵引、重力牵引、机械牵引等。牵引时患者可取卧位（仰卧或俯卧）、坐位或站位。牵引疗法的机制有如下几个方面：①减轻椎间盘压力，促使突出椎间盘不同程度的回纳。②促进炎症消退，牵引对可使患者脊柱得到制动，减少运动刺激，有利于充血水肿的消退和吸收。③解除肌肉痉挛，疼痛使腰背部肌肉痉挛，腰椎活动受限，间歇使用牵引可解除肌肉痉挛，使紧张的肌肉得到舒张和放松，促使腰椎正常活动的恢复。

3. 推拿疗法

推拿即按摩，是祖国医学的组成部分。推拿治疗颈椎病、腰椎间盘突出症取得良好疗效。由于具有方法简单、舒适有效、并发症少等优点，已作为治疗腰椎间盘突出症的综合疗法之一。推拿治疗腰腿痛的作用机制包括如下几个方面：①促进病变部位毛细血管扩张，血流量增加，新陈代谢加快，有利于组织的恢复。②促使淋巴回流加速，加强水肿吸收，对渗出起到治疗作用。③镇痛作用。研究证明，推拿可促使体内镇痛物质内啡肽含量的增加，致痛物质单胺类减少。恢复细胞膜巯基及钾离子通道结构稳定性，从而使疼痛症状缓解。推拿还可对神经系统产生抑制调节作用，起到镇痛效应。④推拿按摩牵引，可能使部分突出椎间盘尤其以髓核突出为主者部分回纳，至于完全复位尚缺乏客观依据。⑤调整突出腰椎间盘与神经根的位置关系。⑥松解神经根粘连，促进神经根周围炎症的消退。

推拿时手法宜轻宜柔用力均匀，避免粗暴。临床上时有报道，一些患者推拿后症状加重，不得不行手术治疗。有的推拿后出现神经损伤，如马尾综合征等，应用时需慎重。

4. 硬膜外类固醇注射疗法

硬膜外腔时位于椎管内的一个潜在间隙，其中充满疏松的结缔组织，动脉、静脉、淋巴管以及脊膜经从此通过。在硬脊膜及神经根鞘膜的表面，后纵韧带及黄韧带的内面有丰富的神经纤维及其末梢分布。这些纤维都属于细纤维，主要来自脊神经的窦椎支。椎间盘纤维环及髓核突出后，在其周围产生炎症反应，吸引大量的巨噬细胞和释放大量的致炎物质。这些致炎物质作用于窦椎神经和神经根从而产生腰痛和腿痛。硬膜外类固醇注射可减轻症状，但并不能改变脱出髓核对神经根的压迫，其本身有导致椎管内严重感染的危险，应慎用。

5. 髓核化学溶解法

1964 年，Smith 首先报道用木瓜凝乳蛋白酶注入椎间盘内，以溶解病变的髓核组织来治疗腰椎间盘突出症。20 世纪 70 年代此法风行一时，但到 80 年代却落入低谷。由于其操作复杂，疗效不如手术确实，并发症较多，甚至有的患者用药后死亡，目前已很少应用。国内有些医师应用胶原酶，且以椎间盘外注射为主。椎间盘外硬膜外间隙较大，胶原水解膨胀时疼痛较轻。但胶原酶对正常纤维环有无损伤作用尚无相应严谨的实验观察。另外，椎间盘外注射止痛的机制尚不明确，是否有抗炎作用有待研究。

6. 经皮腰椎间盘切除术

经皮腰椎间盘切除术是近二十几年发展起来的一项新技术。1975 年，Hijikata 率先采用此方法治疗腰椎间盘突出症取得成功。目前已有许多国家推广使用此技术治疗腰椎间盘突出症，文献报道其成功率为 70% ~ 94%。我国近几年也开始应用这项技术，治疗结果的优良率为 80% ~ 97%。国内外临床应用结果表明，经皮腰椎间盘切除与传统的手术相比较，具有创伤小、恢复快、不干扰椎管内结构、不影响脊柱稳定性、并发症低、操作简单、疗效满意等优点。经皮腰椎间盘切除术对破裂型和游离型疗效较差，不应广泛用于单纯纤维环膨出者，其远期疗效尚待观察。

7. 经皮激光腰椎间盘切除术（PLDD）

PLDD 的操作与经皮腰椎间盘切除术相似，它是利用激光产生的热能使椎间盘组织汽化、干燥脱水、减轻髓核组织对神经根产生的张力和压力，缓解神经根性症状。它并不是机械性切除腰椎间盘组织。多数学者的研究结果表明，疗效明显低于化学溶解疗法。该技术同样为非直视下手术，且设备昂贵，其安全性、有效性和效价比还需进一步观察。

8. 内镜下腰椎间盘切除术（MED）

内镜技术应用于脊柱外科使得经皮腰椎间盘切除术避免了盲目性，可以在影像系统监视下进行精确定位、适量切除和有效减压。因入路不同分为三种类型：①后外侧经椎间孔入路椎间盘镜，可工作区间包括椎间孔外，经椎间孔到达椎管内，通过此入路可处理极外侧型、椎间孔内和旁中央型椎间盘突出。②前路腹腔镜，适用于包含型椎间盘突出且不伴有腰椎管狭窄者，其优点是无椎管内操作，术后残留腰痛减少，从前向后减压可达椎管，还可以同时行椎间融合术，但对游离型突出无效。③后路椎间盘镜，即标准椎板间椎间盘手术入路，适用于单节段旁中央突出、脱出及椎管内游离型椎间盘突出等，还可同时进行侧隐窝扩大等椎管减压术。由于成像系统的良好监控，创伤小，对脊柱稳定性影响小，恢复快，近期优良率高。但因显露局限、技术难度大、手术难以彻底，远期疗效还有待观察。

**（二）常规手术治疗**

大多数腰椎间盘突出症患者通过非手术疗法可取得良好效果，需手术治疗的只是一小部分，占 10% ~ 15%。对于这部分患者，及时恰当的手术治疗，能迅速解除其痛苦，恢复劳动力，远期效果良好。但如处理不当，也可发生严重并发症。手术的原则是，严格无菌操作，用最小的创伤，达到足够的暴露，尽管保留骨和软组织结构，仔细妥善地去除病变，术后早日下床活动，以增进饮食，利于身体健康。对椎间盘突出症以及同时合并腰椎管狭窄症者，大多可以单侧暴露，可做半椎板或开窗切除。要防止遗漏突出椎间盘以及对椎管狭窄减压不充分。

1. 手术适应证

①症状重，影响生活和工作，经非手术治疗 3～6 个月无效，或症状严重，不能接受牵引、推拿等非手术治疗者。②有广泛肌肉瘫痪、感觉减退以及马尾神经损害者（如鞍区感觉减退及大小便功能障碍等），有完全或部分瘫痪者。这类患者多属中央型突出，或系纤维环破裂髓核脱入椎管，形成对马尾神经的广泛压迫，应尽早手术。③伴有严重间歇性跛行者多同时有腰椎管狭窄症，如 X 线平片及 CT 显示椎管狭窄，且与临床症状吻合，均宜及早手术治疗。④急性腰椎间盘突出症，根性疼痛剧烈无法缓解且持续性加重者。

2. 手术禁忌证

①腰椎间盘突出症合并重要脏器疾患，不能承受手术者。②腰椎间盘突出症初次发作，症状轻微，经非手术治疗可获缓解，对其工作和生活影响并不明显者。③腰椎间盘突出症诊断并不明确，影像学也未见有椎间盘突出特征性表现者。

3. 术前准备

①全面体检，明确诊断及患者全身状况：除物理检查与 X 线平片外，酌情选择其他特殊检查。在目前情况下，一般均选择 CT 或 MRI 检查，以防误诊或漏诊。有时尚需应用脊髓造影检查。其他检查包括心、肝、肾、肺功能的各种化验和仪器检查，以早期发现重要脏器疾患，并应注意患者有无出血性倾向和各种药物的过敏史等。②向患者交代病情：由于术中与术后均需患者密切配合，因此应向其交代手术的大致程序，并提出相应要求与术前、术中、术后注意事项。但注意避免增加患者精神负担。③手术方案设计：应根据诊断及具体病情，由主治医师负责设计手术方案及具体操作程序。包括特种器械的准备、术前用药、麻醉选择、术中可能发生的意外及其处理对策、术后对护理的特殊要求及抢救药品的准备等均应充分考虑，并落实到具体执行者。④体位训练：如术中取俯卧位，术前应俯卧训练数日，并练习床上大小便。

4. 麻醉和体位

依手术者的经验与习惯，可以应用硬膜外麻醉、全麻、局部浸润麻醉等。手术多取俯卧位或侧位，如取俯卧位，应以气垫或软枕垫于胸腹部，避免受压。

5. 手术操作

①切口：正中或微偏向患侧的纵行切口，一般应包括临床诊断病变椎间隙上下各一腰椎棘突。②暴露椎板：切开皮肤及皮下组织后，单侧病变行单侧椎板暴露，中央型或双侧椎间盘突出全椎板暴露。沿患侧棘突切开韧带及肌腱。切开时刀锋应紧贴骨面。用骨膜剥离，一直分离到关节突外侧。经填塞止血后放入椎板牵开器，即可清楚地暴露手术野。③椎间盘暴露：先探查最可疑的腰椎间盘。一般 $L_5/S_1$ 椎板间隙较宽，不必咬除椎板骨质。以长柄小刮匙或薄而窄的骨膜剥离器分离黄韧带上下缘附着点，黄韧带之上缘附着于上位椎板中分之前，分离时较困难，分离时小刮匙或薄骨膜剥离器紧贴椎板前内向上分离。用血管钳夹住黄韧带下缘稍向后牵引，于直视下紧靠外侧纵行切开黄韧带用神经拉钩将黄韧带牵向内，即可暴露硬脊膜及外侧的神经根。如黄韧带增生肥厚影响暴露时可切除黄韧带。以神经剥离器从"窗"孔的外侧从上往下向内分离神经根，尽量勿损伤较大的血管，如遇出血，可用棉片压近血管的上下端，以神经牵开器将神经根拉向内侧，即可见到突起的白色椎间盘。突出明显的椎间盘常将神经根压扁并向后顶起，往往与神经根有粘连。有的椎间盘突出处纤维环已破裂，将神经根粘连分离后，髓核自行脱出；少数髓核组织游离于后纵韧带下，要注意探查。如椎间盘不突起可做椎间盘穿刺并注入生理盐水，若仅能容纳 0.5 mL 以内，则此椎间盘无病变，应注意检查神经根管有无狭窄，并探查另一间隙。$L_{4/5}$ 椎间隙较小，常需切除 $L_4$ 椎板下缘一部分骨质，才能按上法牵开黄韧带。有时因合并严重退行性变，黄韧带和椎板异常肥厚，关节突肥大，需行黄韧带和单侧椎板切除；有时尚需切除关节突的前内侧部分始能暴露侧方神经根。骨窗的扩大重点在外侧，突出的椎间盘常在关节突之前，因此骨窗向外扩大不够常会找不到突出的椎间盘，或切除椎间盘时将过度牵拉神经根，导致神经根牵拉性损伤。为避免神经根及椎前静脉损伤，手术应在直视下进行。为保护术野的清晰，常用带有侧孔的吸引器去吸渗血，并用带有肾上腺素生理盐水棉片填塞（图 10-1 ～图 10-3）。④髓核摘除：用神经牵开器或神经剥离器将神经根或硬膜胶囊轻轻牵向内侧，即可暴露突出的椎间盘。纤维环完整者，用尖刀切开突出纤维环，用髓核钳取出

髓核，尽可能将椎间盘内碎片都取出。如椎间盘突出位于神经根内侧，尤其在较大的突出，神经根牵向内侧较困难，不必勉强将神经根牵扯向内侧，可就地进行摘除。应用髓核钳时，必须将此器械插入椎间盘内以后再张口夹取，以免损伤神经根。若在术前定位部位未发现突出时，必须找出相应神经根并追溯到椎间孔部，观察有无神经根嵌压、神经纤维瘤或极外侧型椎间盘突出。如临床表现及特殊检查定位清楚，手术发现又吻合者，可不必再探查另一间隙，否则应扩大探查范围。⑤闭合伤口：术后常规放置引流 24 ~ 48 h。分层缝合。

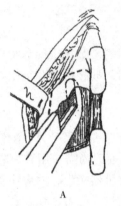 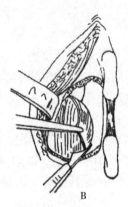

A 椎板咬骨钳切除部分上下椎板　　　　　B 切除椎板间黄韧带

**图 10-1　单侧开窗手术**

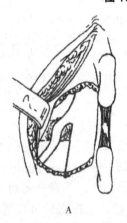 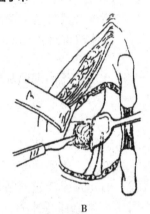

A 暴露硬膜囊和被压迫的神经根　　　　　B 牵开神经根和硬膜囊显露突出的椎间盘

**图 10-2　切除黄韧带后**

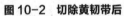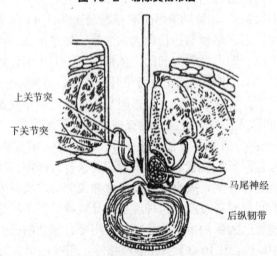

上关节突

下关节突

马尾神经

后纵韧带

**图 10-3　椎板间开窗显露突出椎间盘的横断面**

6. 术后处理

①术后患者腰部围一小中单，在搬动和翻身时，医护人员应扶持中单，保持腰部稳定，减轻损伤和疼痛。②术后 24 h 内严密观察双下肢及会阴部神经功能的恢复情况。如有神经受压症状并进行性加重，应立即手术探查，以防因神经受压过久出现不可逆性瘫痪。这种情况多因椎管内止血不完善，伤口缝合过紧、出血引流不畅以致神经受积血压迫所致。有时因椎管狭窄未完全解除，手术水肿炎症反应，可导致神经受压甚至截瘫。③术后 24 ~ 48 h 拔除引流条。④术后常有小便困难，必要时扶持患者下床小便，尽量不做导尿。如 3 d 内无大便或腹胀者，可服用通便药物。⑤术后 24 h，开始做下肢胎高练习，1 周后做腰背肌训练。术后 12 d 拆线，卧床至少 3 d。以后可离床适当活动，3 个月后恢复正常活动。

## 七、预防

由于腰椎间盘突出症是在退行性变的基础上受到积累伤力所致，而积累伤又是加速退变的重要因素，能减少积累伤就显得非常重要。长期坐位工作者需注意桌、椅高度，定时改变姿势。职业工作中常弯腰劳动者，应定时伸腰，提胸活动，并使用宽腰带。治疗后患者在一定时期内佩戴腰围，但同时加强腰背肌训练，增加内在稳定性，长期使用腰围而不锻炼腰背肌，反可因失用性肌萎缩带来不良后果，如需弯腰取物，最好采用屈髋、屈膝、下蹲方式，减少对椎间盘后方的压力。

微信扫码
◆ 临床科研
◆ 医学前沿
◆ 临床资讯
◆ 临床笔记

# 第十一章　感染性关节疾病

## 第一节　化脓性关节炎

化脓性关节炎通常指因各种不同致病细菌引起关节化脓性炎症反应，常见于儿童。但近年来报告，成人发病率有所增加。在成人它通常影响到负重关节，如膝关节。而在儿童，它通常发生在肩、髋和膝关节。在成人常发生在免疫功能低下、酒精中毒、糖尿病、镰状细胞贫血、红斑狼疮、静脉注射吸毒者以及类风湿关节炎人群中。随着关节成形手术普及，术后并发化脓性关节炎的病例也有所增加。化脓性关节炎感染的途径常起自身体其他部位化脓病灶的细菌，经血液循环扩散至关节腔，即所谓血源性播散；有时为关节附近的化脓性骨髓炎，直接蔓延所致。最典型例子是，股骨头或颈部骨髓炎未得到控制，病灶内细菌直接蔓延到髋关节，造成髋关节化脓性炎症；偶尔可因外伤，细菌直接进入关节，引发化脓性关节炎。临床上最常见的致病菌为金黄色葡萄球菌、溶血性链球菌、白色葡萄球菌、肺炎球菌、大肠杆菌等。

### 一、发病机制

绝大多数引发化脓性关节炎的致病细菌经过血源播散，临床出现一个菌血症或败血症过渡阶段，最后侵犯关节，造成关节化脓性反应，导致关节软骨破坏、关节纤维或骨性强直，带来严重病变。关节炎症反应虽然与侵犯关节细菌的量、细菌毒力有关，与机体防御机制、免疫功能有关，但关节本身解剖结构起着关键作用。滑膜型关节内壁覆盖着含有丰富血供的滑膜组织，因此，关节容易受到循环系统内细菌的侵入，并在关节腔内生长、繁殖。与此同时，外来细菌被滑膜衬里细胞和炎性细胞所吞噬，在吞噬过程中，蛋白溶解释放，引起进一步炎性反应。在炎性病变的后期，滑膜衬里细胞可出现修复、再生、增生，呈现慢性炎性肉芽肿反应。如果炎症过程未加人为控制与治疗，炎症细胞蛋白溶解酶大量释放，关节软骨浸润破坏，软骨消失，最终关节的纤维连接或骨性强直必将产生。

关节破坏速度取决于很多因素，其中最重要的是与细菌菌种有关。例如金黄色葡萄球菌或革兰阴性杆菌，关节发生破坏迅速，相反另一些细菌，例如，淋病奈瑟菌和大多数病毒，通常并不引起不可逆的关节破坏。

体内防御机制、免疫功能同样与化脓性关节炎发生着密切关系。如果机体本身存在慢性疾病或因药物因素影响，化脓性关节炎的发生可增加，甚至在菌血症阶段过程中，即可发生关节破坏。这种情况特别在已有类风湿关节炎或神经性病变、关节严重破坏的病例中尤为明显。其他一些因素可影响机体容易发生感染的还有关节近期接受手术，或关节局部外伤等。此外，临床更为多见的情况是关节内注射激素类药物，它所产生的感染机会或感染的严重程度明显增加。

## 二、病理

化脓性关节炎病理发展可分三个阶段：

1. 早期

早期又称为浆液性渗出期，关节滑膜充血、水肿，有大量白细胞浸润。关节腔内有浆液性渗出液。其中有大量的白细胞。此阶段关节软骨尚未破坏。如能恰当治疗，及时控制病情，浆液性渗出液可完全吸收，关节功能可完全恢复，不留任何损害。

2. 中期

中期又称浆液纤维蛋白渗出期。渗出液明显增多，渗出液内细胞成分与含量显著增加。随着滑膜炎反应加剧，滑膜血管通透性增加，大量纤维蛋白、血浆蛋白进入并沉积在关节腔与关节软骨表面。这不但干扰软骨正常代谢，并且大量白细胞所释放的各种溶解酶破坏软骨基质，使胶原纤维失去支持，关节体软骨表面失去光泽，关节面软化。因此，该期临床最大特点是感染关节腔内含有大量的黏稠、混浊液体，关节软骨面同时出现损害。纤维蛋白剧烈渗出，量增加，最终出现关节内纤维粘连。因此，即使在该期得到有效治疗，残留关节功能必将受损。

3. 后期

后期又称脓性渗出期。炎症反应加剧，滑膜与关节软骨面进一步破坏，炎性细胞向关节软骨、关节囊和周围软组织浸润。关节渗出液内含有大量脓性细胞和坏死脱落物质。关节腔内积聚黄白色脓液。与此同时，修复也将出现，表现为邻近骨质增生。由于关节软骨面继发性碎裂、破坏、消化、吸收，即使病情得到控制与治愈，关节活动将受到严重影响。

## 三、症状与体征

化脓性关节炎好发于儿童。一个典型的血源性播散化脓性关节感染病例为：发病前，躯干其他部位往往有感染病灶，如中耳炎、皮肤脓肿、疖、痈或有外伤史。该病起病急骤，突然发热、发冷、寒战、高热，常达38.5℃持续不退，脉搏增快，呼吸急促，食欲减退，出现全身乏力、头痛、盗汗和急性贫血症状。如儿童，常因高热而出现惊厥，过分虚弱或循环欠佳的病孩可不发热，或体温不升，四肢冷，甚至出现意识不清、谵妄等神经精神症状。而成年发病者，全身毒血症状相对较轻，而以局部症状表现更为突出。受累关节疼痛、压痛、红肿、皮温增高、患肢不能负重、关节周围肌肉保护性屈曲痉挛使关节常处于半屈曲状态。如受累关节较表浅，如膝、肘、踝、腕关节等，局部红、肿、痛、热、关节积液均较明显。相反，化脓性髋关节炎由于髋周围肌肉丰富，早起局部症状表现较少，但因关节积液增多，而使髋部呈外展、外旋、屈曲状态。此外，常有沿大腿内侧向膝内侧的放射痛。由于关节内积液，关节囊扩大，加上关节周围肌肉痉挛，常可发生病理性脱位或半脱位。

婴儿化脓性髋关节炎是化脓性关节炎中特殊类型。这类婴儿往往未获得母系抗体，常可因流感嗜血杆菌感染引起化脓性关节炎。有些临床报告指出，新生儿化脓性关节炎其感染可来自公共场所或医院。婴儿患病，主要表现为全身症状明显，常出现烦躁、恐惧、纳呆或高热惊厥，但有一些婴儿发病可不发热，甚至体温不升，以神委虚弱为主。化脓性关节炎局部症状往往不太明显，表现为肢体不愿活动，拒按。但仔细观察，仍可发现患病部位压痛，关节被动活动时疼痛，婴儿化脓性髋关节炎的另一特点是当病情静止，后期稳定时，股骨头、颈完全吸收消失，形成假关节。

## 四、实验室辅助检查

化脓性关节炎病例常表现为白细胞总数增加、中性粒细胞数增多、血沉加快、C反应蛋白试验阳性。凝固酶试验阳性是葡萄球菌致病的一个重要生物特性，它比菌落颜色和溶血性质更有意义。关节穿刺对化脓性关节炎诊断与治疗都起到重要作用。根据化脓性关节炎处于不同严重程度，关节液可以从早期浆液性渗出，发展到关节液黏稠、混浊，最终关节液完全呈脓性分泌物。而且还可根据关节液所含白细胞计数、葡萄糖含量高低，与其他类型关节炎如类风湿关节炎、结核性关节炎、痛风等相鉴别。

X影像学检查：影像学检查对化脓性关节炎诊断必不可少。早期仅可见到关节周围软骨组织阴影扩大或关节囊膨胀（关节外脂肪阴影移位）、关节间隙增宽，稍后可见邻近骨组织稀疏。后期关节软骨被破坏，关节间隙变狭窄或消失，关节软骨面粗糙。当感染侵犯软骨下骨膜时，可有骨质破坏和增生。在病变晚期，关节发生纤维或骨性融合，间隙完全消失，甚至可看到骨小梁跨越关节面，邻近骨质有硬化。偶然可看到化脓性关节炎早前的一些 X 线表现，例如病理性脱位。CT、MRI 等影像学检查是近 10 年来发展异常迅速的高科技诊断手段，它对诊断组织炎症感染病灶有极高的敏感性，常在病程早期即可出现异常信号，但特异性较差。$^{99m}$Tc 检查有相类似的优缺点，作为一种临床检查方法，只有合理选择与应用，才能体现它的自身价值。

## 五、诊断与鉴别诊断

任何类型化脓性关节炎只有从病变关节滑膜或关节液内找到感染菌种，那么诊断方可确立。因此，关节穿刺术不可避免。如怀疑关节感染，应在无菌条件下做关节穿刺，一部分关节穿刺液立刻送检实验室做培养和药敏检测。而部分采样标本应立刻做涂片细胞计数、分类计数、黏蛋白凝块试验、涂片革兰染色检查。厌氧菌感染近年来有增加趋势，因此，必须做厌氧菌培养。如为结核菌感染，因结核菌常规培养方式不易成功，故一旦怀疑结核感染，可采用豚鼠接种方法，或采用罗詹改良培养法，以帮助明确诊断。

由于抗生素广泛使用，往往在没有获得明确诊断前，大量抗生素已广泛使用，因此，细菌培养阳性率不高，这应该引起临床医师的重视。

典型的化脓性关节炎诊断并不困难，但某些部位，特别是感染位于深部，例如髋部感染炎症，诊断会发生问题。此外，化脓性关节炎还需要与风湿性关节炎、类风湿关节炎、损伤性关节炎、结核性骨关节炎等相鉴别。风湿性关节炎也可表现为关节的红、肿、发热，但该病为多关节游走性肿痛，关节液内无脓细胞，无细菌生长，血清抗链球菌溶血素"O"试验阳性。类风湿临床表现为关节发病，以侵犯四肢小关节、对称性发作为特征。病程后期往往出现关节畸形、功能障碍。关节液检查与化脓性关节液有显著差异，结核性骨关节炎也表现为单关节感染，也有大量脓液，但结核性感染的发病演进过程、全身的结核中毒症状、慢性消耗性病态与化脓性感染是截然不同的。

关节液的检查对化脓性关节炎鉴别诊断有重要参考价值。

## 六、并发症

如果化脓性关节炎只局限在关节内，并能够得到及时引流、清创，病灶可得到有效控制。然而，临床往往由于各种不同原因，在病程中会发生如下并发症：

1. 病理性脱位

病理性脱位主要发生在儿童，成年人发生机会很少。由于关节炎症，关节腔内大量渗出，关节容量急骤增加，造成张力性疼痛，关节周围肌肉保护性痉挛，如关节未加以保护，往往会发生病理性脱位，导致治疗上的困难。

2. 骨髓炎

由于解剖结构上的特殊性，容易引起位于关节腔内的骨组织感染。例如髋关节，股骨头、颈完全置于髋关节囊内，一旦髋关节化脓性感染未得到及时治疗，炎性感染病灶向股骨头、颈直接蔓延浸润，造成股骨头、颈部感染炎症病变。12 岁以下儿童骨髓炎引起的股骨头死骨形成，可完全被吸收，并为新骨修复所替代，而成年人遗留下来的死骨，往往需要待病情稳定后，手术摘除。髋关节化脓性关节炎还可并发髂骨骨髓炎，如病灶形成，应手术治疗，切开引流清创。

3. 脓肿、瘘管形成

如果化脓性关节炎未得到有效治疗与控制，脓液可向关节周围间隙蔓延，造成关节周围脓肿积聚，例如，腋窝、盆腔、腘窝等脓肿形成。脓液不但可穿透皮肤形成瘘管，而且可向深层组织间隙浸润，形成蜂窝状组织坏死，造成手术清创难度增大。脓液、感染坏死组织对周围邻近组织直接浸润破坏、造成大血管破裂、粪瘘形成,尽管发生机会很少,但一旦发生,处理极为困难,应引起警惕。

## 七、治疗

对任何一个怀疑急性化脓性关节炎患者,尽可能早地做关节穿刺,既达到早期诊断、早期治疗的目的,又可最大限度保持关节日后功能。急性化脓性关节炎处理原则与所有感染病灶处理一样,应做到病灶充分引流,应用有效足量的抗生素,患肢制动固定。

1. 全身支持疗法

急性化脓性关节炎往往是躯干其他病灶内细菌经血源性播散所致。不少病员,特别儿童或老年体弱病人,全身情况虚弱,处于急性细菌毒素中毒状态或出现败血症,因此,全身支持治疗,降温,补液,水、电解质代谢紊乱的纠正,适当的营养,显得十分重要,必要时可少量输血、给予人体白蛋白等,以增强全身抗感染能力。

2. 全身有效足量抗生素

化脓性关节感染,抗生素治疗是必不可少的药物。给药前,特别对有高热持续不退的病例,必须做血培养。在没有获得脓液细菌培养结果和药敏报告时,通常可选用最常见的感染菌种的有效药物来治疗。婴儿和儿童的化脓性关节感染的病因通常是金黄色葡萄球菌、流感嗜血杆菌和革兰阴性杆菌。在成人和年龄较大的儿童常见的病菌是淋球菌、金黄色葡萄球菌、链球菌、分枝杆菌,那些引起 Lyme 病的芽孢螺旋杆菌细菌也可以引起化脓性关节感染。吸毒者和免疫系统有缺陷者,例如 HIV,容易发生革兰阴性杆菌的化脓性关节炎。金黄色葡萄球菌也可以通过关节镜手术和关节置换术侵入到关节。金黄色葡萄球菌是最常见的致病菌,因此可选用青霉素类药物,也有人主张青霉素类药物和氨基糖苷类抗生素联合治疗更为有效,以后可根据细菌培养和药敏报告更换合适的有效抗生素。金黄色葡萄球菌是引起关节感染的最常见菌种,由于耐药菌种出现,给抗生素使用带来一定难度。对于这类病例,在抗生素使用问题上应注意以下几点:①选用抗生素时,应结合病员耐药情况来考虑,如病员来自城市郊县,不常用抗生素者,可先使用对葡萄球菌感染有效的抗生素,如红霉素或较大量青霉素。如考虑到多种抗生素耐药的菌株感染,可选用近期内对葡萄球菌疗效最明显的抗生素。葡萄球菌的耐药性在不同地区、不同期间和不同情况下并不一致。因此,应根据具体情况而定。②通常采用两类不同药物的联合应用,例如青霉素类与氨基糖苷类的联合应用能起到协同作用,减少副作用。③如果因使用了过多广谱抗生素,造成体内菌群失调,则应停止当时所用的一切抗生素,不要选用一种近期内公认的对葡萄球菌疗效最好的抗生素单独使用。

一般认为,铜绿假单胞菌所致关节感染选用多黏菌素 B 或羧苄西林、万古霉素。对链球菌、肺炎球菌所致感染,可用青霉素加有效的磺胺类药物。

药敏试验对指导临床医师如何选择抗生素有一定帮助,但也可能与临床疗效不符合。因此,如果应用某一种抗生素,确有明显疗效,即应继续使用。不必因为药敏试验阴性而摒弃不同。反之,用某种抗生素 3 d 以上不见有效,亦不能因其高度敏感而坚持不换其他抗生素。

关于抗生素使用持续时间,有很大争论。对关节感染病例,用药持续时间应在临床症状完全控制后,继续静脉给药 2 周,随后改为口服有效抗生素持续 6 周。以避免好转后又出现复发或恶化。甚至有报道认为应延长至 2 个月或更长。

3. 局部抗生素治疗

全身抗生素应用后,能进入关节内的量是临床医师所关心的问题。有报道认为,滑膜炎症反应时,滑膜对抗生素的通透性可显著增加,关节液内的抗生素浓度与血清内浓度相同,甚至略高,超过体外试验中足以抑制同类致病菌的浓度。因此,有人主张全身使用抗生素,关节液内足以达到所需要浓度而不必关节内局部注射。但关节内局部应用仍有很多优点,可及时清除浓度,清除关节内纤维蛋白以及白细胞所释放的大量溶酶体,避免对关节软骨造成不可逆的损害。鉴于这些优点,仍有不少学者认为,在全身抗生素控制下,关节局部使用含抗生素溶液持续灌注冲洗。通常生理盐水 500 mL 加入庆大霉素 4 万 U。24 h 内灌注液可达 5 000 ~ 10 000 mL,如此连续冲洗吸收,直至关节炎完全控制。

4. 手术治疗

多数关节感染病例，经上述处理，症状可迅速控制。但如果仍有大量脓性渗出液，或某些深部关节感染，例如髋关节，应做关节切开，吸尽关节内渗出液，关节内清创除去炎性物质，清创后缝合关节囊，关节内置冲洗引流管，持续灌注冲洗。

5. 局部休息制动

制动是抗感染的重要治疗原则。局部固定可使患部得到充分休息，使因炎症而损伤的关节面不因受压而变形，缓解肌痉挛，减轻疼痛，并可防止畸形或纠正畸形，制动方法可采用皮肤牵引或石膏托固定于功能位。

6. 后期治疗

化脓性关节感染，除非早期病例得到有效控制，否则后期必将会造成关节病变。导致后期需要治疗的原因不外乎有化脓性关节炎并发病理性脱位、骨髓炎、瘘管形成、非功能位关节固定畸形、病理性的纤维关节强直、下肢不等长等。

针对上述各种不同情况，应有相应措施和治疗。关节感染引起病理性脱位主要发生于儿童，成年人发生机会很少。如果脱位发生在软组织严重萎缩之前并能及时做出诊断，应在处理关节感染的同时做骨牵引，或手法闭合复位，可能获得成功。如在病程后期才发现，或同时关节面已有破坏，唯一的处理方法是手术清创，最终将关节骨性强直在功能位。关节感染并发邻近骨组织炎症感染，或死骨形成，病程后期瘘管、窦道形成，则应根据慢性骨髓炎处理原则进行治疗。如病情已得到完全控制，而出现关节强直在非功能位，或痛性的纤维强直，则应根据具体情况施行关节内或关节外截骨矫正术，或关节融合术。

近年来，全髋关节置换术手术有很大发展，初次全髋置换术术后并发感染发生率约1%～2%，如果早期及时发现，在有效抗生素控制下保留关节假体彻底清创，术后冲洗引流有可能获得成功。如果无效，或发现较迟，可考虑施行髋关节切除形成术（Girdlestone术），即去除假体。彻底清创包括骨水泥、坏死感染组织，直至确信髋关节包括股骨髓腔已充分引流，保留有血供的松质骨面。清创术后，伤口可Ⅰ期缝合，残留腔内置负压引流管，或抗生素溶液持续滴注冲洗，患髋屈曲20°～30°，下肢骨牵引3～6周。

# 第二节　化脓性骨髓炎

化脓性细菌侵入骨膜、骨质和骨髓引起的炎性反应，即为化脓性骨髓炎。这是一种常见病，好发于儿童，男多于女。病变可侵及骨组织各部分，但主要为骨髓腔感染。致病菌大多数是金黄色葡萄球菌，其次是溶血性链球菌，其他如大肠杆菌、肺炎双球菌等也可引起。细菌侵入途径有3种，即：血源性感染、创伤性感染、蔓延性感染，大多数为血源性感染。按临床表现可分为急性和慢性，慢性化脓性骨髓炎大多是因急性化脓性骨髓炎没有得到及时、正确、彻底治疗而转变来的。

## 一、急性血源性骨髓炎

本病常见的致病菌是金黄色葡萄球菌，其次是乙型链球菌和白色葡萄球菌，致病菌在儿童体弱、营养不良或轻度外伤等抵抗力降低的情况下，经血行到达骨组织引起炎症。常见于儿童和青少年，男多于女，胫骨和股骨多见，病变多发生于长管状骨的干骺端。基本病理变化是骨组织急性化脓性炎症，可形成髓腔脓肿、骨膜下脓肿和化脓性关节炎，病理特点是骨质破坏、坏死、吸收和骨膜修复反应新生骨并存，早期以骨质破坏为主，晚期以修复性新生骨增生为主。

### （一）诊断标准

早期诊断比较困难，两周后X线摄片变化逐渐明显，诊断多无困难。

1. 全身症状

该病起病急，全身中毒症状明显；前驱症状有全身倦怠，继以全身酸痛，食欲不振畏寒，严重者可有寒战，多有弛张性高热，可达39～40℃，烦躁不安，脉搏快弱，严重者可有谵妄、昏迷等败血症表现，亦可出现脑膜刺激症状，病史曾有感染灶。

2. 局部症状

早期有局部剧烈疼痛和跳痛，肌肉有保护性痉挛，患肢不敢活动。患部皮温高，有深压痛，早期肿胀可不明显，几天后局部皮肤红、肿、热、痛及压痛明显，干骺端持续性剧烈疼痛和深压痛。

3. 血液检查

白细胞、中性粒细胞计数增多，一般有贫血；早期血培养阳性率较高，局部脓液应作细菌培养和药敏试验。

4. 局部分层穿刺检查阳性

局部分层穿刺检查对早期诊断具有重要意义。

5. X 线检查

早期无明显变化，发病 2 周后可见骨质脱钙、破坏，少量骨膜增生，以及软组织肿胀阴影等。

6. 骨扫描

对早期诊断骨髓炎有重要价值，CT 和核素扫描结合能提高对早期骨髓炎的诊断。

**（二）鉴别诊断**

早期应与蜂窝织炎、丹毒等软组织炎症鉴别。蜂窝织炎、丹毒全身症状稍轻，局部红肿明显，多系链球菌感染，对青霉素治疗敏感。骨扫描有助于鉴别。

**（三）治疗原则**

关键是早期诊断，早期应用大剂量有效抗生素控制感染防止炎症扩散，同时进行适当的局部处理。一旦形成脓肿，应及时切开减压引流，防止死骨形成，使病变在早期治愈，否则易演变成慢性骨髓炎。

1. 全身支持疗法

高热时，降温，补液，注意水、电解质代谢和酸碱平衡。必要时多次少量输新鲜血，以增强患者的机体抵抗力。补充营养，给予易消化和富含维生素和蛋白质的饮食。

2. 联合应用抗菌药物

应及早采用足量而有效的抗菌药物，首选针对金黄色葡萄球菌的有效广谱抗生素，待细菌培养和药物敏感试验有结果时，再选择适宜的敏感抗生素。抗生素使用至少应持续至体温下降，症状消失后 2 周左右。

3. 切开减压引流

这是防止病灶扩散和死骨形成的有效措施。如联合应用大剂量抗生素治疗 2～3 d 不能控制炎症，诊断性穿刺抽出脓液或炎性液体，均应做局部钻孔或开窗进行减压引流。早钻开骨皮质有利于控制骨髓腔内感染，及时开窗引流可防止感染扩散。

4. 局部固定

早期用适当夹板、石膏托或皮牵引限制活动，抬高患肢并保持功能位，可以防止畸形，减少疼痛和避免病理骨折。

**（四）临床路径**

1. 病史

发病年龄、病程、既往诊治经过。

2. 全身和局部症状

全身情况、局部症状、有无死骨、窦道。

3. 放射学检查

X 线与 CT，骨扫描等。

4. 实验室检查

血液检查、局部分泌物检查、药敏实验等。

5. 根据病情选择合适的治疗方案及药物

手术有时是必需的。

微信扫码
◆临床科研
◆医学前沿
◆临床资讯
◆临床笔记

## 二、火器伤化脓性骨髓炎

### （一）诊断标准

1. 有明确的火器致伤病史。

2. 晚期全身表现严重，与血源性骨髓炎表现相同。

3. 火器伤使局部软组织和骨质受到损伤和污染严重，尤其是炸伤，组织破坏和污染程度较严重，机体抵抗力降低，感染可能性很大。

4. 有时伤口中可以找到弹片等异物，鉴别比较容易。

### （二）治疗原则

1. 外伤后要及时进行彻底清创，预防感染，增强机体抵抗力，使开放性骨折变为闭合性骨折。

2. 将关节固定于功能位，伤愈后早期活动，恢复功能，防止关节僵硬。

3. 如系枪伤所致的穿透伤，进出口都很小，污染轻微无异物，又无血管、神经等重要组织合并伤，可敞开伤口，只行伤口换药，保持引流，增强机体抵抗力和使用抗菌药预防感染。

4. 对炸伤引起的开放性骨折，必须彻底清创，不缝合伤口，以利引流。早期清创，延期缝合，骨折可用石膏或外固定架临时固定。

5. 对非火器伤骨折，污染不重，如能及时进行清创，应缝合伤口，放置引流条48 h，争取伤口一期愈合，使骨折转为闭合性。

6. 若感染已发生，应尽早扩大伤口，以利引流，可采用 VSD 负压引流技术，加强全身支持疗法及抗感染治疗。应注意厌氧菌感染和气性坏疽的发生。

## 三、慢性骨髓炎

大多数慢性骨髓炎是由急性骨髓炎治疗不当或不及时发展而来。以前是多继发于急性血源性骨髓炎。现在急性血源性骨髓炎在早期多能及时有效治疗，转化为慢性骨髓炎较少，现在较常见的是开放性骨折和骨的贯通伤后发生的骨髓炎，以及金属内固定物植入引起的骨感染。急性炎症消退后，遗留的死骨、无效腔是造成慢性骨髓炎的主要原因。致病菌常为多种细菌混合感染，以金黄色葡萄球菌为主。急性骨髓炎炎症消退后，反应性新生骨形成、骨质增生硬化、病灶区域存留的死骨、无效腔和窦道是慢性骨髓炎的基本病理变化。其有慢性局限性骨脓肿和慢性硬化性骨髓炎两种特殊类型。

### （一）诊断标准

1. 有急性血源性骨髓炎、开放骨折或火器伤病史。

2. 窦道愈合的病变静止期，可无全身和局部症状。发作时，有发热、食欲不振，如急性骨髓炎表现。

3. 急性发作时，局部已经愈合的创口，又开始疼痛、肿胀，流脓。有的在伤口瘢痕的表面形成混浊的水泡或波动性的肿块。当水泡或肿块溃破后流出脓液，有的排出小死骨片，以后全身症状消退。长久不愈，窦道周围皮肤长期受分泌物的刺激，有色素沉着或湿疹性皮炎，少部分人并发表皮样癌。幼年发病，骨骺板破坏者，可有肢体发育障碍，肢体有短缩或内、外翻畸形。

4. X 线检查：病变骨失去原有的外形，骨干增粗，骨质硬化，轮廓不规则；髓腔变窄甚至消失，有圆形或椭圆形破坏透亮区；常可见到与周围骨质脱离的死骨，致密硬化的死骨块可大可小，多与骨干平行，死骨周围有一透亮区，边缘呈锯齿状，此为慢性骨髓炎特征。

5. 窦道造影：可通过窦道造影了解窦道的深度、分布范围和无效腔的关系。以利于彻底清除无效腔和窦道。

### （二）鉴别诊断

根据既往急性化脓性骨髓炎的病史、体征、典型的 X 线表现，诊断多无困难，但仍需与下列病变鉴别。

1. 结核性骨髓炎

一般多侵入关节，病史较缓慢，有结核病或结核病接触史等。X 线片显示以骨质破坏为主而少有新骨形成。

2. 骨样骨瘤

常易诊断为局限性脓肿，但其特征为经常性隐痛，夜间疼痛较重，局部压痛明显，但无红肿，少有全身症状，X 线片可进一步提供鉴别依据。

3. 骨干肉瘤

局部及 X 线片表现偶可与骨髓炎混淆，但根据发病部位、年龄、临床表现及 X 线片特征可以鉴别。若病程长，窦道久治不愈，局部疼痛剧烈，有异常肉芽，脓液量多且有恶臭味，应注意有恶性变的可能。

### （三）治疗原则

1. 全身治疗

慢性骨髓炎是长期消耗性疾病，手术前患者体质弱，应增加营养，为手术创造条件。手术前后使用足量有效的广谱抗生素。

2. 手术原则

尽可能彻底清除病灶，摘除死骨，切除增生的瘢痕和清除肉芽坏死组织，消灭无效腔，改善局部血液循环，为愈合创造条件。根据不同的病情可选择不同手术方案，如病灶清除术、碟形手术（OTT 手术）、带蒂肌皮瓣转移术、骨移植术等。

3. 药物治疗

应根据细菌培养及药物敏感试验选择抗菌药，术前、术中、术后均应用足量有效的抗菌药物。

## 第三节　椎间隙感染

临床上，椎间隙感染并不多见，但由于病灶比较隐匿，对诊断、治疗带来一定困难。椎间隙感染以腰椎最为多见。

### 一、发病机制

椎间隙感染途径主要由下列两种原因所造成。

1. 由脊柱诊断性操作或手术过程中细菌直接污染、接种所致。例如，椎板切除减压、髓核摘除手术、诊断或麻醉需要施行腰椎穿刺，或椎间盘造影术穿刺针直接进入椎间盘内感染所致，这种感染细菌以金黄色或白色葡萄球菌最常见。

2. 由盆腔内或泌尿生殖系统感染播散所引起，已有大量研究报告证实存在盆腔与椎旁静脉系统通道，感染细菌或肿瘤栓子可经该途径直接蔓延侵犯脊柱。如该途径发生椎间隙感染，细菌菌种以革兰阴性杆菌为主。

椎间盘本身是一个无血供组织，因此，如经血源感染，病原菌必须停留在邻近椎体骺板。该部位血流缓慢，细菌容易停留造成毛细血管栓塞，形成局部脓肿，而椎间盘感染是继发的。缺血性感染的椎间盘组织逐渐发生液化，需要经过几个月的时间才能被吸收，感染坏死组织停留在局部，很少超出椎间盘本身结构，因此，绝不会发生硬脊膜周围脓肿，经过一定治疗，感染逐渐吸收，自行愈合。

### 二、临床表现

椎间盘感染通常在脊柱手术操作后几天至几周时间出现脊柱症状。如果继发于盆腔或尿路感染，则脊柱间隙感染发作潜伏期可能更长，可以几天至几个月，甚至达几年。腰背部疼痛症状往往突然发作，症状迅速加剧，病人往往不愿移动，甚至轻微移动即可能触发剧烈疼痛，需大剂量止痛剂解痛。疼痛常局限于脊柱背部，也可以向一侧或双侧下肢放射。局部肌痉挛、压痛、叩痛明显，感染的全身症状较轻微，体温正常或低热，高热罕见。疼痛或不适症状可能持续相当长时期，从数月至一年后，症状逐渐缓解。

### 三、辅助检查

血白细胞分类检查正常，唯一有价值表现为 ESR 升高，穿刺活检或培养常可提供诊断依据。感染发作几周或几个月时，X 线检查仍可无特征性变化，最早的 X 线征象是感染的椎间隙狭窄，跟随出现邻近椎体部分不规则吸收破坏。经过相当一段时间间隔，骨修复愈合逐渐明显，表现为沿着椎体缘硬化骨形成，新骨增生。当病灶完全稳定，椎间隙可完全消失，上下椎体连接融合。

### 四、诊断与鉴别诊断

椎间盘感染发生率并不高，该病有一些特征性的临床和 X 线表现，为正确诊断提供线索，从某种意义上，鉴别诊断更重要。

1. 化脓性脊柱炎

化脓性脊柱炎临床表现与椎间隙感染极为相似，除了一部分病员可表现急性中毒症状外，有相当一部分人仅表现为局部脊柱痛，持续加剧，也可出现放射痛。唯一区别是，如发生化脓性脊柱炎，其感染脓肿波及椎管内，可引起脊髓和神经根压迫症状，截瘫发生率约15%，甚至更高。如果脊柱炎发生在颈椎，椎旁脓肿可压迫气管、食管，如发生在腰椎，会出现腰大肌脓肿刺激症状。化脓性脊柱炎 X 线征象具有4种特征性表现：①病变起自椎体中心，出现骨破坏吸收，而上下椎间隙保持正常。②病变起自骨膜下，位于多个椎体前缘，前方皮质骨被侵蚀，骨吸收边缘骨增生。③病变侵犯椎弓或附件。④病变起自椎体终板附近，早期出现骨质稀疏，随后为虫蚀样或锯齿状骨破坏，最后炎性病灶可扩散到椎体中央，但也可向椎间盘侵犯，造成椎间盘狭窄、破坏、吸收、边缘出现骨增生。最后一种 X 线表现与化脓性椎间隙感染的 X 线表现相似，应引起重视。

2. 脊柱结核

近年来，脊柱结核发生率有所增加，脊柱结核起病缓慢，全身结核中毒症状明显，局部疼痛，椎旁脓肿发生率较高，少数病人可出现脊髓压迫症状。X 线征象具有特征表现，病变早期常表现椎间盘间隙狭窄，邻近椎体骨疏松脱钙，但很快出现以椎体破坏椎旁脓肿为主的 X 线表现，很少出现骨质增生、骨桥形成，椎体附件结核发生较少，必要时可行穿刺活检，明确诊断。

3. 脊柱转移性肿瘤

脊柱转移性骨肿瘤发生率极高，常表现为椎体溶骨性或增生性骨破坏，可侵犯单一椎体或出现跳跃式椎体破坏，脊柱转移性骨肿瘤很少出现间隙狭窄，这是转移性脊椎肿瘤的特点，这与椎间隙感染椎间隙狭窄截然不同。

### 五、治疗

1. 非手术治疗

全身支持、局部制动以及抗生素应用是保守治疗主要三大措施。

（1）抗生素应用：感染源的识别，对了解感染菌种有帮助。如继发于盆腔，泌尿道的感染，往往以革兰阴性杆菌感染为主，而因脊柱手术操作引起的椎间隙感染往往以金黄色葡萄球菌感染为主。因此，根据可能的菌种感染选择有效抗生素。用药时应掌握各类抗生素的药理作用，不仅增加药物的疗效，而且可减少毒性，防止产生耐药性。抗生素治疗应足量、有效，直至感染症状完全消退，以后再改用口服抗生素持续6周。

（2）制动：硬板床或石膏床制动是必要的，直至临床症状完全消失。病情稳定通常需要3个月。症状减轻后可用支架、腰围保护。

（3）全身支持疗法：急性期显得十分必要，加强营养，及时补充和纠正水、盐、电解质紊乱。急性期疼痛是突出矛盾，因此药物使用十分必要。

2. 手术治疗

如果病灶未及时早期发现，病变范围广泛破坏严重，或难以承受疼痛得不到有效控制，可考虑手术治疗，切除感染椎间盘、坏死组织，彻底清创使病灶得到控制与稳定。

# 第十二章　非感染性慢性关节病

## 第一节　类风湿关节炎

类风湿关节炎（RA）是血清反应阳性的全身性慢性炎症。其特点是关节滑膜、关节周围组织、肌肉和神经鞘膜有破坏性及增生性改变，导致关节破坏、强直和畸形。

**（一）诊断标准**

1. 临床表现

（1）全身症状：多见于 40 岁以下的女性，起病缓慢，早期表现为疲倦、无力、易出汗，到后期常出现消瘦、苍白、贫血、四肢末端发凉、发绀或出汗等情况。

（2）局部症状：常为多关节对称性发病，有晨僵伴疼痛，关节周围肿胀、积液、局部皮温升高、活动受限有压痛，日久出现关节强直和畸形。有时可扪及皮下风湿结节，淋巴结和肝脾可增大。

2. 实验室检查

活动期血沉增快，类风湿因子阳性，低色素性贫血以及关节滑液改变。

3. 影像学检查

X 线检查早期无任何改变，以后随病情的发展出现关节附近的骨质疏松，关节间隙均匀变窄，软骨下骨破坏后出现骨侵蚀现象，严重者出现关节畸形、半脱位、脱位、纤维强直或骨性强直。

**（二）治疗原则**

1. 保守治疗

（1）物理疗法：急性期需卧床休息，辅以高蛋白、高营养饮食，并进行有计划的功能锻炼，保持关节的活动范围，增强肌力。必要时可用支具或石膏进行局部制动，以防止关节挛缩畸形，减轻疼痛，促进炎症消退，改善功能。

（2）药物治疗：主要包括以下几类药物。

①消炎镇痛药物：有消炎止痛作用。

②激素类药物：可缓解病情，消肿止痛，关节活动范围增加，但不能控制病变的进程，停药后往往病情复发。

③免疫抑制类药物：如甲氨喋呤等，此类药物副作用较大，需定期检查患者血、尿常规及肝肾功能。

④生物制剂：这类药物有专门抑制"肿瘤坏死因子"的作用，从而达到防止关节和脊柱破坏变形的发生，但对于已经进入后期已经产生的关节破坏无效，因此，建议早期使用，但由于这类药物价格昂贵，且长期使用的安全性仍有待于进一步的临床观察，因此制约了其临床使用。

⑤中药：如雷公藤等，有止痛、缓解肌肉痉挛等作用。

2. 手术治疗

有多种方法，在不同的病变阶段选择适当的手术适应证进行手术。对控制病变，矫正畸形，改善功能起重要作用。

（1）滑膜切除术：滑膜深层为大量免疫球蛋白和类风湿因子合成的场所，此处发生病变最早。在 X 线片尚无关节破坏之前作滑膜切除术可终止病变进程，解除致痛原因，防止关节及周围的组织的进一步破坏，保存和改善关节功能。

（2）肌腱转位、延长、松解术：在病变后期炎症已相对静止，关节有挛缩，但关节破坏较轻，仍有一定活动范围，可做肌腱延长、关节松解术，肌腱有断裂者可做肌腱转位术。

（3）关节融合术：对某些疾病晚期，炎症已静止而关节又强硬于非功能位者，为增加关节的稳定性，改善功能，可做关节融合术，将病变关节融合于功能位。

（4）人工关节置换术：对于晚期关节已严重破坏，影响功能者，可做此手术，有助于缓解疼痛恢复功能。

# 第二节　风湿性关节炎

风湿性关节炎是风湿热在关节的表现，其典型症状为游走性、多发性大关节炎，非甾体类消炎药效果明显。预后良好。

## 一、流行病学

发病率男女无明显差别。首次发病常常在儿童及青少年时期，以 7 ~ 16 岁学龄期儿童较多见，8 岁左右为发病高峰，而 3 岁以下的婴幼儿及 30 岁以上的成年人则极为罕见。

本病的发病与人群的生活条件关系密切：居住拥挤、营养不良和缺医少药的环境有利于溶血性链球菌的生长繁殖，从而促进本病的流行。青霉素的使用和链球菌咽喉炎治疗原则的确立使风湿热的死亡率大大降低；近 10 年来，随着医疗条件和居住条件的改善，风湿热的发病率在全世界范围内呈直线下降趋势，在发达国家里几乎消失，而发展中国家也明显减少。除了社会因素以外，宿主易患性及链球菌毒力的改变也有一定的关系。但是 20 世纪 80 年代中期以后，风湿热在西方发达国家又重新出现了局部地区性流行，如美国就发生了几次暴发流行。多数人认为这与具有多重包被结构的高度毒性的链球菌株的重新出现有关。另外，由于本病越来越少见，人们在认识上有所疏忽，大规模人群中的预防措施亦有所松懈，这在一定程度上也有利于本病的卷土重来。但无论如何，仍有国外学者认为风湿热的发病机制有待于进一步研究，以利于寻求更有效的控制和治疗方法。

## 二、病因及发病机制

现已公认，风湿热是继发于 A 组乙型溶血性链球菌感染的一种自身免疫性疾病，这种自身免疫的存在多认为与细菌菌体的特殊结构成分及细胞外产物的高度抗原性有关。也有作者提出感染病因说，即认为病毒可能是风湿热和风湿性心脏病的病因，或者是在细菌与病毒的协同作用下诱发风湿热，如柯萨奇 B 病毒等，但这些还仅属于初步发现。

临床和流行病学研究均已使急性风湿热与链球菌感染之间的关系非常清晰。A 组乙型溶血性链球菌咽部感染可诱发风湿热的观点已被世人所公认，其证据是 95% 的患者出现针对链球菌多种抗原的抗体滴度增加，组织培养阳性，且正确的治疗可有效预防发病及复发。但在众多感染者中，只有少数（约 0.5% ~ 3%）发病，故其诱发风湿性关节炎和心肌炎的具体机制问题尚未彻底解决，现在多认为与免疫反应、菌体及其产物的毒力作用和遗传易感性有关。

1. 免疫反应

20 世纪 60 年代，Zabriskie 及 Freimer 在风湿热和风湿性心脏病患者的血清中发现了一种抗心肌抗体，并证明其可以在体外与心肌细胞结合。此后的大量研究表明，链球菌的结构成分与哺乳动物机体组织之间存在着多种交叉抗原。这种交叉抗原的形成原因目前多认为是菌体结构成分与人体某些组织成分有相同的抗原决定簇，故出现了交叉免疫反应，即所谓"分子模拟"现象。新近研究表明，链球菌菌体的 M 蛋白可作为超抗原激活自身抗原特异性的 T 细胞亚型，从而进一步强化分子模拟作用。以上研究结果均提示风湿热及风湿性关节炎为一种自身免疫性疾病。在炎症急性期，90% 的患者血清中可出现循环免疫复合物增高，这些免疫复合物可沉积于心肌、心内膜、关节滑膜或其他结缔组织中，并可能产生相应的症状。抗心磷脂抗体在本病的发病中亦可能起到一定作用。除了体液免疫外，细胞免疫也参与发病过程，比如 $CD_4^+T$ 细胞在心瓣膜浸润细胞中占主导地位。链球菌感染致急性风湿热的动物模型已成功建立，有助于对免疫机制进行更加深入的研究。

2. 菌体及其产物的毒性作用

有些菌株更易引起发病，提示它们可能更有"致风湿性"，尤其是血清型为 M1、M3、M5、M6、M14、M18、M19、M24 的菌株。链球菌的包被结构可增加细菌毒性；其细胞壁内层物质黏肽和细胞外产物如溶血素"O"、"S"和蛋白酶也均有毒力，可造成组织损伤。

3. 遗传易感性

研究证明，单卵双胎同时患风湿热者较双卵双胎者为高；风湿热的发病存在着一定的家族聚集性；在感染链球菌咽喉炎后，某些患者易出现疾病的复发。说明宿主的易感性在发病机制中可能起一定作用。国外文献报道，HLA–Ⅰ类抗原与发病并无相关显著性；而 HLA–Ⅱ类抗原 DR2 和 DR4 增加已分别在人群中被发现。

## 三、病理

风湿性关节炎的病理变化以渗出性改变为主，故临床上一般不会发生关节畸形。风湿热除了关节侵犯以外，主要侵犯心脏，偶尔同时侵犯皮肤、脑及其他脏器。根据病变的发展过程，病理上大致可分为三期：

1. 变性渗出期

即风湿性关节炎的主要表现期。本期的初发改变发生在结缔组织的基质成分。由于酸性黏多糖增加，使胶原纤维首先出现黏液样变性，继而出现纤维肿胀、断裂等纤维素样变性，病灶内可同时有浆液渗出及淋巴、单核细胞周围浸润。此期可持续 1 ~ 2 个月，然后逐渐恢复或继续发展进入以下各期。

2. 增殖期

本期的特点为在一期的基础上，出现 Aschoff 小体，即风湿小体。风湿小体是风湿热的特征性改变，也是风湿活动的标志。风湿小体多位于心肌间质的血管周围，其病灶中央为纤维素样坏死，边缘为淋巴、浆细胞及风湿细胞的浸润。风湿细胞体积巨大，为圆形或椭圆形，双核或多核，核仁明显，富含嗜碱性胞质。此期约持续 3 ~ 4 个月。

3. 硬化期

风湿小体发生中央变性，坏死物质被逐渐吸收，炎症细胞减少，由于风湿细胞转化为成纤维细胞，使局部纤维组织增生并形成瘢痕灶。此种病理变化多发生于心肌及心内膜（瓣膜），故常造成瓣膜永久性损害。此期约持续 2 ~ 3 个月。

## 四、临床表现

1. 关节表现

风湿热好发于冬春及阴雨季节，寒冷和潮湿是重要的诱发因素。关节症状对于天气变化十分敏感，多于天气转变前（特别是天气转冷或阴雨时）出现明显的关节疼痛，并可随气候的稳定而逐渐减轻。发病高峰期在 5 ~ 20 岁。

急性多关节炎是风湿热最常见（85% ~ 95%）的首发症状。典型的风湿性关节炎呈现出多发性、游走性的特点。所谓游走性关节炎即指较短时间内（多为 24 ~ 48 h），关节炎/关节痛可从一个部位转移至另一个部位，多关节依次出现症状，但偶尔可数个关节同时发病。炎症好发于大关节，尤以膝、踝、肘、腕、肩关节为常见，但少数人亦可出现小关节症状如手、足、颈、腰部疼痛。在急性炎症期，受累关节出现红、肿、热、痛、活动受限及压痛，症状通常比较严重，并呈急性发展，可在数小时或一夜之间出现或加重。伴随症状包括发热、肌痛、虚弱等。

症状不典型者，可仅有游走性关节痛而没有明显的红、肿、热、活动受限等炎症表现。髋、指、下颌及胸锁关节等均可受累，特别是胸肋关节的关节痛或关节炎，容易使患者产生胸痛、心前区痛或心前区不适感，若不仔细询问病史及体格检查，往往易误诊为心肌炎、心脏神经官能症、肋软骨炎或肋间神经痛等。故对轻症关节炎患者，检查时应特别注意，往往需要逐个关节进行触诊才能发现病变所在。

上述症状通常可持续 2 ~ 4 周，急性期后不遗留关节畸形。水杨酸制剂具有极佳的治疗效果，常于用药后 48 h 内病情缓解。但对于成年人，起效时间稍长而治疗效果较儿童为差。偶尔有患者在反复急性发作之后，可出现 Jaccoud 关节病。X 线平片上几乎从未发现骨质破坏，关节间隙亦不受影响。偶尔可在掌骨头尺侧见到钩状病变。Jaccoud 关节病通常不需要治疗。

2. 风湿热的其他临床表现

风湿热的典型表现除了关节炎以外，主要是发热、心肌炎、环形红斑、皮下结节及舞蹈症。

（1）发热：热型多不规则，可为弛张热、稽留高热，也可能是低热。一般来说，超过 39℃ 的高热多见于关节炎，而极少见于心肌炎。发热多于 2 ~ 3 周后自然消退，若使用阿司匹林后，则可迅速消退。

（2）心肌炎：患者出现心悸、气短及心前区不适等表现。炎症累及瓣膜时出现相应的心脏杂音，如二尖瓣相对狭窄时的心尖部舒张期杂音。安静状态下或与发热不平行的心动过速常为心肌炎的早期表现。心肌炎严重时可出现端坐呼吸、咳粉红色泡沫痰、肺底湿啰音等充血性心力衰竭的症状和体征。心电图可有低电压、胸前导联 ST 段抬高等表现。X 线或超声心动图可提示心脏增大或心包积液。

（3）环形红斑：约 2.4% 的患者出现环形红斑，为指压褪色的淡红色环状红晕，彼此可互相融合，多分布于躯干及肢体近端。

（4）皮下结节：常在心肌炎时出现，出现率不到 2%。多见于关节伸侧的皮下组织，质地稍硬，与皮肤无粘连，亦无红肿炎症。

（5）舞蹈病：多见于 4 ~ 7 岁儿童，为炎症侵犯基底结所致，表现为一种无目的、不自主的躯干或肢体的动作。

3. 实验室检查

风湿热急性期，所有患者均出现 C 反应蛋白的增高和血沉的增快。它们与临床疾病的活动度相关，除非舞蹈症是唯一症状。血沉可受贫血或心衰的影响，而 CRP 则不会。白细胞可增多，但无特异性。

获得链球菌感染的证据是非常重要的。确认链球菌咽喉炎的传统方法是咽拭子培养，但在急性期的阳性率仅为 20% 左右，故主要依靠抗体试验检查。ASO（抗链球菌溶血素 O）的阳性率为 80% ~ 85%，尤其是将急性期与恢复期的两份结果对照更有意义。若 ASO 滴度在 1 : 200 以上则更有力地提示链球菌近期感染。此法便宜简单、重复性好、易于标准化，但结果须根据该地区链球菌的流行情况加以调整。如有条件，最好能同时做抗 DNA 酶 B 试验、抗链激酶试验、抗透明质酸酶试验及抗核苷酶试验，可将敏感性提高至 95%。其他实验室检查如血清补体、免疫复合物、免疫球蛋白和抗核抗体等对诊断无特异性帮助，但有助于鉴别诊断。

关节穿刺液检查为无菌性感染表现。细胞数 $20 \times 10^9$/L，以多形核白细胞为主，无结晶发现。滑膜活检可见轻度炎性改变和表层细胞增生。

风湿热的其他临床表现亦有相应的实验室检查。如皮下结节活检可见组织水肿、纤维素样坏死、单核细胞浸润；心肌酶、超声心动图、心内膜活检有助于心肌炎的诊断等。

## 五、诊断及鉴别诊断

Jones 标准问世多年，现在仍为公认的风湿热诊断标准。1992 年，美国心脏病学会又对此进行了修订（表 12-1），新标准主要用于初发风湿热的诊断。

**表 12-1　初发风湿热的诊断标准**

| 主要表现 | 次要表现 | 前驱链球菌感染证据 |
| --- | --- | --- |
| 心肌炎 | 关节痛 | 咽拭子培养或快速链球菌抗原试验阳性 |
| 多关节炎 | 发热 | 链球菌抗体效价升高 |
| 舞蹈病 | 急性反应物 (ESR、CRP) 增高 | |
| 环形红斑 | 心电图 P-R 间期延长 | |
| 皮下结节 | | |

如有前驱的链球菌感染证据，并有 2 项主要表现或 1 项主要表现加 2 项次要表现者即高度提示可能为急性风湿热。

上述最新标准还做了如下补充，即有下列 3 种情况者可不必严格执行该标准：①舞蹈病者；②隐匿发病或缓慢发展的心肌炎；③有风湿病史或现患风湿性心脏病，当再感染 A 组乙型溶血性链球菌时，有风湿热复发的高度危险性。

此标准特别适用于初发风湿热和一些特殊情况的风湿热患者，但对近年来某些不典型、轻症和复发性等较难确诊的风湿热病例，尚未提出进一步的诊断标准。

风湿性关节炎应与类风湿关节炎、系统性红斑狼疮、其他反应性关节炎和化脓性关节炎鉴别，但应考虑到与其他疾病并存的可能性。

## 六、治疗

风湿性关节炎作为风湿热的一种表现，其治疗原则与风湿热相同，即消灭链球菌感染灶、抑制急性期炎症反应。

1. 一般治疗

急性期需卧床休息，注意保暖，避免受寒及受潮。待血沉、体温恢复正常后，没有合并心肌炎者，2 ~ 3 周可逐渐恢复正常活动；合并者则至少需 4 周；若出现心衰或心脏增大，则延至 8 周待并发症消退后方可正常活动，否则可能出现生命危险。

2. 根除感染灶

根除感染灶应积极治疗链球菌咽喉炎及扁桃体炎。大剂量青霉素仍为首选药物，常用剂量为 80 万 ~ 160 万 U/ 日，分 2 次肌内注射，疗程 10 ~ 14 d。此后改为长效青霉素 120 万 U/ 月，肌内注射。若青霉素过敏，可使用红霉素。

3. 抗风湿治疗

近年的观点是以非甾体抗炎药为首选药物，常用乙酰水杨酸，即阿司匹林。通常，儿童用每日 80 ~ 100 mg/kg、成人用 3 ~ 4 g/d 即可收到明显效果，分 3 ~ 4 次服用，至少持续 3 ~ 4 周，否则关节炎易复发。糖皮质激素非首选药，一般用于合并有心脏炎时。

4. 外科治疗

因为风湿性关节炎为一过性关节炎症，预后良好，不遗留关节畸形等后遗症，故无外科治疗的指征。

## 第三节　强直性脊柱炎

强直性脊柱炎（AS）是一种主要累及中轴骨骼的慢性炎症性疾病。原发部位为关节囊和韧带附着部，病理变化是以肉芽肿为特征的滑膜炎，伴纤维化、骨化和滑膜增厚、炎症细胞浸润，导致韧带骨化形成、关节破坏和骨质硬化。男女发病率约为 10 ∶ 1，发病年龄在 10 ~ 30 岁，起病隐匿，进展缓慢。AS 患者 HLA-B27 阳性率为 90%。

## 一、诊断标准

1. 症状

（1）腰痛和僵硬为主要症状，渐向胸椎、颈椎发展。

（2）脊柱外病变多见于近躯干的髋、膝等大关节，并呈对称性发病；跟腱附着点炎。

（3）全身症状，如乏力、食欲减退、消瘦和低热等，其他如虹膜睫状体炎、心脏病变和炎性肠病等。

2. 体征

（1）腰部晨僵，活动受限。

（2）胸廓扩张度较正常人降低。

（3）髋、膝关节活动受限、畸形，晚期骨性强直。

3. 影像学检查

（1）双骶髂关节炎，骨质疏松。

（2）腰椎小关节融合，韧带钙化，骨桥形成"竹节样"改变。

（3）髋、膝关节受累表现为软组织肿胀，关节间隙狭窄，晚期骨性强直。

4. 实验室检查

（1）急性期血沉加快，C-反应蛋白升高；静止期血沉正常。

（2）HLA-B27 阳性率约为 90% 以上。

（3）类风湿因子阴性。

按照纽约诊断标准，患者需有 X 线证实的双侧或单侧骶髂关节炎，并分别有以下临床表现中的一条或以上：①腰椎活动受限；②腰背部疼痛；③胸廓扩张度受限，在第 4 肋间隙测量 < 2.5 cm。

## 二、治疗原则

1. 功能锻炼

维持正常身体姿势，睡硬板床，取仰卧位睡眠，理疗。

2. 药物治疗

（1）非甾体类消炎药。

（2）病情改善药：柳氮磺胺嘧啶、甲氨蝶呤。慎用激素类药物。

（3）中药制剂。

3. 手术治疗

严重脊柱畸形可行截骨术；髋、膝畸形可行人工关节置换术。

微信扫码
◆临床科研
◆医学前沿
◆临床资讯
◆临床笔记

# 参考文献

［1］朱建英，叶文琴. 临床护理精品系列创伤骨科护理学. 北京：科学出版社，2017.

［2］曾炳芳. OTC 中国创伤骨科教程. 上海：上海科学技术出版社，2015.

［3］高小雁. 积水潭创伤骨科护理. 北京：北京大学医学出版社，2014.

［4］尹文. 新编创伤外科急救学. 北京：军事医学科学出版社，2014.

［5］贾龙等. 实用创伤骨科手术学. 北京：科学技术文献出版社，2014.

［6］马信龙. 骨科临床诊断学. 沈阳：辽宁科学技术出版社，2015.

［7］吴克俭. 骨科住院医师袖珍手册. 北京：人民军医出版社，2015.

［8］周军杰，陈昆，马平等. 创伤骨科基础与临床治疗. 西安：西安交通大学出版社，2015.

［9］陈跃华，王朝敏，刘建宝，王海强，郭铁. 创伤骨科诊疗与护理. 北京：科学技术文献
　　　出版社，2014.

［10］龙萍，吕冬莲. 慢性病用药指导丛书骨科疾病用药分册. 武汉：湖北科学技术出版社，2015.

［11］马信龙. 骨科临床X线检查手册. 北京：人民卫生出版社，2016.

［12］张敏，汪静，郭智萍. 骨科影像融合技术图解. 北京：人民卫生出版社，2015.

［13］闻善乐. 骨科疾病X线片百例解. 北京：人民卫生出版社，2015.

［14］宋涛. 创伤骨科诊疗新技术. 北京：金盾出版社，2014.

［15］和艳红，安丙辰. 骨科疾病术后康复. 郑州：河南科学技术出版社，2014.

［16］杨君礼. 骨科诊疗图解. 北京：人民军医出版社，2014.

［17］郑士敏. 骨科必读. 北京：人民卫生出版社，2014.

［18］张德强，张锐，宫福良. 骨科循证医学. 北京：清华大学出版社，2014.

［19］刘秉锐，刘思法，金磊等. 现代骨科诊疗学. 长春：吉林科学技术出版社. 2015.

［20］潘风雨，谢士成，张国强. 实用骨科疾病诊疗学. 北京：科学技术文献出版社，2014.

［21］王春成. 骨科手术入路解剖学. 北京：人民卫生出版社，2014.

［22］李景煜. 骨科实用框架固定学. 沈阳：辽宁科学技术出版社，2016.

［23］沈钦荣，张居适. 骨折必读. 北京：中国中医药出版社，2015.

［24］单保恩. 实习医师手册. 北京：军事医学科学出版社，2014.

［25］戴勉戎，王忠. 外科诊断与鉴别诊断学. 北京：科学技术文献出版社，2014.

［26］公茂琪，蒋协远. 创伤骨科. 北京：中国医药科技出版社，2013.

［27］侯海斌. 骨科常见病诊疗手册. 北京：人民军医出版社，2014.

［28］古洁若. 脊柱关节炎与强直性脊柱炎. 北京：科学出版社，2013.

［29］何羿婷. 类风湿关节炎及强直性脊柱炎中西医诊治. 北京：人民卫生出版社，2015.

［30］邱贵兴. 骨科诊疗常规. 北京：中国医药科技出版社，2013.